U0276124

U0276124

国家出版基金项目
NATIONAL PUBLICATION FOUNDATION

临床手绘手术图谱丛书

名誉总主编 陈孝平 赵继宗 韩德民 宋尔卫 范先群

执行总主编 徐国成

妇产科
手绘手术图谱

精准手绘 + 操作视频 + 要点注释

顾　问　朱　兰

主　编　徐国成　孟祥凯　孟　涛

副主编　齐亚力　安圆圆　刘禹彤

　　　　畅　华　张　雪　陈海英

人民卫生出版社
·北　京·

编　者

（按姓氏笔画排序）

王丽丽　中国医科大学附属第一医院	沈文静　中国医科大学附属第一医院
王丽莹　中国医科大学附属第一医院	张　雪　中国医科大学附属第一医院
刘禹彤　中国医科大学国际医学教育研究院	陈海英　中国医科大学附属第一医院
刘培燕　中国医科大学附属第一医院	武　艺　中国医科大学附属第一医院
齐亚力　中国医科大学医学人文学院	畅　华　中国医科大学附属第一医院
安圆圆　首都医科大学附属北京妇产医院	孟　涛　中国医科大学附属第一医院
孙曼妮　中国医科大学附属第一医院	孟祥凯　中国医科大学附属第一医院
李　慧　中国医科大学附属第一医院	赵　贞　中国医科大学附属第一医院
李正红　中国医科大学附属第一医院	荆永显　中国医科大学医学人文学院
李淑玲　锦州医科大学基础医学院	姚霁航　中国医科大学附属第一医院
吴明哲　中国医科大学附属第一医院	徐国成　中国医科大学医学人文学院
何秀颖　中国医科大学附属第一医院	栾　濛　中国医科大学附属盛京医院
佟春晓　中国医科大学附属第一医院	高文燕　中国医科大学附属第一医院
沈　悦　中国医科大学附属第一医院	韩秋生　中国医科大学医学人文学院

出版说明

每一位手术医师的成长都需要资深专家的言传身教，但大型三甲医院资深专家直接带教的资源非常有限。高质量的出版工作无疑是解决这一矛盾的重要抓手。

高质量大型丛书的编写，需要一大批来自不同领域的高水平专家充分发挥各自的优势，并最终实现彼此优势的互补和融合。对于临床手术操作类的出版物，以手绘图为基础，文、图和手术视频的有机结合无疑是最佳的呈现方式。要实现这种呈现方式，需要不同领域专家的优势互补。

为了做好丛书的顶层设计，并保障内容的科学性和权威性，12位院士担任了丛书的名誉总主编和名誉顾问，来自全国30多家单位的40多位国家重点学科带头人担任了各分册的学术顾问。为了实现丛书文、图、视频的有机融合，丛书的作者队伍由来自全国50多家院校的268位医学专家、医学绘图专家和医学教育技术专家共同组成。考虑到绘图和录像制作过程中需要反复的沟通，具有医学绘图优势的中国医科大学和中国人民解放军北部战区总医院的一线骨干专家承担了较多的具体工作。各分册的主编由医学绘图专家和临床专家共同担任，考虑到插图绘制工作需要投入更多的时间，各分册的第一主编大多是绘图专家。

丛书涵盖普通外科、神经外科、胸外科、心脏外科、骨科、整形外科、泌尿外科、妇产科、眼科、耳鼻咽喉科以及肛肠外科共11个手术学科，内容涉及临床常见手术1 000余种，每个手术的内容包括适应证、禁忌证、术前准备、麻醉、体位、手术步骤/要点以及术后处理等，相应的内容都配有手绘插图（手绘插图10 000余幅），并通过二维码融入手术视频近200个。该丛书的内容充分展现了医学与美学、基础医学与临床医学、纸质载体与数字出版的完美结合。

初稿完成后，经过层层筛选和评审，该丛书获得了国家出版基金的资助。这充分体现了行业主管部门和相关评审专家对该丛书编写工作的肯定和支持。期待丛书出版后能得到每一位读者的肯定和支持。

丛书编写委员会顾问

名誉顾问（按姓氏笔画排序）

马 丁 院士　　王 俊 院士　　田 伟 院士　　胡盛寿 院士

郭应禄 院士　　黄荷凤 院士　　戴尅戎 院士

顾问（按姓氏笔画排序）

马建民	首都医科大学附属北京同仁医院	**冯杰雄**	华中科技大学同济医学院附属同济医院
王 硕	首都医科大学附属北京天坛医院	**朱 兰**	北京协和医院
王宁利	首都医科大学附属北京同仁医院	**庄 建**	广东省人民医院
王雨生	空军军医大学西京医院	**刘中民**	上海市东方医院
王国斌	华中科技大学同济医学院附属协和医院	**刘伦旭**	四川大学华西医院
王建六	北京大学人民医院	**刘继红**	华中科技大学同济医学院附属同济医院
王深明	中山大学附属第一医院	**李华伟**	复旦大学附属眼耳鼻喉科医院
王辉山	中国人民解放军北部战区总医院	**李青峰**	上海交通大学医学院附属第九人民医院
毛 颖	复旦大学附属华山医院	**吴文铭**	北京协和医院
毛友生	中国医学科学院肿瘤医院	**吴新宝**	北京积水潭医院
孔维佳	华中科技大学同济医学院附属协和医院	**谷涌泉**	首都医科大学宣武医院

辛世杰　中国医科大学附属第一医院　　敖英芳　北京大学第三医院

沈　铿　北京协和医院　　徐国兴　福建医科大学附属第一医院

张建宁　天津医科大学总医院　　翁习生　北京协和医院

张潍平　首都医科大学附属北京儿童医院　　郭　卫　北京大学人民医院

陈　忠　首都医科大学附属北京安贞医院　　唐康来　陆军军医大学西南医院

陈规划　中山大学附属第三医院　　龚树生　首都医科大学附属北京友谊医院

邵增务　华中科技大学同济医学院附属协和医院　　董念国　华中科技大学同济医学院附属协和医院

金　杰　北京大学第一医院　　蒋　沁　南京医科大学附属眼科医院

胡三元　山东大学齐鲁医院　　蒋　青　南京大学医学院附属鼓楼医院

姜春岩　北京积水潭医院　　雷光华　中南大学湘雅医院

贺西京　西安交通大学第二附属医院　　魏　强　四川大学华西医院

丛书目录

妇产科手绘手术图谱 —— 精准手绘＋操作视频＋要点注释

眼科手绘手术图谱 —— 精准手绘＋操作视频＋要点注释

耳鼻咽喉科手绘手术图谱 —— 精准手绘＋操作视频＋要点注释

神经外科手绘手术图谱 —— 精准手绘＋操作视频＋要点注释

胸外科手绘手术图谱 —— 精准手绘＋操作视频＋要点注释

心脏外科手绘手术图谱 —— 精准手绘＋操作视频＋要点注释

普通外科手绘手术图谱 —— 精准手绘＋操作视频＋要点注释

泌尿外科手绘手术图谱 —— 精准手绘＋操作视频＋要点注释

肛肠外科手绘手术图谱 —— 精准手绘＋操作视频＋要点注释

骨科手绘手术图谱 —— 精准手绘＋操作视频＋要点注释

整形外科手绘手术图谱 —— 精准手绘＋操作视频＋要点注释

序

手术是外科、妇产科、眼科、耳鼻喉科等专科治疗疾病的主要方法，也是每一位手术医师必备的能力。这种能力的培养是一个循序渐进的过程，需要将前辈们的学术思想、人文精神、临床经验及手术技巧等提炼并加以融合，精益求精，旨在提高手术治疗的效果。

手术技术的传承需要传帮带，需要良师益友，需要一本好的手术图谱以供参考。要把临床手术以深入浅出的方式讲明白，一定要"图文并茂"，如果能做到图、文和视频相结合则是最理想的呈现方式。随着数码技术的发展，手术照片图的获取比较容易，但对于初学者和低年资医师来说，照片图对手术野解剖结构的呈现不够清晰，手绘线条图则能更好地帮助读者明确手术区域的解剖结构，掌握手术的基本操作步骤。此外，手术操作从某种角度来说是一个局部结构重塑整形的过程，带着美术创作的理念进行手术操作也是每一个优秀的手术医师需要培养的软实力。再者，对于读者来说，手术全过程的浏览，有助于把握手术的全貌，是非常必要的。

为了解决以上核心问题，该套丛书的编写团队不仅包括外科知名专家团队，还组建了优秀的医学美术团队，以及手术视频制作的IT技术团队。10 000余幅手绘插图精准地展示了手术入路和解剖层次结构，1 000余种手术要点的讲解凝聚了编者多年的临床经验，100多种常规手术操作视频呈现了临床手术的全程操作技巧。该丛书以图、文、视频全面展示的方式，将手术操作理论与实践有机结合，将医学与美学完美融合，让读者在掌握手术操作的同时也感受到美学的熏陶，并将美学逐步内化到具体的手术操作中去。

善于继承才能善于创新，基于本来才能开辟未来。该丛书的编写是基于前辈智慧的传承与创新，是在继承中转化，是在学习中超越。丛书体现了每位编者的创新性，更体现了编写团队300多位专家充分沟通、密切合作的集成性。丛书编写的背后凝结了全体创作者多年的心血和汗水，蕴含了临床专家、医学美术和视频拍摄人员的精诚合作，体现了薪火相传的大国工匠精神。

期待该丛书能在知识的传播、文化的传承中结出硕果，以更好地满足人民对医疗卫生服务的新期待！

陈孝平
中国科学院院士

前　言

手术治疗是妇产科医师必须熟练掌握的重要治疗手段之一。随着科学技术的发展和医疗技术的进步，手术操作技巧及术式等也得到了很大发展。本书由临床和教学一线的高年资医师编写而成，在编写过程中融入了作者本人在工作中的临床经验和体会，并参考了国内外的有关资料。我们在编写本图谱的过程中，注重实用性，力求简洁易懂。希望本书的出版能对本专业的研究生、住院医师及执业医师有所帮助。

本书分为妇科、产科和计划生育三篇共32章，比较全面地收集了本专业的常规手术。在形式上采取图和文字叙述相结合的方式，每个手术尽可能多地采用线条图表现，每个关键步骤均有文字叙述，力求做到深入浅出、图文并茂。每个手术包括适应证、禁忌证、术前准备、麻醉要点、体位、手术要点、关键点提示和术后处理等若干内容，在重点讲解手术操作步骤的同时，对围手术期的相关内容做了较系统的介绍。在章节排列顺序上主要按解剖部位排列，但有一些仍依习惯按疾病名称排序，如盆底功能障碍性疾病手术和生殖道损伤/瘘修补手术等。

随着现代医学腹腔镜技术的发展，许多妇科手术均可在腹腔镜下进行，为广大妇产科医师提供了更先进的治疗手段。限于篇幅，系统妇科内镜手术、妇产科门诊小手术及某些复杂罕见的综合性手术本书未作介绍。但是，为加强对妇科常见手术的感性认识，我们选择性收录了一些腹腔镜手术及经腹手术的视频作为补充。

我们的理论知识水平和实践经验有限，书中定有不足之处，请前辈及同道批评指正。

编　者

2023 年 1 月

目　录

第二篇　产科部分

第三篇　计划生育手术

第一篇

妇科手术

第一章
外阴部手术

扫描此二维
码，观看本书
全部融合视频

第一节　前庭大腺脓肿/囊肿手术

一　前庭大腺脓肿切开引流术

适应证	前庭大腺脓肿有波动感或脓肿穿破者。
禁忌证	前庭大腺脓肿未触及波动前。
术前准备	❶ 手术时间应选择在月经干净后2～7天。
	❷ 常规外阴备皮，外阴及阴道冲洗消毒。
手术步骤	❶ 切口：局部麻醉后取膀胱截石位。选择脓肿表面最波动部分作切口，纵向切开，切口长度视脓肿大小而异，一般与脓肿长径相同（图1-1-1-1）。切开小口后再用剪刀延长切口（图1-1-1-2）。
	❷ 冲洗：脓液完全排出后，再用生理盐水加庆大霉素注射液充分冲洗脓腔（图1-1-1-3）。
	❸ 引流：盐水纱布条填塞脓腔引流脓腔（图1-1-1-4）。
术中要点	❶ 若脓肿张力大，可先用注射器抽吸部分脓液，以减少脓肿的张力。抽取过多会导致失去脓肿张力，无法辨认切除层次。
	❷ 切口应足够大，且应切至脓肿下缘以利于术后充分引流。
术后处理	术后24小时开始更换囊腔引流条。隔日更换引流条。当无分泌物及窦道变浅时，开始用1：5000的高锰酸钾溶液坐浴，每次5～10分钟，早晚各1次，持续1周。

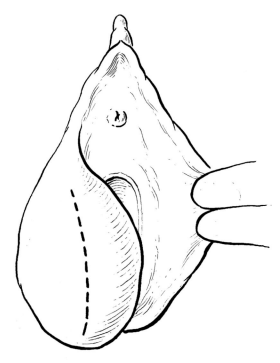

图1-1-1-1　确定切口

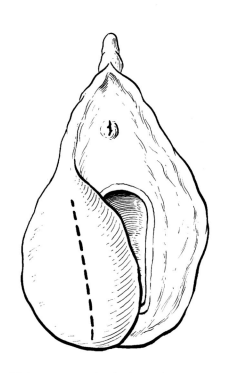

图1-1-1-2　沿囊肿弧形切开

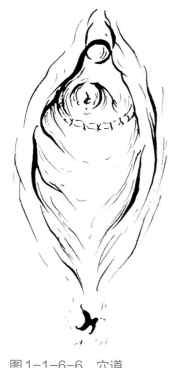

图1-1-6-6 穴道

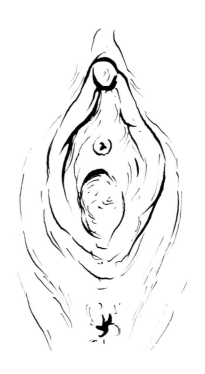

图1-1-6-7 Wiliam法

❹ 阴蒂成形术视会阴区域情况选择：如尚有短阴道、或尿道至肛门距离较远，可做穴道，采用皮瓣、羊膜铺垫等方法；如该区狭小，造穴有困难，可作William法（图1-1-6-6、图1-1-6-7）。

术中要点　保留小部分阴蒂海绵体肌和阴蒂头，以及血管、神经，维持或改建，形成有敏感性的"小阴蒂"。分离组织不可过深，勿损伤尿道。

术后处理
❶ 术后留置尿管3天。
❷ 抗感染治疗。特别是注意阴蒂头血运情况，必要时可给予雌激素。
❸ 清拭外阴，术后5天拆线。

第七节　　外阴小型良性肿瘤切除术

一　　有蒂肿瘤切除术

适应证　有蒂的外阴良性肿瘤。

禁忌证　同"阴蒂整形术"。

术前准备
❶ 用1：5000高锰酸钾溶液坐浴，每日1次，3～5日。
❷ 外阴备皮，常规消毒肿瘤及周围的皮肤及外阴。

手术步骤
❶ 局部麻醉后取膀胱截石位。于瘤蒂根部及周围用2%利多卡因局部浸润麻醉（图1-1-7-1）。
❷ 用手抓住肿瘤，在瘤蒂的根部周围做纺锤状切口，皮肤切开后分离蒂根

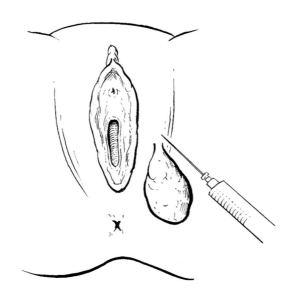

图 1-1-7-1　瘤蒂根部局部麻醉

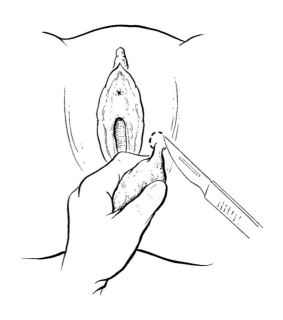

图 1-1-7-2　切开根蒂部

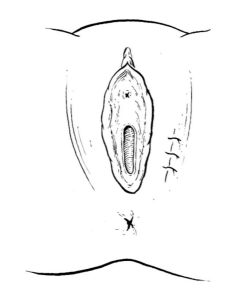

图 1-1-7-3　间断缝合皮肤

达 1cm 长。用弯止血钳夹住蒂根部，切除肿瘤（图1-1-7-2）。

❸ 用 1-0 可吸收线贯穿缝扎瘤蒂，用 4 号丝线间断缝合皮下组织。用 4 号丝线间断缝合皮肤或用 3-0 可吸收线作皮内埋线缝合（图1-1-7-3）。

术中要点　外阴皮肤切除不要太多，以免术后瘢痕挛缩。确切止血。

术后处理　❶ 每日清拭外阴。

❷ 术前常规预防性应用广谱抗生素，术后酌情应用。

❸ 丝线缝合者，术后 5 ~ 7 天拆线。

二　无蒂肿瘤切除术

适应证　无蒂的外阴良性肿瘤。

禁忌证、
术前准备　同"有蒂肿瘤切除术"。

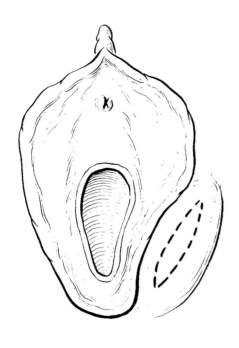

图 1-1-7-4　切开至肿瘤表面

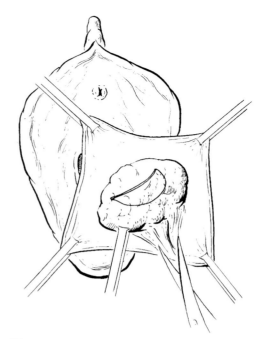

图 1-1-7-5　分离肿瘤

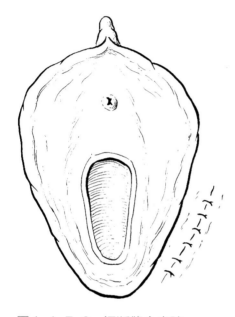

图 1-1-7-6　间断缝合皮肤

手术步骤	❶	局部麻醉或连续硬膜外麻醉后取膀胱截石位。长梭形切开皮肤、皮下组织达肿瘤表面（图1-1-7-4）。
	❷	用组织钳牵拉肿物及切开的皮肤边缘，用止血钳或电刀钝性或锐性沿肿瘤表面分离，止血，直至完全分离（图1-1-7-5）。
	❸	用1-0可吸收线从基底部开始间断缝合或烟包缝合瘤腔。用4号丝线间断缝合皮肤或用3-0可吸收线作皮内埋线缝合（图1-1-7-6）。
术中要点		注意止血，缝合时勿留死腔。
术后处理	❶	切除标本，常规进行组织病理检查。
	❷	每日清拭外阴。
	❸	术前常规预防性应用广谱抗生素，术后酌情应用。
	❹	丝线缝合者，术后5天拆线。

第八节　单纯外阴切除术

适应证

❶ 外阴原位癌。

❷ 外阴慢性单纯性苔藓经保守治疗无效或活检发现有重度非典型增生或有恶变可能。

❸ 巨大或累及整个外阴的尖锐湿疣，难以用药物或其他方法根治者。

❹ 顽固难愈的慢性外阴炎。

禁忌证

❶ 外阴急性炎症期或合并全身慢性疾病如糖尿病等，治愈或病情控制后可手术。

❷ 外阴浸润癌及结核。

术前准备

❶ 手术日期在月经干净后5～7天。

❷ 常规检查白带，除外滴虫、霉菌、淋菌感染。

❸ 术前用0.5%碘伏棉球擦拭外阴、阴道，并用1∶5000高锰酸钾溶液坐浴3天。

❹ 术前1天外阴备皮，术前晚可选择口服轻泻药（如复方聚乙二醇电解质等）进行肠道准备。

手术范围

部分阴阜、阴蒂、大/小阴唇及部分会阴后联合的切除，外阴原位癌切除范围要距离病变外缘1～2cm。同时考虑患者年龄、生育及性生活的要求。

手术步骤

❶ 连续硬膜外麻醉或双阻滞麻醉后取膀胱截石位。内外两个长椭圆形切口。外切口为：上至阴蒂根部上方1cm的阴阜处，下至会阴后联合，两侧在大阴唇的外侧（距病灶外缘1～2cm）。内切口为：上至阴蒂头系带下方，尿道口上方沿左右小阴唇内侧，前庭外缘向下汇合于阴唇后联合。术前用刀尖或甲紫标出切口线（图1-1-8-1）。

❷ 切除外阴：沿外切口切开皮肤、部分皮下脂肪，深度不必达筋膜层（图1-1-8-2）。

❸ 于大阴唇外侧斜向内侧切割皮下脂肪组织，再沿内切口切开黏膜（图1-1-8-3）。

❹ 由会阴部外圈皮肤切口起，用剪刀剥离或电刀切除皮下组织，使其与内切口通连，接着在两圈切口之间由下向上用剪刀或刀剥离、用电刀继续剥离切除皮下脂肪，直至将整个病灶区完全切除。切除时应注意止血，上方遇到阴蒂背动、静脉，及阴蒂脚，应钳夹、切断、结扎。两侧遇到阴部动脉及前庭血管应结扎止血（图1-1-8-4）。

❺ 缝合：在内、外切缘之间，用1号丝线间断缝合皮下脂肪，不留死腔（图1-1-8-5）。

❻ 用4号丝线间断缝合皮肤，术毕留置导尿管（图1-1-8-6）。

术中要点

❶ 外阴切除时，应注意两个容易出血的部位：①阴蒂部位有阴蒂动脉分支，应结扎止血。②两侧大阴唇的内下方，有阴部动脉分支及前庭球静脉

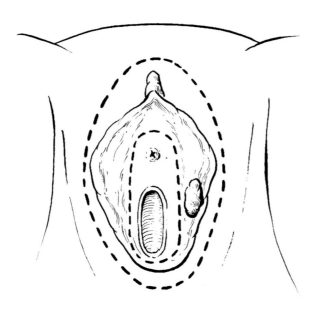

图 1-1-8-1　确定切口范围

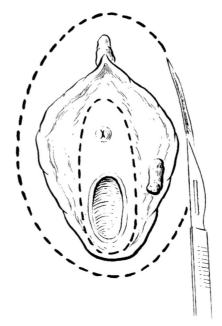

图 1-1-8-2　切开皮肤及皮下脂肪

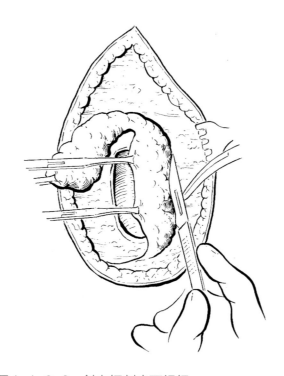

图 1-1-8-3　斜向切割皮下组织

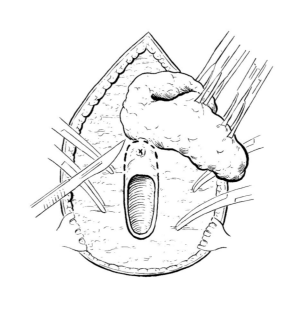

图 1-1-8-4　完全切除整个病灶

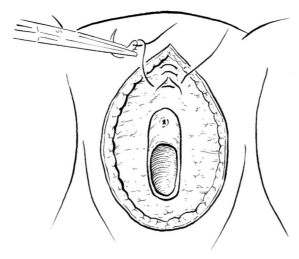

图 1-1-8-5　间断缝合皮下脂肪

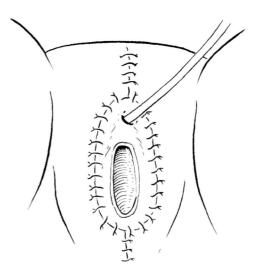

图 1-1-8-6　间断缝合皮肤

丛，应注意结扎止血。

❷ 切除阴蒂下缘时，可向尿道内插入金属导尿管，以防损伤尿道。

❸ 外阴切除创面如有少量渗血时，缝合切口后应向切口内放置胶皮条引流。

术后处理　❶ 留置导尿管3～4天。

❷ 每日清拭外阴。

❸ 大小便后用氯己定棉球消毒外阴。

❹ 术后7～10天拆线。

第九节　广泛性外阴切除术

适应证　女性外阴浸润癌、尿道口癌及外阴恶性黑色素瘤。

禁忌证　对肿瘤侵及骨膜固定、腹股沟淋巴结转移破溃或有远隔脏器转移的晚期病人，采用放化疗综合姑息治疗。

术前准备　❶ 全身及局部检查，拟出手术切除范围。

❷ 术前3天每日用1∶5000高锰酸钾溶液坐浴两次。

❸ 腹部及外阴备皮，大的外阴病灶行肿瘤切除后常需使用游离皮瓣填补。

❹ 术前晚可选择口服轻泻药（如复方聚乙二醇电解质等）进行肠道准备。

手术范围　包括阴阜、大小阴唇、会阴部、癌灶外周边3cm宽的外观正常的皮肤和皮下组织。病灶内周边切除1cm以上的正常组织，深度达到深筋膜，尽量不伤及尿道或肛门；若癌灶紧邻尿道或肛门，损伤不可避免，则应根据具体情况切除部分下尿道、部分阴道壁或肛门。

手术步骤　❶ 外切口：全麻后取膀胱截石位。自阴阜耻骨联合上3cm起，沿两侧大阴唇皱襞外缘（距肿瘤外缘3cm以上）向后下方汇合于会阴后联合。内切口：自前庭尿道口上缘，沿前庭和阴道两侧向下汇合于阴道口后方。一般需距肿瘤边缘1cm以上，必要时需切除部分尿道和阴道（图1-1-9-1）。

❷ 分离阴唇　自阴阜开始，沿外切口切开皮肤全层，提起外切缘皮肤向外潜行分离皮下组织，皮瓣厚度以保留皮下脂肪0.5cm以内为宜，两侧皮瓣分离的外缘标志：上达耻骨联合上2～3cm，两侧达耻骨结节及内收肌表面（图1-1-9-2）。

❸ 切除外阴上部：分离两侧皮瓣后，自上而下将阴阜脂肪垫及外阴上部的淋巴脂肪组织切除，深度达耻骨筋膜层及尿生殖膈筋膜（图1-1-9-3）。

❹ 切除外阴中部：将大阴唇外侧、内收肌筋膜前的淋巴脂肪组织切除，达阴道壁（图1-1-9-4）。

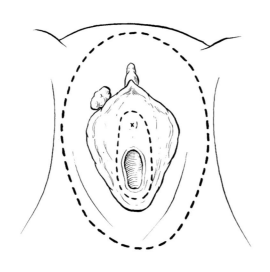

图 1-1-9-1　确定切口范围

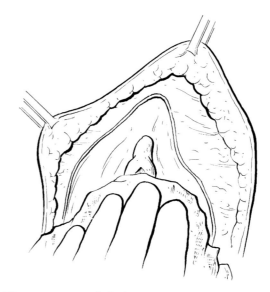

图 1-1-9-2　游离皮下组织

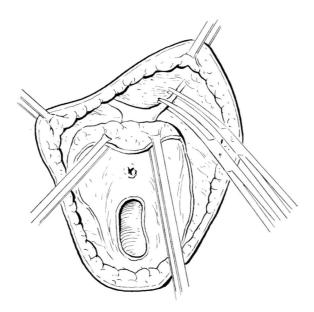

图 1-1-9-3　切除外阴上部

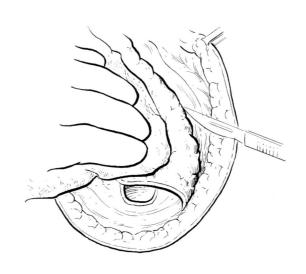

图 1-1-9-4　切除外阴中部淋巴脂肪组织

❺ 切除外阴下部：分离外切口下方的会阴部皮瓣，向前上方分离，以免误伤直肠，必要时可用左手示指伸入直肠作指示，剥离深度达处女膜内1～2cm，此处组织间血运丰富易渗血，应注意止血（图1-1-9-5）。

❻ 内切口：沿标志线切开黏膜内缘（图1-1-9-6）。

❼ 在内外切口之间切除整个外阴组织。若肿瘤位于尿道口上方或侵犯尿道口，则在耻骨弓下暴露尿道作部分尿道切除。切除长度不超过尿道长度的1/3，不会发生尿失禁（图1-1-9-7）。

❽ 缝合：从阴阜起间断缝合皮下组织及皮肤达尿道外口上缘（图1-1-9-8）。

❾ 将左、右两侧皮肤切口外缘与对应的尿道口周围前庭黏膜间断缝合，最后缝合会阴后联合处，留置尿管。在阴道内填塞油纱，以压迫止血（图1-1-9-9）。如果肿瘤较大，外阴组织切除较多，此时可联合整形外科共同行带蒂皮瓣移植。

术中要点　❶ 手术彻底性切除外阴部脂肪时，必须干净、彻底。因为皮下脂肪中的一些浅淋巴管也可能有癌栓存在。

❷ 若切除肿瘤时，可能会有部分尿道随之切除，应注意不要超过2cm，即保留下来的尿道不能少于1.5cm，术后一般不影响正常的排尿功能。

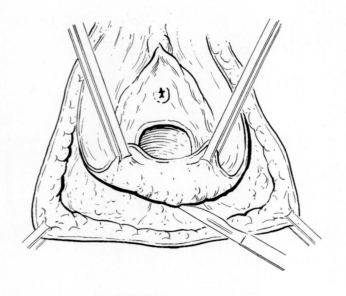

图 1-1-9-5　切除外阴下部

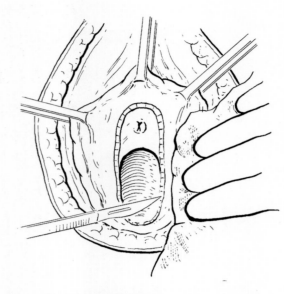

图 1-1-9-6　切开内切口

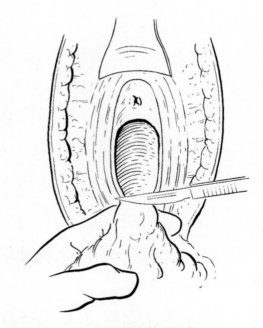

图 1-1-9-7　切除整个外阴组织

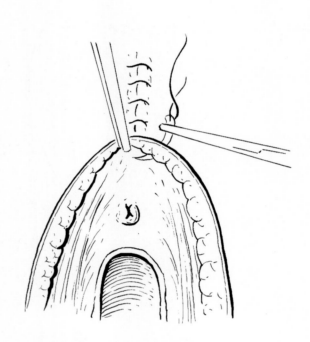

图 1-1-9-8　间断缝合皮下组织及皮肤

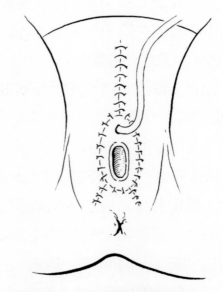

图 1-1-9-9　缝合后留置尿管

③ 若癌肿已侵犯会阴下 1/3 处，在手术切除肿瘤时，易损伤直肠。若损伤，则按会阴Ⅲ度裂伤及直肠损伤的修补方法进行修复。

术后处理

❶ 术后应用抗生素预防感染。

❷ 留置尿管 7 ~ 10 天。

❸ 术后前 3 天可进清流质食物，第 4 天可进半流食，然后逐渐过渡至正常饮食以防过早排便。

❹ 大便后消毒外阴及尿道口。

❺ 术后 7 天拆除全部缝线。

❻ 若切口愈合不良，定期换药。

第十节　腹股沟浅淋巴结清除术

适应证、禁忌证、术前准备

同"广泛性外阴切除术"。

手术范围

上自髂前上棘内 3cm，下至股三角尖端，外达髂前上棘内侧，内至耻骨结节，切除此范围内的皮下脂肪及淋巴组织。该区域解剖包括股三角、腹股沟浅淋巴结、股鞘和腹股沟深淋巴结（图1-1-10-1 ~ 图1-1-10-4）。

手术步骤

❶ 切口：（常用腹股沟斜行直切口）每侧各自作切口，起于髂前上棘内侧约 3cm 处，斜向内下经腹股沟韧带中点，沿股动脉走行方向达股三角尖端内侧，长约 12 ~ 15cm。切开皮肤及皮下脂肪，深约 0.3cm（图1-1-10-5）。

❷ 潜行分离皮下脂肪：用组织钳提起切口边缘的皮肤，潜行分离其下方的皮下脂肪、淋巴组织，分离到离切口约 3cm 处，出血点钳夹止血。皮下脂肪分离的范围：上自切口上端，下自股三角尖端，外达髂前上棘内侧，内侧止于耻骨结节，腹股沟浅淋巴结皆包括在内（图1-1-10-6）。

❸ 清除腹股沟韧带上浅淋巴结：拉开游离的皮肤，清除分离下来的皮下脂肪及所含有的淋巴结及淋巴管。

清除顺序：

（1）由外向内：外侧由髂前上棘处开始，向腹股沟韧带及外阴方向移进。

（2）由上向下：深度达筋膜上，露出腹外斜肌筋膜及其下方的缝匠肌上的阔筋膜。在剔除皮下脂肪过程中，于髂前上棘内下方可遇到旋髂浅血管支，于腹股沟韧带中 1/3 处遇到腹上动脉浅支，均需一一切断结扎，继续向内潜行剥离至股血管区，注意勿伤及股血管（图1-1-10-7）。

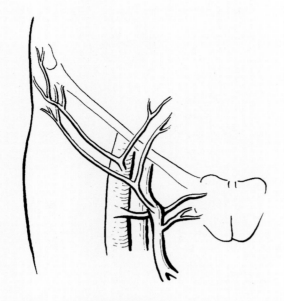

图 1-1-10-1　腹股沟血管

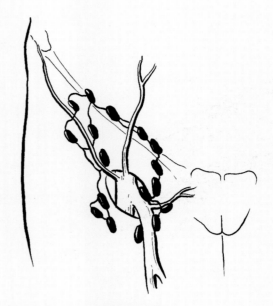

图 1-1-10-2　腹股沟淋巴结

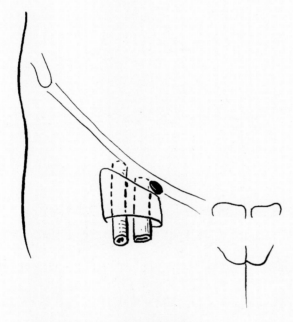

图 1-1-10-3　腹股沟股鞘

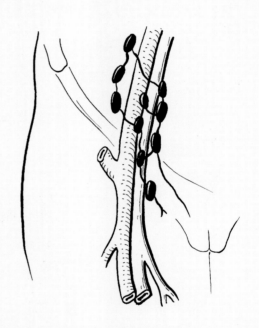

图 1-1-10-4　腹股沟深淋巴结

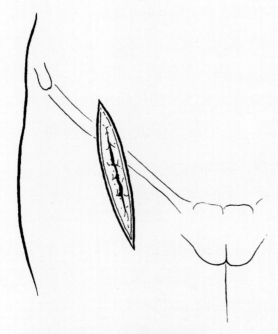

图 1-1-10-5　确定切口范围

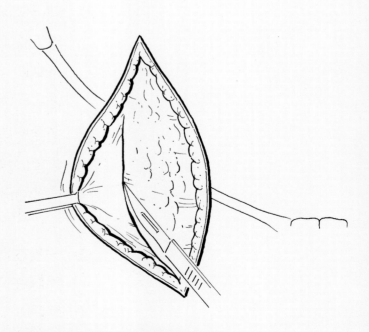

图 1-1-10-6　潜行分离皮下脂肪

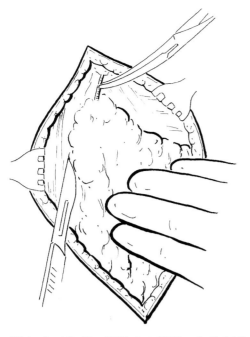

图1-1-10-7　清除皮下脂肪、切断结扎血管

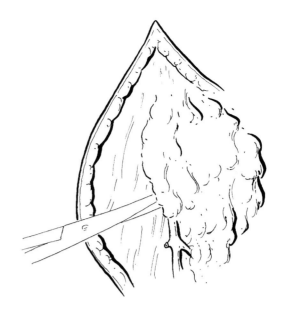

图1-1-10-8　分离出大隐静脉

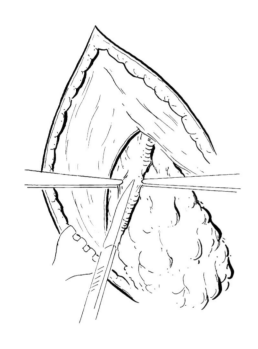

图1-1-10-9　切开股鞘

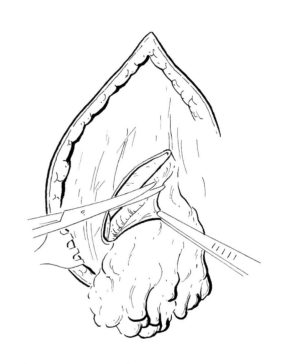

图1-1-10-10　切开股鞘前壁

❹ 清除股血管区的淋巴结：于缝匠肌内侧皮下脂肪内分离出大隐静脉，在切除脂肪淋巴组织时应尽可能保留大隐静脉主干，以减少术后下肢静脉回流障碍（图1-1-10-8）。

❺ 在股血管区摸到股动脉搏动，了解股动脉部位后，沿缝匠肌内缘将阔筋膜剪开，向内分离露出下面的髂筋膜及股动脉。沿股动脉的外侧将股鞘切开，暴露出股动脉（图1-1-10-9）。

❻ 提起股鞘，用钝性头刀或超声刀向上延长开大切口，打开股鞘前壁，将股鞘连同其上的组织块拉向内侧，继续向内分离出股动脉（图1-1-10-10）。

❼ 沿股动脉内侧找到一小横支，即阴部外动脉浅支，将其游离切断结扎（图1-1-10-11）。

❽ 一般在此小动脉稍上方处即是大隐静脉与股静脉联结处（注意有时大隐静脉在阴部外动脉的下方），向内分离暴露出股静脉及大隐静脉，于股静脉0.5cm外，分离大隐静脉，可以都暴露，分离出来大隐静脉的几个小分支，也可以确切分离后，切断、结扎（图1-1-10-12）。

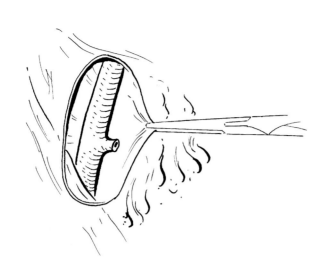

图1-1-10-11 切断阴部外动脉浅支

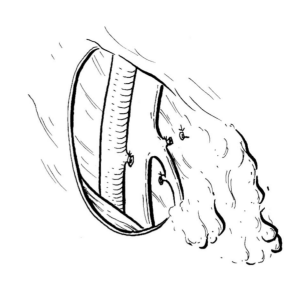

图1-1-10-12 切断、缝扎大隐静脉小分支

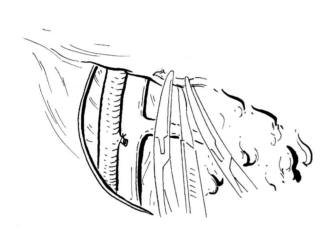

图1-1-10-13 切断圆韧带

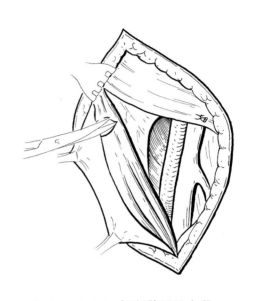

图1-1-10-14 切断缝匠肌上段

❾ 继续将股静脉及大隐静脉内侧股管附近的脂肪剔净，注意股管内的淋巴结，如有，将其取下。继续向内分离组织块，在内上方与圆韧带相连，将其切断结扎（图1-1-10-13）。

❿ 在内下方将耻骨肌筋膜及内收长肌筋膜上方的组织完全剔净，遇到小血管注意结扎止血。若可疑腹股沟深淋巴结有转移，可取之送冰冻病理检查，若有转移，则作腹股沟深淋巴结或盆腔淋巴切除；否则，盆腔淋巴结清除术不列入常规手术。用生理盐水冲洗伤口，检查无渗血，将缝匠肌上段游离，距离髂前上棘2cm处将其切断，拉向内侧，覆盖在股血管之上（图1-1-10-14）。

⓫ 在移植端用7号丝线间断缝合于腹股沟韧带上，以减少股三角死腔，防止术后瘢痕压迫血管（图1-1-10-15）。

⓬ 腹股沟浅淋巴结清除术后，若腹股沟淋巴结肿大或可疑腹股沟深淋巴结转移，行腹股沟深淋巴结清除术，即从腹股沟管外环切开腹外斜肌达髂前上棘内侧（图1-1-10-16）。

⓭ 将切开的腹外斜肌筋膜向两侧分离后暴露出腹内斜肌，于腹股沟韧带上2.5cm处，斜向髂前上棘方向切开腹内斜肌及腹横肌达腹膜（图1-1-10-17）。

⓮ 于圆韧带残端处游离腹壁下动脉、腹壁下静脉，钳夹、切断、结扎

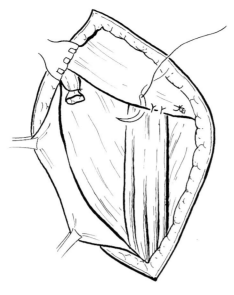

图 1-1-10-15　间断缝合移植端

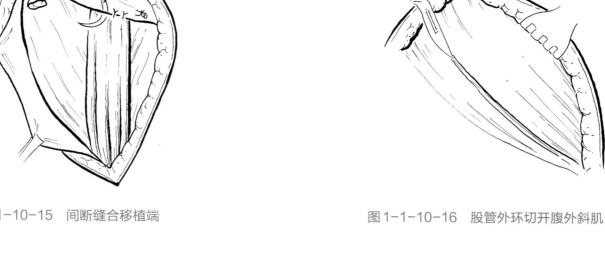

图 1-1-10-16　股管外环切开腹外斜肌

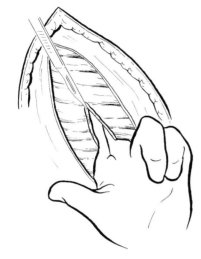

图 1-1-10-17　切开腹内斜肌

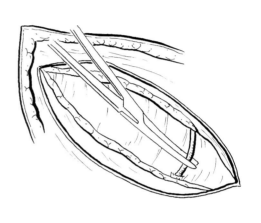

图 1-1-10-18　钳夹、切断、结扎腹壁下动脉

（图 1-1-10-18）。

⑮ 用手靠骨盆壁从侧缘分离腹膜，经腹膜外充分暴露髂血管，尽量把腹膜向内上方翻转而又不损伤它（图 1-1-10-19）。

⑯ 将膀胱及腹膜拉开，暴露出髂血管区，从腰大肌开始把脂肪及淋巴结向内侧分离，暴露出髂外动脉，沿髂外动脉外侧自上而下切除髂外动脉旁淋巴结，达腹股沟处（图 1-1-10-20）。

⑰ 再分离、切除髂外静脉旁淋巴脂肪组织（图 1-1-10-21）。

⑱ 从髂内、外动脉分支处起始，清除闭孔窝内的淋巴脂肪组织。闭孔神经被脂肪和淋巴组织包绕，分离后可见到闭孔神经，用长镊子提起闭孔神经上面的淋巴脂肪组织，由外向内，将闭孔神经上的淋巴脂肪组织扫除（图 1-1-10-22）。

⑲ 盆腔淋巴结被清除后还原腹膜，用 7 号丝线间断褥式缝合腹内斜肌，将腹内斜肌、腹横肌和联合腱膜与腹股沟韧带缝合在一起，以闭锁较薄弱的腹股沟外环区（图 1-1-10-23）。

⑳ 用 7 号丝线间断缝合腹外斜肌筋膜（图 1-1-10-24）。

㉑ 用 1 号丝线间断缝合皮下脂肪、皮肤，缝合皮肤前，放置负压引流管。缝合皮肤，加压包扎（图 1-1-10-25）。

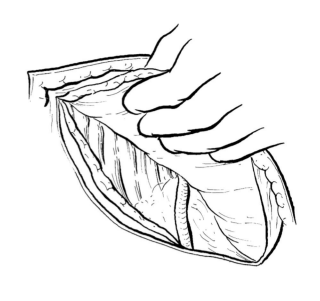

图1-1-10-19　向内上方翻转腹膜

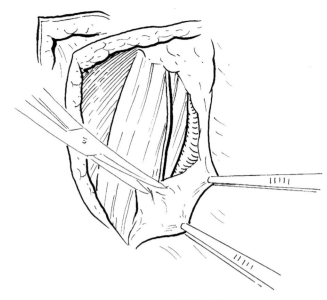

图1-1-10-20　分离并暴露髂外动脉

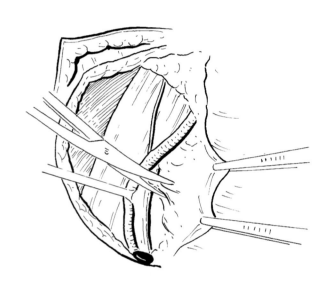

图1-1-10-21　分离、切除髂外静脉旁淋巴脂肪组织

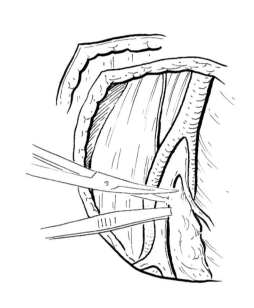

图1-1-10-22　切除闭孔淋巴

术中要点

❶ 潜行分离皮下脂肪时应注意适当保留一些皮下脂肪，厚度可为0.5cm左右为宜，以免皮肤过薄，术后发生大片皮肤坏死。

❷ 清除皮下脂肪及淋巴组织时，应注意勿伤及股血管。股静脉壁较薄、无搏动，较动脉易于损伤。预防方法是当剥离至卵圆窝附近时，应以手指摸清股动脉搏动的走行方向，在其内侧必伴有股静脉走行，必须先在股动脉外侧将阔筋膜切开，再仔细地向股动脉方向剥离，掌握逐渐暴露股静脉的方法。一旦发生股血管损伤，切忌用止血钳钳夹，此时应立即用手指压迫止血，如损伤较轻，经数分钟后可自然止血；如损伤较重不能止血时，可继续用手指压迫损伤部两端，暂时止血后，露出损伤部位，用血管缝合针缝合止血。

❸ 在分离大隐静脉旁的脂肪淋巴组织时，如损伤大隐静脉，可从根部切断结扎，将一段大隐静脉连同脂肪淋巴组织一并切除。

❹ 大隐静脉附近及股三角内下方的皮下脂肪，内含有较多的淋巴管，应分次切断结扎，以减少术后伤口淋巴液渗出。此外，要求切口处放置负压引流2~3天，并加压包扎，以防创面组织积液或淋巴液的渗出积聚形

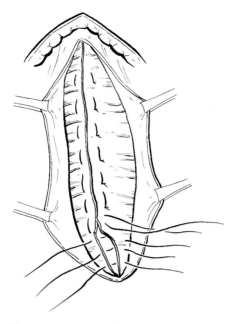

图 1-1-10-23　缝合腹内斜肌

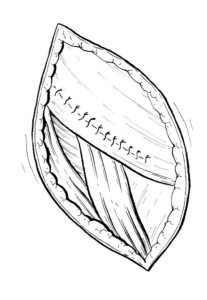

图 1-1-10-24　缝合腹外斜肌筋膜

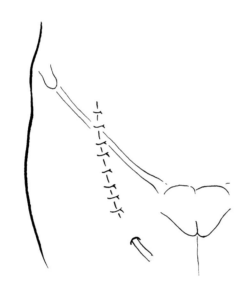

图 1-1-10-25　留置负压引流

成淋巴积液而产生局部疼痛与包块。

❺ 切除腹股沟深淋巴结时，股管淋巴结部位较深，但必须予以摘除，不宜遗留。否则达不到切除深淋巴结的目的。

术后处理

❶ 术后体位：取半卧位，以利引流通畅。两下肢稍抬高，有利于静脉及淋巴回流，减少下肢发生水肿，一般需卧床 10～14 天。

❷ 术后饮食：术后前 3 天可进清流质食物，第 4 天可进半流食，然后逐渐过渡至正常饮食以防过早排便，保持外阴清洁。

❸ 术后应用抗生素预防感染。

❹ 引流的处理：一般在术后 2～3 天可拔除引流。

❺ 术后留置尿管 8～10 天。

❻ 术后 7 天拆除全部缝线。

❼ 切口边缘皮肤坏死的处理：创面小于 3cm，可经换药治愈。创面大于 3cm，可进行植皮。

❽ 下肢水肿的处理：术后因下肢淋巴回流障碍，常发生下肢水肿，可作热敷及肢体抬高练习，多能自行恢复。

第二章

阴道部手术

扫描此二维码，观看本书全部融合视频

第一节　　阴道口狭窄扩大手术

适应证	由于先天发育不良、处女膜环坚韧，以及外阴阴道损伤瘢痕等导致的阴道口狭窄影响性生活者。
禁忌证	外阴、阴道急性炎症期；月经期应暂缓手术。
术前准备	❶ 月经干净后3～7天进行手术。
	❷ 常规消毒外阴，术前排空膀胱。
	❸ 术前常规预防性应用广谱抗生素。
手术步骤	❶ 阴道口及会阴体纵向切开法

（1）从阴道后壁中线处女膜缘内侧2cm开始，至肛门2cm处，纵向切开阴道后壁黏膜、处女膜环、舟状窝及会阴体，深达肌层表面。注意勿损伤肛门括约肌（图1-2-1-1）。

（2）向两侧分离切口下及皮下组织，使切口成一梭形面，分离切口下结缔组织，扩展阴道口（图1-2-1-2）。

（3）用4号丝线横行间断缝合皮下层（图1-2-1-3）。

（4）用4号丝线或3-0可吸收线横行间断缝合阴道口切缘皮肤。扩大后的阴道口应能容纳二横指（图1-2-1-4）。

❷ 阴道口及会阴体"T"形切开法

（1）近阴唇系带皮肤交界处作一横形切口，长约4cm（图1-2-1-5）。

（2）游离阴道后壁约2cm，范围超过阴道口狭窄处（图1-2-1-6）。

（3）距离肛门2cm作会阴正中切开，自切口向下方逐渐分离会阴皮下组织（图1-2-1-7）。

（4）在阴道中点两侧0.5cm垂直剪开2个小口，使切缘横向延伸以适应会阴皮肤切缘长度，以便使切缘对合（图1-2-1-8）。

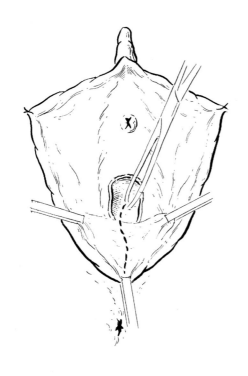

图1-2-1-1　阴道后壁中线切开

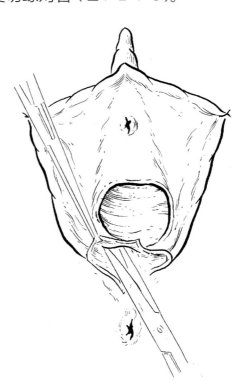

图1-2-1-2　切开皮下组织

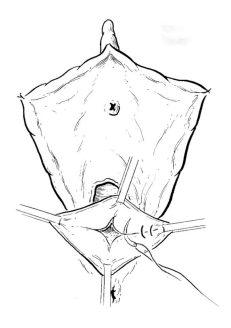

图 1-2-1-3　间断缝合皮下

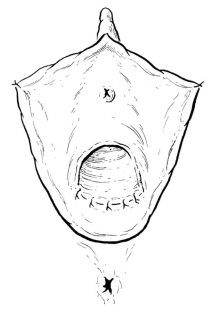

图 1-2-1-4　横行间断缝合阴道口

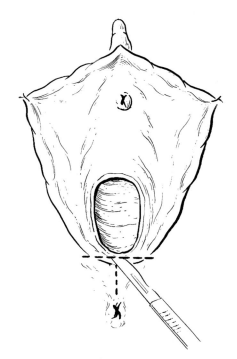

图 1-2-1-5　切开阴唇系带

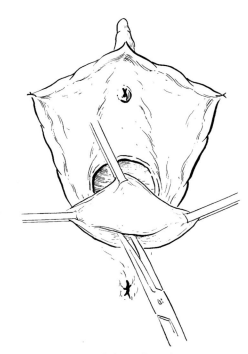

图 1-2-1-6　游离阴道后壁

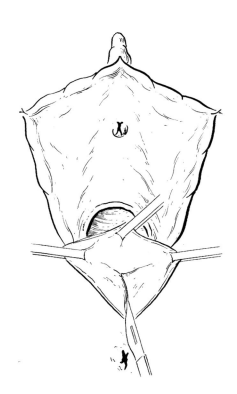

图 1-2-1-7　会阴正中切开

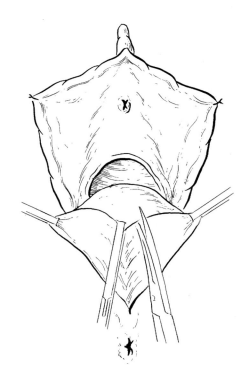

图 1-2-1-8　阴道中点两侧垂直剪开

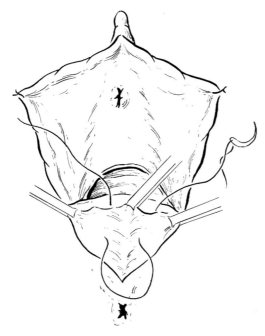

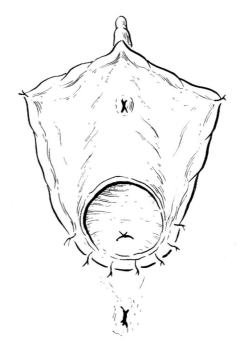

图 1-2-1-9　缝合阴道后壁与会阴纵切口的皮下组织　　　　图 1-2-1-10　间断缝合切口

（5）用1-0可吸收线褥式缝合游离的阴道后壁与会阴纵切口的皮下组织，闭合组织间隙（图1-2-1-9）。

（6）用4号丝线或者3-0可吸收线间断缝合切口（图1-2-1-10）。

术中要点

❶ 阴道后壁及会阴切开时注意切开深度，避免损伤直肠或肛门括约肌。

❷ 分离会阴皮下组织时避免损伤直肠，必要时左手示指伸入肛门作指引。

❸ 缝合后阴道口应能通过两横指，避免术后狭窄。

术后处理

❶ 卧床休息，用消毒敷料覆盖固定外阴，保持外阴清洁。

❷ 丝线缝合者术后5天拆线，坐浴2周，禁性生活1个月。

第二节　　阴道瘢痕松解术

一　　单纯瘢痕切开缝合术

适应证　　各种原因导致轻度阴道瘢痕性粘连性环状狭窄，影响性生活或经血流出者。

禁忌证　　全身或局部急、慢性炎症者，糖尿病患者须在空腹血糖 ≤ 8.0mmol/L 后手术。

术前准备

❶ 阴道准备：术前3天阴道冲洗，每日一次。

❷ 肠道准备：可选择口服轻泻药。

❸ 选择月经干净后2～3天手术。

| 手术步骤 | ❶ | 选择薄层的膜状瘢痕狭窄环，先在3点、9点处用小刀沿瘢痕环行放射状切开，必要时加2点、4点、8点、11点处，切开深度与正常阴道相平且能通过三横指，避开6点、12点（图1-2-2-1）。 |

❷ 用1-0可吸收线缝合切口，缝合方向与切口方向垂直以免术后狭窄，瘢痕环较薄且无渗血者可不作缝合（图1-2-2-2）。

❸ 切口缝合后，阴道内用油纱填塞（图1-2-2-3）。

术中要点　❶ 放射状切开狭窄环时尽量避免6点、12点处尿道、膀胱及直肠部位，以免造成损伤。

❷ 术中切开应充分，切口缝合时方向与切口垂直并覆盖粗糙的创面，防止术后阴道狭窄。

术后处理　❶ 术前预防性应用抗生素，术后酌情应用。

❷ 留置尿管24小时。

❸ 术后24小时取出阴道内油纱。

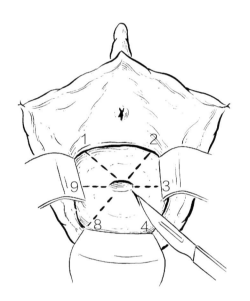

图1-2-2-1　放射状切开狭窄环

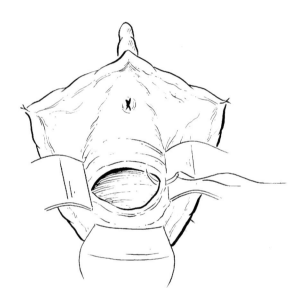

图1-2-2-2　与切口方向垂直缝合

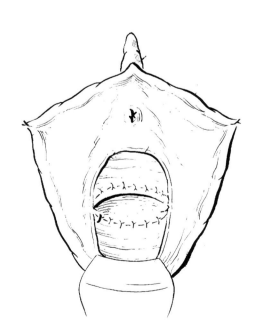

图1-2-2-3　缝合后切口

二　阴道瘢痕切除创面植皮术

适应证	阴道瘢痕范围较广泛或形成阴道一段闭锁者。
禁忌证、 术前准备	同"单纯瘢痕切开缝合术"。

手术步骤　❶ 以左手示指伸入直肠、将金属导尿管插入膀胱作指引，于两侧切开阴道瘢痕至适当限度，切开阴道瘢痕侧位、正位所见（图1-2-2-4和图1-2-2-5）。

❷ 分离、切开周围瘢痕粘连，尽可能将局部瘢痕切除，使阴道瘢痕完全松解达能通过三指（图1-2-2-6）。

❸ 用同侧小阴唇及其邻近皮肤作一带血管蒂皮瓣，牵入阴道内覆盖创面，1-0可吸收线间断缝合（图1-2-2-7）。

❹ 阴道内油纱填塞压迫并固定。

术中要点　❶ 认真检查以确定瘢痕的宽、深度及狭窄情况，选择适宜的治疗方案，较重者详细询问病史，注意有无尿道、直肠损伤及滴漏史。

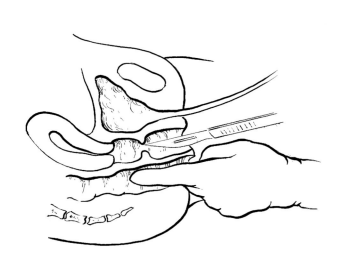
图1-2-2-4　示指指示下切开阴道瘢痕两侧（侧位图）

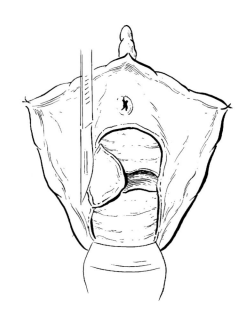
图1-2-2-5　示指指引下切开阴道瘢痕两侧（正位图）

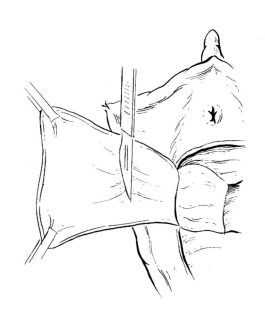
图1-2-2-6　切除周围瘢痕粘连

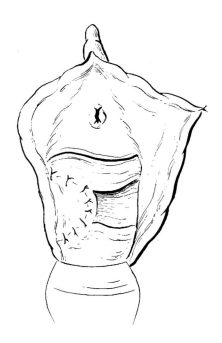
图1-2-2-7　间断缝合游离的血管蒂皮瓣及阴道

❷ 切除瘢痕时深度仅达黏膜下取净瘢痕，切勿过深伤及静脉丛，以免出血过多。尽量切除局部瘢痕，由于瘢痕收缩，直肠与膀胱相互靠近，手术时要特别注意以免造成损伤。

❸ 油纱卷压迫阴道时稍加压止血，并使皮瓣紧贴创面，但不可填塞过紧以免损伤移植皮缘的缝线或致皮瓣错位。

❹ 尽量分离瘢痕充分后植皮，防止术后阴道再狭窄。

❺ 操作轻巧、准确，止血牢靠，活动性出血应缝扎。

术后处理　❶ 术前常规预防性应用广谱抗生素，术后酌情应用。

❷ 卧床休息，留置导尿。

❸ 术后7天取出阴道内油纱卷并消毒，换成中号阴道模具，3周后植皮切口愈合，换成大号阴道模具，置模3～6个月。

第三节　阴道隔切除术

一　阴道横隔切除术

适应证　阴道横隔造成经血潴留，影响性生活、受孕或阻碍分娩者。

禁忌证　急性生殖道炎症，严重心、肝、肾等全身性疾病无法耐受手术或有严重出血倾向者。

术前准备　❶ 月经干净后2～7天手术。

❷ 低位横隔坐浴，每日一次，连续3天；高位横隔阴道冲洗，每日一次，连续3天。

手术步骤　❶ 低位横隔采用局部浸润麻醉，高位横隔采用连续硬膜外麻醉或骶管麻醉。麻醉后取膀胱截石位。暴露阴道横隔，低位阴道横隔在其基底部行局部浸润麻醉（图1-2-3-1）。

❷ 从横隔上小孔插入探针以了解腔隙的大小及隔的厚薄（图1-2-3-2）。

❸ 以止血钳伸入孔内作指引切开阴道横隔（图1-2-3-3）。

❹ 进一步向两侧剪开，沿阴道横隔环形切除上、下半部（图1-2-3-4）。

❺ 切除阴道横隔后暴露宫颈，切口边缘用1-0可吸收线横行间断缝合（图1-2-3-5）。

❻ 切除及缝合后，阴道内用油纱卷压迫（图1-2-3-6）。

术中要点　❶ 切除阴道横隔后，手指作阴道检查应无阻力，否则应向四周作放射状切开以防术后阴道环形狭窄。

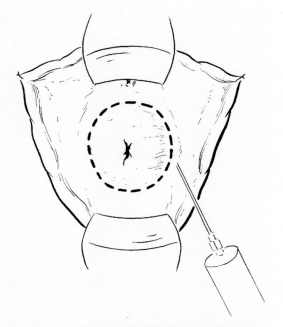

图 1-2-3-1　横隔基底部行局部麻醉

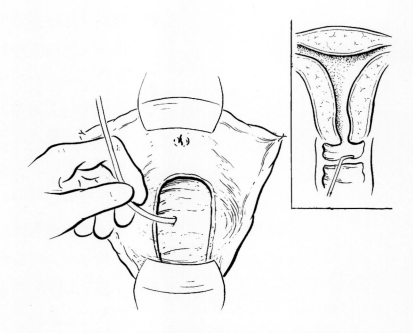

图 1-2-3-2　探针了解腔隙大小及隔的厚薄

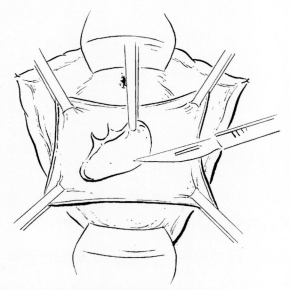

图 1-2-3-3　切开阴道横隔

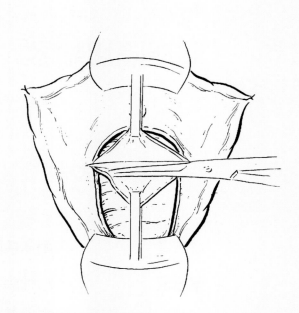

图 1-2-3-4　环形剪开阴道横隔

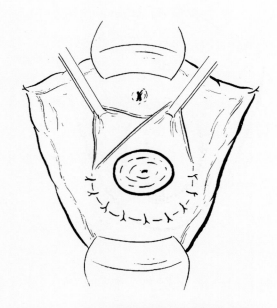

图 1-2-3-5　切除阴道横隔后暴露宫颈

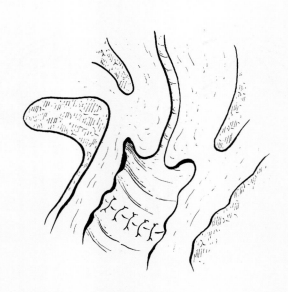

图 1-2-3-6　缝合后阴道

②　横隔位置较高或横隔较厚创面缝合困难者，可直接于手术后放置阴道模型，待其创面长入上皮自然愈合。

③　如为完全性阴道横隔上方有积血包块者，可以用9号穿刺针穿刺，抽出陈旧性血液后再以探针指引向左右切开，使经血排出后再切除。

术后处理　①　术前常规预防性应用广谱抗生素，术后酌情应用。

②　术后3天取出阴道内油纱卷，保持外阴清洁。

③　术后禁性生活30天。

二　阴道斜隔切除术

适应证　　子宫畸形，因阴道斜隔导致一侧子宫腔经血潴留者。

禁忌证　　同"阴道横隔切除术"。

术前准备　①　盆腔超声及计算机断层扫描术，必要时作子宫碘油造影，了解子宫畸形情况。

②　术前作双肾超声及静脉肾盂造影，了解有无泌尿系统畸形，以免损伤膀胱。

手术步骤　①　连续硬膜外麻醉后取膀胱截石位。阴道斜隔如图1-2-3-7所示，暴露阴道后见一侧阴道壁突起，于膨出明显部位穿刺，抽出暗红色血液后明确诊断（图1-2-3-8）。

②　充分暴露阴道斜隔面，在其上作一梭形切口，切除阴道斜隔，造口使充分引流（图1-2-3-9）。

③　用1-0可吸收线间断缝合梭形切口边缘（图1-2-3-10）。

术中要点　　识别阴道斜隔，造口充分以保证术后造口侧的经血引流通畅，合并宫颈管瘘者不须特殊处理。

术后处理　　同"阴道横隔切除术"。

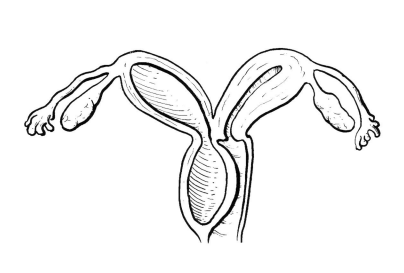

图1-2-3-7　阴道斜隔正位图

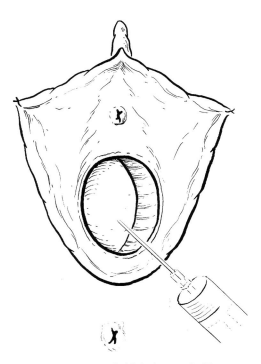

图1-2-3-8　穿刺膨出明显部位

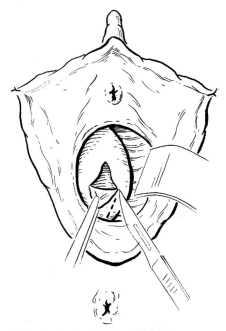

图1-2-3-9 切除阴道斜隔

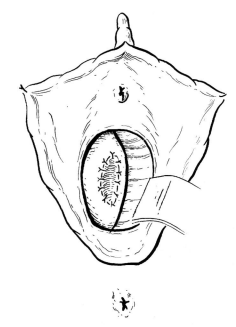

图1-2-3-10 间断缝合切口边缘

三　　阴道纵隔切除术

适应证	完全性或部分性阴道纵隔影响性生活或妨碍分娩者。
禁忌证、术前准备	同"阴道横隔切除术"。
麻醉	连续硬膜外麻醉或骶管麻醉。
体位	膀胱截石位。
手术步骤	❶ 查清阴道纵隔与阴道前后壁的关系，在距离阴道前后壁 0.5cm 处用两把直钳平行阴道壁钳夹阴道纵隔（图1-2-3-11）。
	❷ 用剪刀在两把直钳之间剪除阴道纵隔（图1-2-3-12）。
	❸ 用 1-0 可吸收线间断或连续缝合创面（图1-2-3-13）。
	❹ 阴道置凡士林油纱卷压迫止血，24 小时后取出。
术中要点	操作前查清阴道纵隔为完全性或部分性及其与阴道前后壁的关系。若纵隔较薄可直接用电刀切除。减少出血。

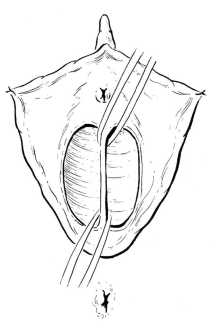

图1-2-3-11 直钳钳夹阴道纵隔

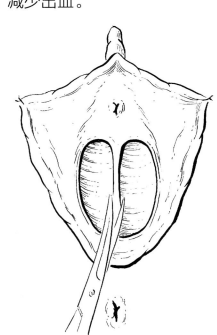

图1-2-3-12 剪除阴道纵隔

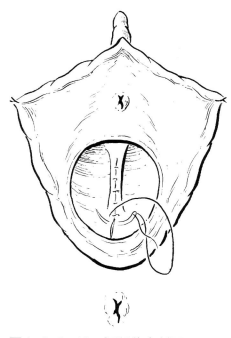

图 1-2-3-13　间断缝合创面

术后处理　　　　　同"阴道横隔切除术"。

第四节　　阴道壁良性肿物切除术

适应证　　　　阴道壁良性肿物，包括包涵囊肿、加氏囊肿、纤维瘤、平滑肌瘤及乳头状瘤等较大，有阴道内坠胀感或压迫症状、影响性生活及分娩者。

禁忌证　　　　急性生殖道炎症，严重心、肝、肾等全身性疾病无法耐受手术或严重出血倾向者。

术前准备　　　❶ 月经干净后 3～7 天手术。

❷ 术前坐浴，每日一次，3～5 天。

❸ 术前外阴备皮，冲洗外阴、阴道。

手术步骤　　　❶ 局部浸润麻醉或硬膜外麻醉后取膀胱截石位。充分暴露肿物部位的阴道壁，小的肿瘤（直径＜3cm者）做与肿瘤等长的纵切口（图1-2-4-1），较大者则做纺锤形切口（图1-2-4-2）。

❷ 切开肿瘤表面的阴道黏膜，用刀柄或手指钝性剥离肿瘤（图1-2-4-3）。

❸ 肿瘤大部剥离后，于蒂部用止血钳钳夹、切断，切除肿瘤，4号丝线缝扎基底部止血（图1-2-4-4）。

❹ 闭合囊腔，囊腔较小者可直接缝合，较大者先用2-0可吸收线烟包缝合闭锁囊腔，然后缝合（图1-2-4-5）。

❺ 修剪多余的阴道黏膜，用0号肠线间断缝合阴道壁（图1-2-4-6）。

❻ 阴道内用油纱填塞压迫（图1-2-4-7）。

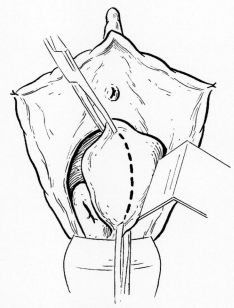

图 1-2-4-1　纵向切口

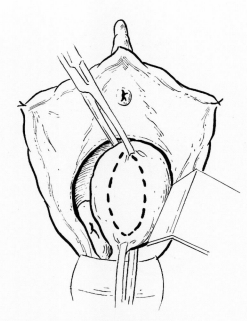

图 1-2-4-2　纺锤形切口

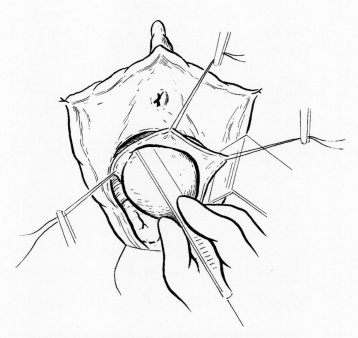

图 1-2-4-3　刀柄钝性剥离肿瘤

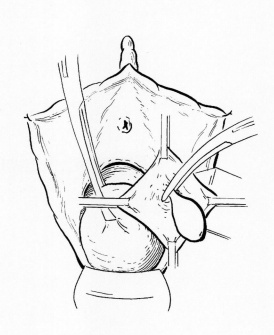

图 1-2-4-4　止血钳钳夹肿瘤蒂部

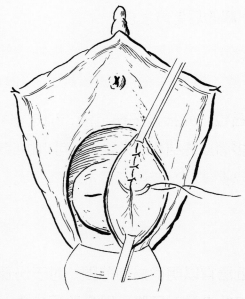

图 1-2-4-5　缝合囊腔

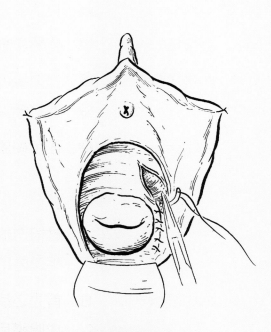

图 1-2-4-6　缝合阴道壁

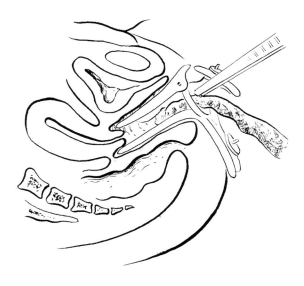

图 1-2-4-7　阴道内填塞压迫

术中要点	❶ 术中肿物剥破者应将囊壁锐性或钝性完全剥离。
	❷ 肿物较大者剥离时注意不要损伤膀胱或直肠,如剥离困难,可切开排液后按上述方法仔细剥离。
	❸ 分离肿物应在阴道下和肿物包膜间进行,避免过深或过浅造成血肿或肿物穿破。
术后处理	❶ 阴道内油纱卷48～72小时取出。
	❷ 保持外阴阴道清洁。
	❸ 肿瘤近尿道口者术后留置导尿管3天,阴道后壁肿瘤切除者术后注意保持软便。

第五节　　阴道后穹隆损伤修补术

适应证	外伤、分娩、性生活粗暴等引起的后穹隆损伤。
术前准备	❶ 仔细检查有无其他脏器合并损伤。
	❷ 术前外阴、阴道冲洗消毒。
手术步骤	❶ 连续硬膜外麻醉后取膀胱截石位。先检查损伤范围,确定修补方案(图1-2-5-1)。对于阴道出血量较多者应先结扎止血,否则可以边缝合边止血。
	❷ 处理一般止血后,用1-0可吸收线间断或连续缝合阴道,缝合第一针超过损伤端0.5cm(图1-2-5-2)。
	❸ 阴道内用凡士林油纱卷填塞。
术中要点	❶ 首先必须仔细检查阴道及邻近器官以明确损伤范围,对于伤及肠管或形成腹膜后血肿等需开腹手术修补者及时开腹,以免贻误病情;合并膀胱

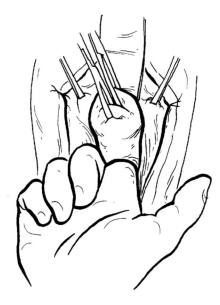

图 1-2-5-1　检查损伤范围

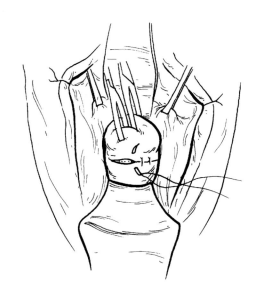

图 1-2-5-2　间断缝合阴道

损伤或尿瘘者能通过阴道修补者可同时处理，不能处理者也需开腹手术修补。

❷ 暴露损伤部位，缝合时第一针超过损伤端以防小血管断端回缩造成术后出血。

❸ 缝合时将阴道后穹隆黏膜提起，以免缝线穿至直肠壁及肠管，必要时左手示指放入肛门内作引导。

术后处理　❶ 保持外阴清洁，术前预防应用抗生素，术后酌情预防感染。

❷ 留置尿管 48～72 小时。

❸ 术后 48～72 小时取出阴道内油纱卷。

第六节　后穹隆穿刺及切开引流术

一　后穹隆穿刺术

适应证　❶ 疑盆腔内有液体，判定盆腔内积液的性质。

❷ 鉴别靠近后穹隆肿块的性质。

❸ 盆腔脓肿或盆腔炎性积液穿刺抽吸液体，进行化验同时可注入抗生素治疗。

❹ 超声介导下经后穹隆穿刺取卵。

禁忌证　怀疑肠管和子宫附件有严重粘连时。

术前准备　❶ 嘱患者排空膀胱。

❷ 检查盆腔超声了解子宫附件及盆腔情况。

手术步骤	❶ 外阴、阴道消毒后，铺无菌孔巾，妇检了解子宫附件情况，放置阴道窥器或阴道拉钩暴露宫颈及后穹隆，再次消毒后穹隆及阴道壁（图1-2-6-1）。
	❷ 用宫颈钳钳夹、牵拉宫颈后唇暴露后穹隆（图1-2-6-2）。
	❸ 用18号长穿刺针头连接10ml注射器于后穹隆正中或偏病变侧、距离阴道宫颈交界下方1cm处平行宫颈稍向后进针，深度约2～3cm，针头通过阴道壁至直肠子宫陷凹时有落空感，可适当改变针头的方向和深度抽吸液体（图1-2-6-3）。
术中要点	❶ 选择最突出或囊性感最明显的部位，必要时在超声定位下穿刺。进针不宜太深太偏，以免伤及邻近组织。
	❷ 观察抽出液体性质，判定是积血还是积液。
术后处理	❶ 穿刺部位有出血可用无菌纱布或带线棉球压迫，12小时后取出。
	❷ 盆腔炎症或脓肿者全身应用抗生素。

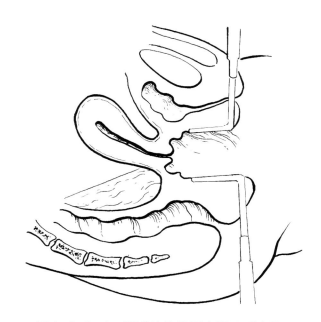

图1-2-6-1 阴道拉钩暴露宫颈及后穹隆

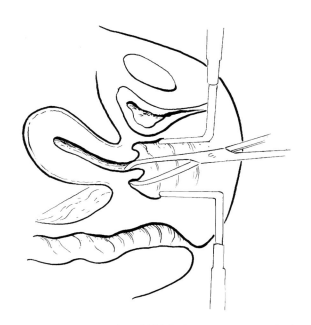

图1-2-6-2 用宫颈钳钳夹宫颈后唇暴露后穹隆

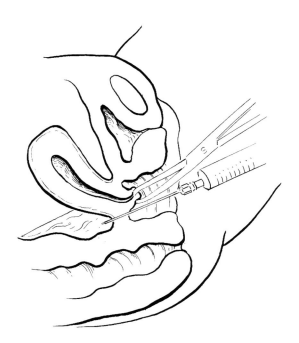

图1-2-6-3 长穿刺针头穿刺后穹隆

二　后穹隆切开引流术

适应证　　　盆腔积脓引流或清除直肠子宫陷凹血块。

禁忌证　　　盆腔有严重的粘连或可疑恶性病变者。

手术步骤　　❶ 局部浸润麻醉或连续硬膜外麻醉后取膀胱截石位。手术时消毒及穿刺同"后穹隆穿刺术"。

　　　　　　❷ 穿刺抽出脓液或陈旧血后，针头保留不动（图1-2-6-4），沿穿刺针点向两侧横行切开阴道壁1.5～2cm（图1-2-6-5）。

　　　　　　❸ 用长弯钝头剪刀向深层分离，提起腹膜横行剪开1.5～2cm直达直肠子宫陷凹（图1-2-6-6）。

　　　　　　❹ 用长弯止血钳或手指进入盆腔轻轻扩大切口以利于引流（图1-2-6-7）。

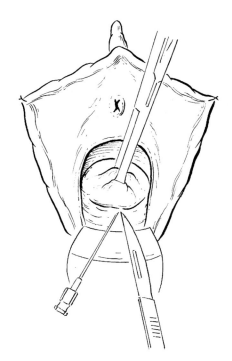

图1-2-6-4　沿穿刺针点向两侧横行切开阴道壁（正位图）

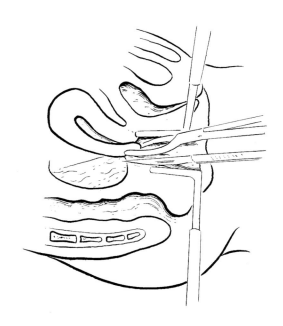

图1-2-6-5　沿穿刺针点向两侧横行切开阴道壁（侧位图）

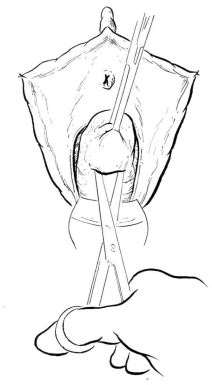

图1-2-6-6　用剪刀剪开1.5～2cm直达直肠子宫陷凹

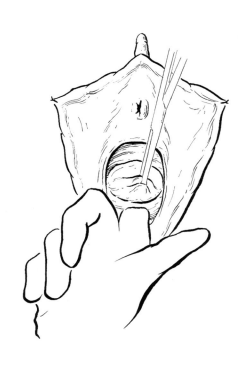

图1-2-6-7　手指进入盆腔轻轻扩大切口

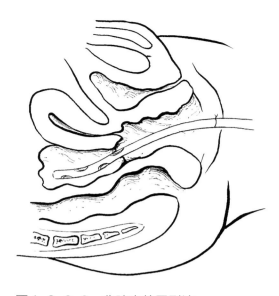

图 1-2-6-8 盆腔内放置引流

	❺	盆腔脓肿者引流后在切口内放入烟卷引流或胶管引流，切口不缝合，引流管末端用丝线缝合固定于大腿内侧（图1-2-6-8）。
术中要点	❶	切开及深层分离后穹隆组织时注意深度及范围，避免损伤直肠、肠管、血管等邻近组织。
	❷	放置引流时引流管不宜过长或过短，将外侧端固定，以防上缩进入腹腔。
术后处理	❶	抗感染治疗至体温平稳，血象正常。
	❷	半卧位，以利于引流管通畅，引流量少于10ml，体温平稳3天后，可拔出引流管。

第七节 陈旧性会阴Ⅲ度裂伤修补术及阴道紧缩术

适应证		陈旧性会阴裂伤Ⅲ度致排便异常和阴道松弛者。
禁忌证		生殖道急性炎症或心、肝、肾等全身性疾病不能耐受手术者。
术前准备	❶	手术时机：产后半年已停止哺乳；修补失败后至少半年；月经干净后3～7天。
	❷	常规外阴阴道术前准备，术前1∶5000高锰酸钾溶液坐浴，每日一次，连续5天。
	❸	术前3天给无渣饮食，术前1天给流质饮食。
	❹	术前1天选择口服轻泻药进行肠道准备。
手术步骤	❶	连续硬膜外麻醉取膀胱截石位。常规消毒外阴、阴道、肛门周围及直肠下段，铺无菌术巾。
	❷	缝合固定两侧小阴唇于大腿内侧，再次消毒外阴及阴道，用两把组织钳

牵引两侧处女膜环最下缘（图1-2-7-1）。

❸ 用两把组织钳牵引会阴裂伤两侧的阴道黏膜，沿阴道后壁黏膜和直肠前壁裂伤瘢痕边缘剪开，去掉少许瘢痕，如图1-2-7-2中虚线所示。

❹ 用有齿镊提拉阴道后壁黏膜，用剪刀锐性分离阴道后壁黏膜与直肠前壁，分离应充分（图1-2-7-3）。

❺ 暴露出裂伤的肛提肌和肛门括约肌，沿中线剪开游离的阴道后壁黏膜（图1-2-7-4）。

❻ 修剪直肠裂伤边缘瘢痕组织，如直肠裂口瘢痕硬韧时可剪去少许（图1-2-7-5）。

❼ 用3-0可吸收线自上而下间断缝合直肠前壁裂缘，不穿透直肠黏膜，第一针须超过裂缘顶端0.5cm（图1-2-7-6）。

❽ 将左手示指伸入肛门，于肛门两侧皮肤凹陷处寻找肛门括约肌，用两把组织钳夹取肛门括约肌断端并向中线拉拢（图1-2-7-7）。

❾ 用7号丝线"8"字缝合肛门括约肌断端，使肛门周围皮肤皱襞紧缩（图1-2-7-8）。

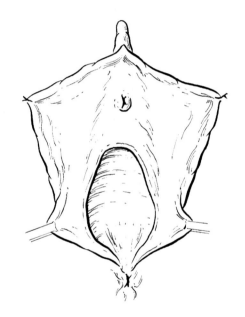

图1-2-7-1　用组织钳牵引两侧处女膜环最下缘

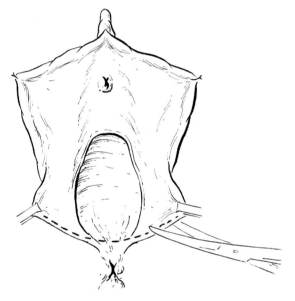

图1-2-7-2　用剪刀剪去少许瘢痕

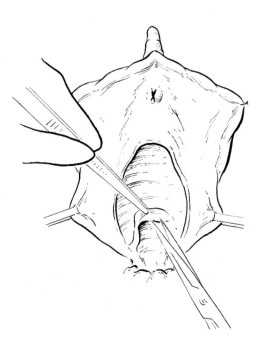

图1-2-7-3　用剪刀锐性分离阴道后壁黏膜与直肠前壁

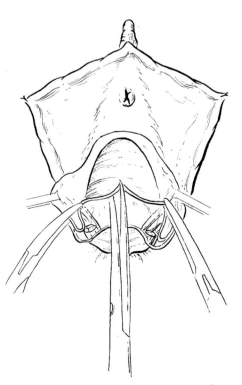

图1-2-7-4　剪开游离的阴道后壁黏膜

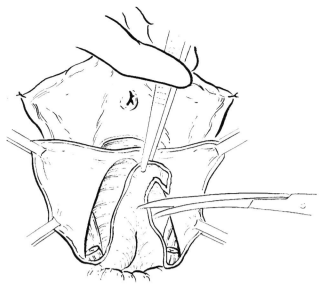

图1-2-7-5 修剪直肠裂伤边缘瘢痕组织

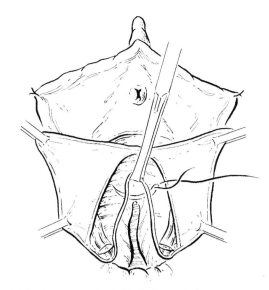

图1-2-7-6 间断缝合直肠前壁裂缘

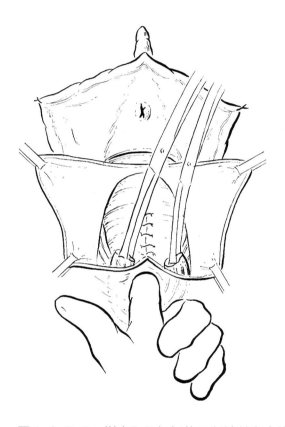

图1-2-7-7 钳夹取肛门括约肌断端并向中线拉拢

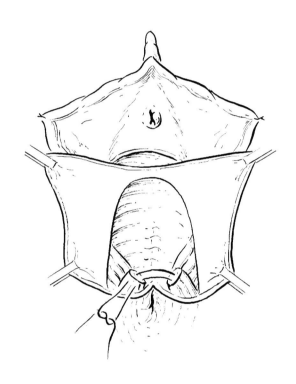

图1-2-7-8 用7号丝线8字缝合肛门括约肌断端

⑩ 用1-0可吸收线间断缝合直肠前筋膜，加固直肠前壁（图1-2-7-9）。

⑪ 剪去多余的阴道后壁黏膜（图1-2-7-10）。

⑫ 用1-0可吸收线连续锁边缝合阴道后壁（图1-2-7-11）。

⑬ 用1号丝线间断缝合会阴体部皮下脂肪，3-0可吸收线皮下埋线缝合会阴皮肤，或用4号丝线间断缝合会阴皮肤3～4针，重新形成会阴体，阴道口能容纳二横指。阴道内用凡士林油纱卷填塞（图1-2-7-12）。

术中要点

❶ 分离阴道后壁及直肠前壁时，如瘢痕太大太厚可稍加修剪，但直肠黏膜尽可能不要修剪以免造成术后直肠狭窄。

❷ 缝合直肠前壁时缝线不要穿透直肠黏膜。

❸ 缝合肛门括约肌时，将示指伸入肛门能通过一指，嘱患者提肛有括约肌收缩感者提示肛门括约肌缝合确实，但不能过紧，以免术后肛门狭窄引起排便困难。

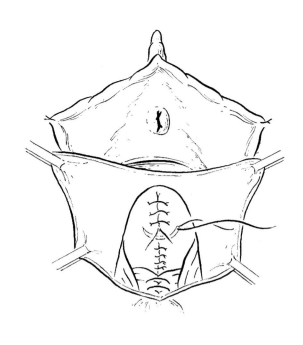

图1-2-7-9　间断缝合直肠前筋膜

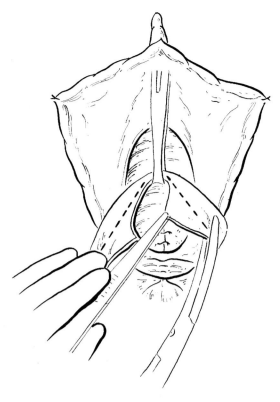

图1-2-7-10　剪去多余的阴道后壁黏膜

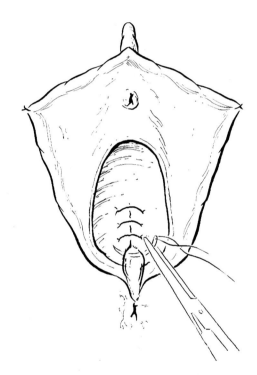

图1-2-7-11　连续锁边缝合阴道后壁

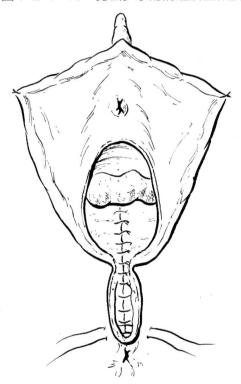

图1-2-7-12　重新形成会阴体

❹ 手术目的是恢复肛门括约肌功能及修复会阴体部，术后检查阴道应能通过两横指，以免术后阴道狭窄。

术后处理

❶ 术后72小时取出阴道内纱布。

❷ 术前常规预防应用抗生素，术后酌情预防感染。

❸ 留置导尿管5天。

❹ 术后进食无渣半流质饮食3～5天，辅以补液，术后第4天口服液状石蜡以软化大便。

❺ 保持会阴部清洁，术后第2天起，每日清拭外阴及更换敷料。

❻ 丝线缝合者术后5天拆线。

第八节 先天性无阴道畸形成形术

一 乙状结肠法人工阴道成形术

适应证

❶ 先天性无子宫、无阴道患者，要求解决性生活问题者。

❷ 其他阴道成形术失败者。

禁忌证

❶ 盆腹腔结核患者。

❷ 全身性感染或心、肝、肾等全身性疾病不能耐受手术者。

❸ 乙状结肠系膜过短，不能取得足够长的肠管。

术前准备

❶ 染色体检查，明确畸形类别。行静脉肾盂造影了解泌尿生殖系统有无其他畸形。

❷ 外阴有炎症者，术前用1∶5000高锰酸钾坐浴3～5天。

❸ 肠道准备：术前应常规进行营养风险筛查并积极行营养支持治疗；严重营养不良的病人，术前7～10天即可给予营养支持(口服和/或肠外营养)，可减少感染相关并发症及吻合口瘘的风险；术前口服轻泻药，必要时清洁灌肠。

手术步骤

❶ 连续硬膜外麻醉或全身麻醉后取膀胱截石位。取下腹正中纵向切口，长约15cm，顺次逐层切开腹壁各层进入腹腔，探查盆腔生殖器情况。测量盆底至骶骨岬前缘的长度。

❷ 检查乙状结肠情况，了解其长度、系膜长度、动脉分支及其走行，了解降结肠、乙状结肠、直肠的动脉血管走行与欲切肠段的关系。欲切肠段的长度（cm）＝盆底至骶骨岬前缘的长度＋1/2系膜长度，约17～19cm，图1-2-8-1所示虚线为欲切肠段。

❸ 为了游离乙状结肠，须切断乙状结肠最下动脉及左结肠动脉降支，先试行钳夹乙状结肠最下动脉及左结肠动脉降支，见欲切断的乙状结肠血管搏动良好且肠管表面无变色时，即可切断结扎此动脉（图1-2-8-2）。

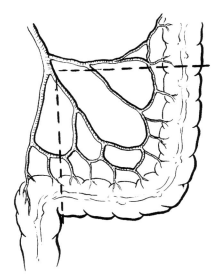

图1-2-8-1 确定切除肠段

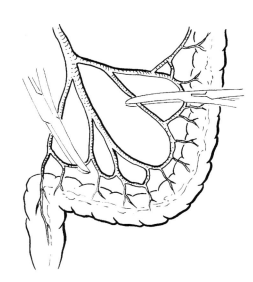

图1-2-8-2 钳夹乙状结肠最下动脉及左结肠动脉降支

❹ 沿AB及CD虚线剪开肠系膜前后叶腹膜，达乙状结肠动脉及左结肠动脉起始部，钳夹、切断、结扎边缘部的血管（图1-2-8-3）。

❺ 于AB及CD处钳夹两把直肠钳并切断肠管，游离肠管断端周围肠系膜缘1cm（图1-2-8-4）。

❻ 钳夹、切断要吻合的肠管游离缘应略有一定向外侧的倾斜度。用碘伏消毒肠管断端两次并用纱布先包裹需吻合的两肠管断端（图1-2-8-5）。

❼ 用4号丝线分别连续全层缝合游离的乙状结肠两断端，抽紧、结扎、闭锁所取肠段（图1-2-8-6）。

❽ 用1号丝线间断缝合浆肌层，暂不剪线头以便下置乙状结肠（图1-2-8-7）。

❾ 将AB及CD两肠管断端进行吻合，将两侧肠管的游离缘及系膜缘分别对应固定一针作标记，小圆针1号丝线间断全层缝合肠管前后壁，线结打在肠管内（图1-2-8-8）。

❿ 用1号丝线间断内翻缝合肠管的浆肌层，结节缝合关闭肠系膜（图1-2-8-9），用拇指、示指检查吻合口，可容一指为宜。

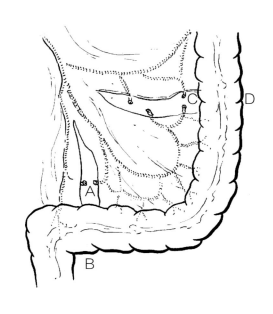

图1-2-8-3 剪开肠系膜前后叶腹膜

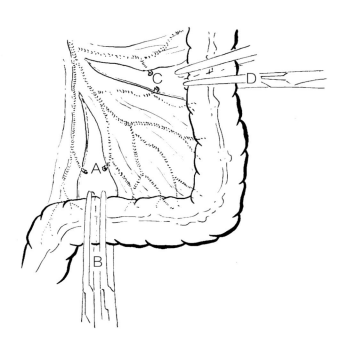

图1-2-8-4 钳夹直肠

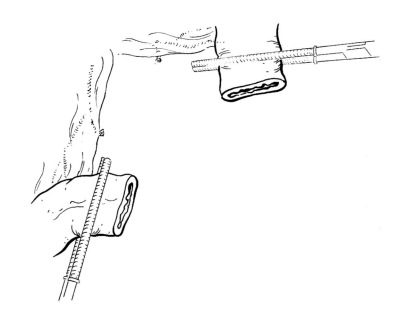

图1-2-8-5 切断肠管

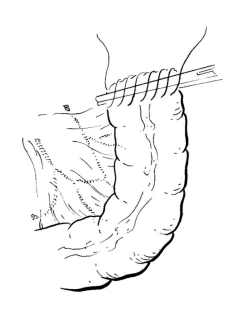

图1-2-8-6 连续全层缝合游离的乙状结肠两端

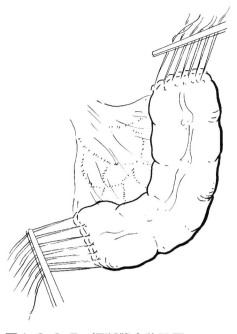

图 1-2-8-7　间断缝合浆肌层

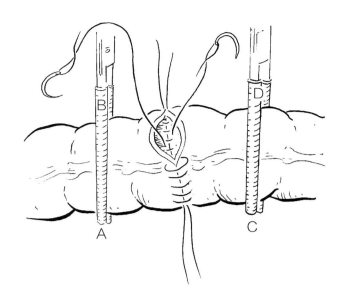

图 1-2-8-8　间断全层缝合肠管前后壁

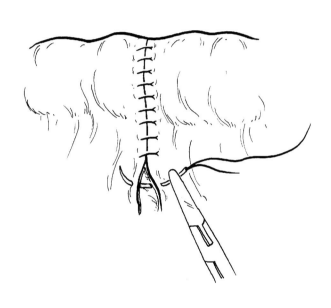

图 1-2-8-9　间断内翻缝合肠管的浆肌层

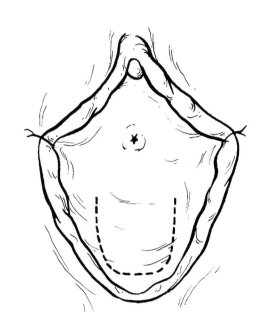

图 1-2-8-10　处女膜部位作 U 形切开

⑪ 于阴道前庭相当于处女膜环部位作一"U"字形切口，切开黏膜（图 1-2-8-10）。

⑫ 分离尿道膀胱与直肠间隙，在膀胱内插入金属导尿管作指引，术者可左手戴手套用示指伸入肛门内作指引（图 1-2-8-11）。

⑬ 分离间隙正确时感觉疏松、出血较少，间隙方向纵深向前（图 1-2-8-12）。

⑭ 当间隙分离出 3～4cm 时，可退出左手示指脱去手套，以两手示指向左右两侧及纵深方向分离间隙直至盆腔腹膜处，阴道造穴的宽度以能容三指为宜（图 1-2-8-13）。

⑮ 将示指伸入造穴而成的阴道并顶到盆腔腹膜处，在两痕迹子宫结节后方位置横行切开腹膜约 6cm，可用阴道造穴的示指穿通或用血管钳由穴道上顶使上下相通（图 1-2-8-14）。

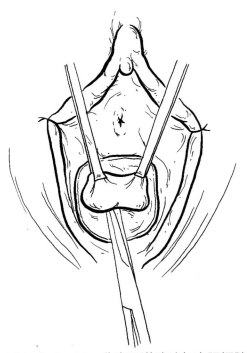

图 1-2-8-11　分离尿道膀胱与直肠间隙

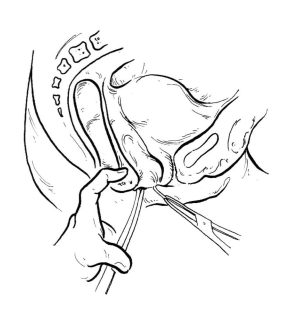

图 1-2-8-12　沿间隙方向纵深向前

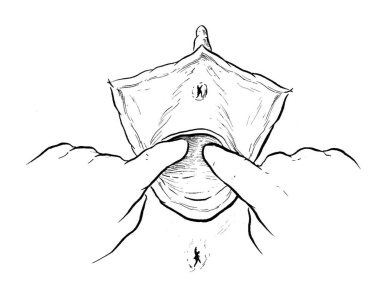

图 1-2-8-13　两手示指向两侧及纵深方向分离间隙直至盆腔腹膜处

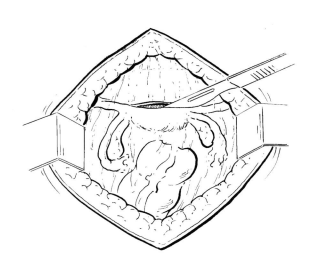

图 1-2-8-14　横行切开子宫结节后方腹膜

⑯　试将人工阴道肠段置入穴道内，依肠系膜动脉血管的位置决定是顺拉还是翻转下拉，以系膜动脉血管无张力为宜，通过牵拉丝线从穴道将所取肠段下端牵出阴道穴口，剪去肠段两端丝线（图 1-2-8-15）。

⑰　在下置端乙状结肠的结肠带侧距闭合口的线结上 1.5cm 处，沿结肠带纵向切开 4cm 与肠腔相通，用 4 号丝线将阴道穴口黏膜与乙状结肠切口肠壁对应结节缝合，保留缝线（图 1-2-8-16）。

⑱　牵拉留置线头，用生理盐水加庆大霉素冲洗肠腔后，内填塞凡士林油纱卷，松紧适宜。再将阴道外口线头分成四股，对应缝扎固定在凡士林纱卷上，防止油纱卷脱落或内陷（图 1-2-8-17）。

⑲　将盆底腹膜切口缘与游离的乙状结肠前后左右用 4 号丝线间断缝合 6～8 针。缝合剪开的肠系膜前后叶，将游离的乙状结肠系膜固定于后腹膜以防止系膜左右相通（图 1-2-8-18）。

⑳　检查吻合肠管的血运良好后逐层关腹。

术中要点　❶　选择肠段时注意：既要保证切取肠段后，上、下肠管能吻合且吻合口的张力不大，血运良好，又要保证肠段有足够的长度。

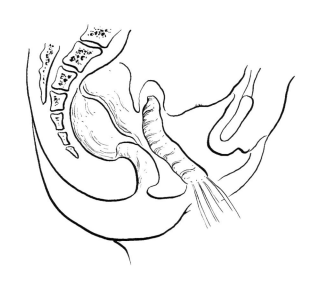

图 1-2-8-15　将人工阴道肠段置入穴道内

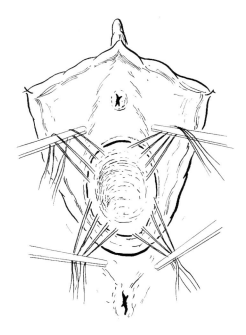

图 1-2-8-16　阴道穴口黏膜与乙状结肠切口肠壁
对应结节缝合

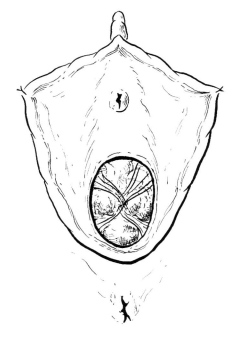

图 1-2-8-17　填塞凡士林油纱卷并固定

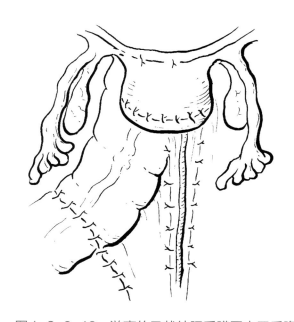

图 1-2-8-18　游离的乙状结肠系膜固定于后腹膜

❷ 防止下置肠段过紧：依据血管蒂的位置顺拉或翻转下拉肠管，必要时游离牵拉过紧的肠系膜以延长系膜血管蒂。

❸ 分离直肠膀胱间隙造穴时寻找正确的方向及层次，如阴道造穴创面出血应用纱布压迫止血，活动性出血点予以牢固结扎。

❹ 造穴时避免损伤膀胱、直肠及尿道，必要时术者左手示指伸入肛门内并同时置金属导尿管作引导。

❺ 下置游离肠段时注意肠系膜血管不要扭曲及过度牵张，以免影响肠段血运。

❻ 因肠段弧形外缘略长，故从结肠带侧重作切口，使两侧对称，防止术后人工阴道内黏膜脱垂。

术后处理 ❶ 术前常规预防性应用广谱抗生素，术后酌情应用。

❷ 排气后进食无渣全流质饮食3天，改半流质饮食3天，再改为软食，注意补液，口服辅助营养是术后重要的营养补充方法。

❸ 术后7～10天拆除阴道口缝线，取出凡士林油纱卷并行阴道冲洗。

❹ 术后10天行高锰酸钾溶液坐浴，并放置阴道模具，术后1个月复查，查阴道口愈合良好，无狭窄可行性生活，有狭窄者继续放置模具，至性生

活满意为止。

⑤ 可视腹腔及吻合口状况，选择性留置腹腔引流管，在术后排除吻合口漏、腹腔内出血、感染等并发症及肠功能恢复后，可尽早拔除。

二　盆腔腹膜法人工阴道成形术

适应证　　先天性无子宫、无阴道且不适合行乙状结肠法者。

禁忌证　　全身性感染或心、肝、肾等全身性疾病不能耐受手术者。

术前准备　　同"乙状结肠法人工阴道成形术"。

手术步骤

① 连续硬膜外麻醉或全身麻醉取膀胱截石位。下腹正中纵向切口，长约10 ~ 12cm，顺次逐层切开腹壁各层进入腹腔，探查盆腔生殖器情况。

② 在两痕迹子宫结节后方位置横行切开腹膜约6cm，以切口前缘为腹膜瓣蒂，向两侧及上方矩形游离膀胱后腹膜下疏松组织，长度以能将腹膜瓣牵引至阴道口为宜（图1-2-8-19）。

③ 桶形缝合上端游离的带蒂的腹膜瓣（图1-2-8-20）。

④ 阴道造穴方法同"乙状结肠法人工阴道成形术"之11 ~ 15步。

⑤ 经阴道穴用卵圆钳牵引桶形腹膜瓣的游离端，下置到阴道穴口（图1-2-8-21）。

⑥ 将下拉的腹膜桶形瓣下端游离缘与成形阴道外口处缝合，使之固定（图1-2-8-22）。

⑦ 用4号丝线间断闭合盆腔腹膜创面和盆底腹膜切口前后缘，缝合腹膜瓣上端以闭合成形阴道的上端（图1-2-8-23）。

⑧ 人工阴道内用凡士林油纱卷填塞，逐层关腹术毕。

术中要点

① 防止下置盆底腹膜瓣过紧，游离时尽量充分，盆底切口前缘约1 ~ 2cm的腹膜不要游离以保证腹膜瓣的血运。再往两侧游离一些，以使缝合的腹膜桶形瓣足够粗。

② 游离腹膜瓣时要有一定的厚度，以保证足够的张力，但要避免损伤膀胱、输尿管及直肠等。

③ 若腹膜瓣张力较大可切断两侧卵巢固有韧带，并可避免卵巢被牵入阴道。

④ 关闭盆底腹膜形成阴道顶时，可将肌性子宫结节及圆韧带缝于阴道顶，加固盆底。

术后处理

① 一般处理同"乙状结肠法人工阴道成形术"。

② 术后7天拆除阴道口缝线，取出凡士林纱布卷并行阴道冲洗，并放置阴道模具3个月。

③ 术后可给予雌、孕激素同期治疗，加速阴道上皮化。

④ 因阴道上皮化需6个月，故半年后开始性生活为宜。

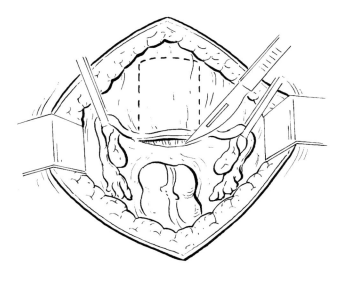

图 1-2-8-19　子宫结节后方位置横行切开腹膜

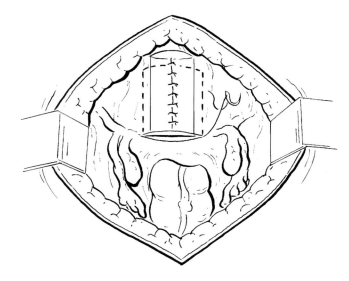

图 1-2-8-20　缝合上端游离的带蒂的腹膜

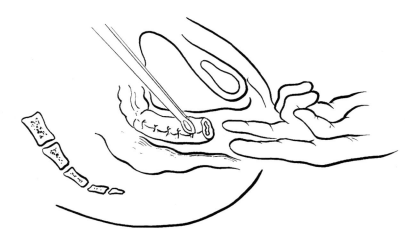

图 1-2-8-21　经阴道穴牵引腹膜瓣的游离端置阴道穴口

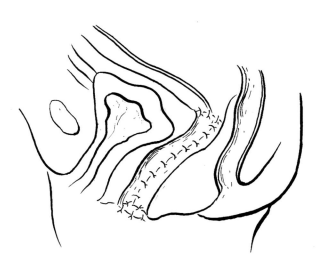

图 1-2-8-22　缝合腹膜桶形瓣下端游离缘与成形阴道外口

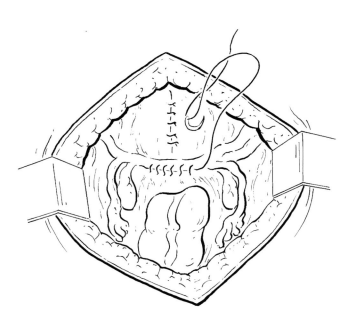

图 1-2-8-23　缝合腹膜瓣上端以闭合成形阴道的上端

三　外阴皮瓣法人工阴道成形术（William法）

适应证	同"盆腔腹膜法人工阴道成形术"。
禁忌证	全身性感染或心、肝、肾等全身性疾病不能耐受手术者。
术前准备	同"盆腔腹膜法人工阴道成形术"。
手术步骤	❶ 连续硬膜外麻醉或全身麻醉取膀胱截石位。沿大阴唇内侧作一个"U"形切口，两侧各从尿道外口旁开4cm左右，切开皮肤与皮下组织，直至会阴后联合处（图1-2-8-24）。
	❷ 从会阴中部开始，用1-0可吸收线向前缝合内侧皮肤边缘，用丝线平行缝合皮下脂肪组织（图1-2-8-25和图1-2-8-26）。
	❸ 缝合外侧皮肤边缘（图1-2-8-27）。
	❹ 此法形成人工阴道可容两指，一般可有4～5cm深。
术中要点	❶ "U"形切口切开皮肤后，应向内作潜行分离，从而使皮肤得以游离活动，才能缝合成"皮管"。

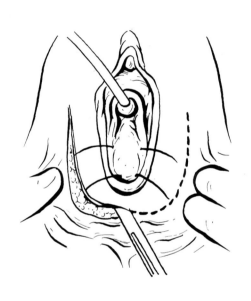

图1-2-8-24　大阴唇内侧"U"形切开

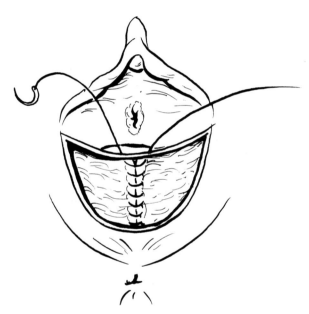

图1-2-8-25　从会阴中部开始可吸收线向前缝合内侧皮肤边缘

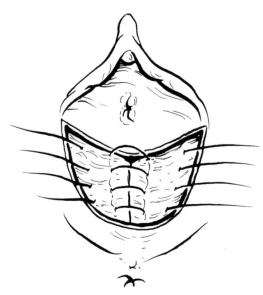

图1-2-8-26　丝线平行缝合皮下脂肪组织

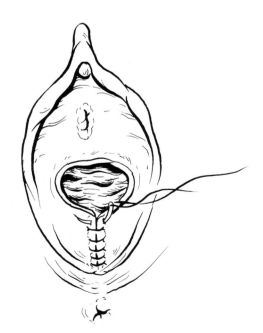

图1-2-8-27　缝合外侧皮肤边缘

	❷	缝合皮下组织，可以带一些会阴体肌，以增强其支持力量。
术后处理	❶	保持外阴清洁、预防感染。
	❷	2～3周后使用阴道模具从小号到大号逐渐扩张、增大。

四　羊膜法人工阴道成形术

适应证		同"盆腔腹膜法人工阴道成形术"。
禁忌证		全身性感染或心、肝、肾等全身性疾病不能耐受手术者。
术前准备		同"盆腔腹膜法人工阴道成形术"。
手术步骤	❶	连续硬膜外麻醉或全身麻醉后取膀胱截石位。阴道造穴方法同"乙状结肠法人工阴道成形术"之11～15步。
	❷	将新鲜分娩出的羊膜以生理盐水洗净，将绒毛膜和羊膜分开，将羊膜放到加有抗生素的生理盐水中2小时以上即可使用。
	❸	造穴完成后，在金属窥器外表面套上两层消毒后的乳胶安全套，将制备好的羊膜包在安全套外面（光面向外）后放置到穴道内（图1-2-8-28）。
	❹	将纱布经窥器填入并塞紧后，结扎安全套外口，修剪多余的羊膜，将窥器取出，皮针缝合大阴唇（图1-2-8-29～图1-2-8-31）。
术中要点		外阴部以纱布和丁字带固定，避免人工阴道内纱布条脱出。
术后处理	❶	同"盆腔腹膜法人工阴道成形术"。
	❷	阴道内纱布模具需放置7～10天，取出后更换阴道模具，并需放置阴道模具至少6个月。
	❸	因阴道上皮化需6个月，故半年后开始性生活为宜。

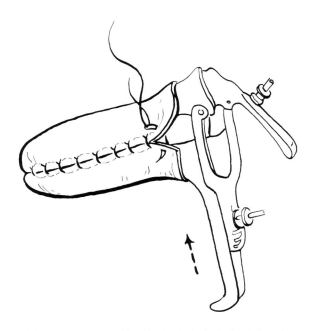

图1-2-8-28　羊膜包在裹有安全套的窥器外面

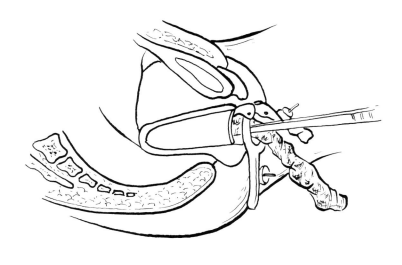

图1-2-8-29　经窥器填入纱布

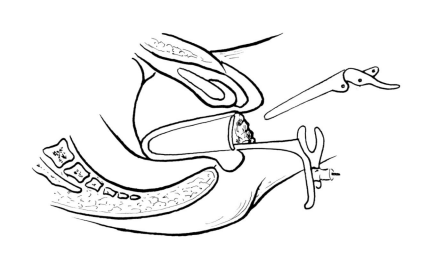

图 1-2-8-30　取出窥器

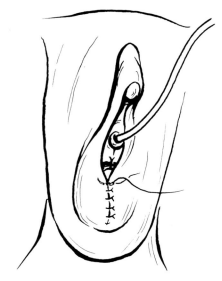

图 1-2-8-31　缝合大阴唇

第九节　腹会阴联合阴道癌根治术

适应证　Ⅰ～Ⅱ期阴道黑色素瘤，Ⅰ～Ⅱ期阴道中段鳞癌或腺癌侵犯阴道全长，而又不适合放疗者。一般需同时行（次）广泛全子宫和盆腔淋巴结切除术，阴道下段癌还需行腹股沟淋巴结切除术和部分外阴切除术。但绝大多数阴道癌病例以放射治疗为主，故术前应向患者讲清楚以获得患者及家属的同意。

禁忌证
❶ 晚期和不同意手术治疗的患者。
❷ 全身性感染或心、肝、肾等全身性疾病不能耐受手术者。

术前准备
❶ 月经干净后 3～5 天手术。
❷ 阴道感染者应先控制感染。
❸ 阴道冲洗 3～5 天，每天一次。
❹ 术前肠道准备，可口服轻泻药，必要时加机械灌肠。

手术范围　如图 1-2-9-1 所示，广泛性全子宫、全阴道切除。分腹部和外阴两组进行。

手术步骤
❶ 连续硬膜外麻醉或全身麻醉取膀胱截石位。全阴道切除是在子宫切除的基础上继续进行，如为广泛性子宫切除，参照"广泛性全子宫切除术"，在处理两侧骶韧带后，分别分离两侧输尿管隧道至膀胱入口，并切断两侧主韧带约 2～3cm，注意钳夹止血并缝扎断端（图1-2-9-2和图1-2-9-3）。
❷ 完全游离子宫后继续向下将阴道与膀胱、直肠壁分离，直视下靠近盆壁切断阴道旁组织直至大部分阴道游离，完成阴道中上段游离（图1-2-9-4）。
❸ 会阴侧手术：确定处女膜缘外阴道切口（图1-2-9-5）。
❹ 沿处女膜缘切开阴道，沿阴道前壁分离阴道尿道、膀胱阴道间隙至阴道中下段（图1-2-9-6）。必要时用金属导尿管探测以辨别尿道、膀胱。

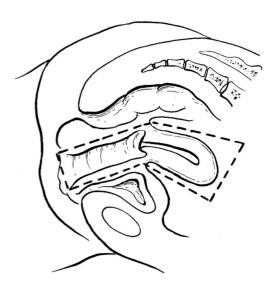

图 1-2-9-1　确定手术范围

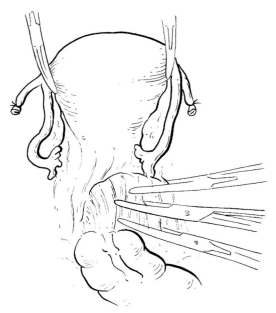

图 1-2-9-2　钳夹、切断骶韧带

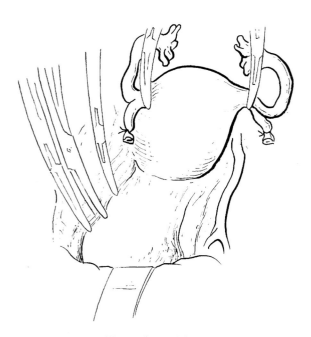

图 1-2-9-3　钳夹、切断主韧带

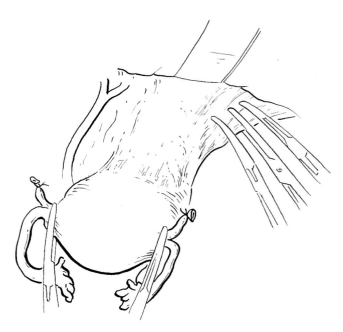

图 1-2-9-4　靠近盆壁切断阴道旁组织

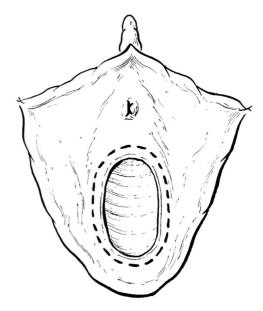

图 1-2-9-5　确定处女膜缘外阴道切口

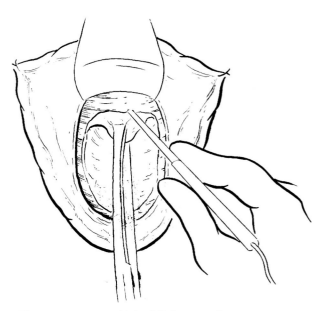

图 1-2-9-6　沿处女膜缘切开阴道

⑤ 分离阴道直肠间隙至阴道中下段（图1-2-9-7）。分离过程中，术者以左手示指伸入肛门内作引导（图1-2-9-8）。

⑥ 阴道前后壁游离2~3cm后，在阴道内填塞适量纱布，连续锁边缝合阴道口，防止内容物外流（图1-2-9-9）。

⑦ 从阴道前、后壁向两侧分离，暴露阴道旁尿生殖膈肌、耻骨直肠肌，靠近盆壁切断至阴道中上段（图1-2-9-10）。

⑧ 腹部手术者用右手示指或中指分别在膀胱阴道间隙（图1-2-9-11）和阴道直肠间隙（图1-2-9-12）之间向阴道方向顶出以指导分离。阴部手术者在同一平面相向进行锐性分离结扎直至贯通。

⑨ 将整个子宫经阴道翻出，继续切除结扎双侧剩余的阴道旁组织，切除整个子宫和全阴道（图1-2-9-13）。

⑩ 直视下充分止血，关闭盆腔腹膜及腹壁各层，关腹（图1-2-9-14）。

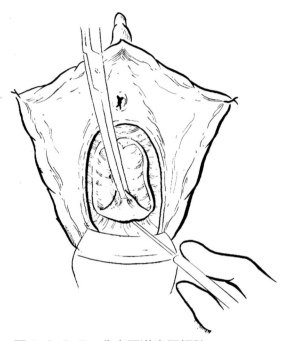

图1-2-9-7　分离阴道直肠间隙

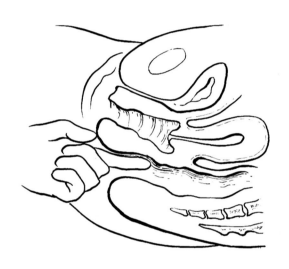

图1-2-9-8　示指伸入肛门内作引导

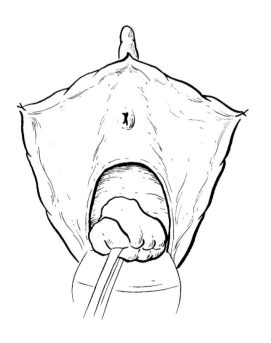

图1-2-9-9　游离阴道后壁2~3cm

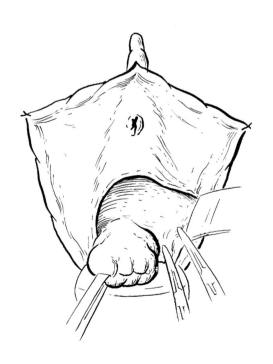

图1-2-9-10　分离并切断阴道两侧组织

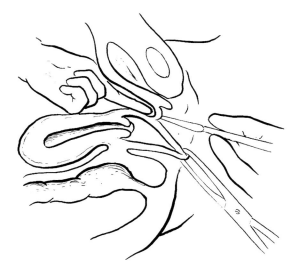

图 1-2-9-11 膀胱阴道间隙指示

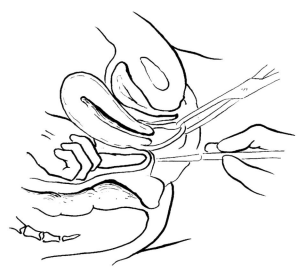

图 1-2-9-12 阴道直肠间隙指示

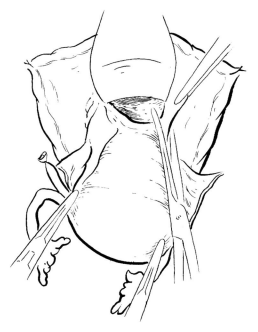

图 1-2-9-13 切除结扎双侧剩余的阴道旁组织

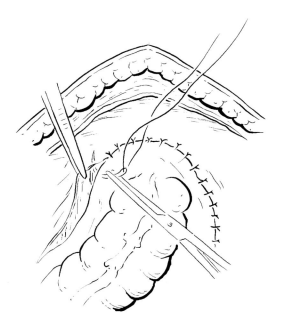

图 1-2-9-14 关闭盆腔腹膜

⑪ 将阴道残腔尽量缝合止血和缩小，经阴道以凡士林油纱布敷贴直肠、膀胱下段创面，置两根胶管引流。再于凡士林油纱布中间加压填塞干纱布从盆底直至阴道口（图1-2-9-15）。

⑫ 在阴道口固定和标记好引流胶管和填塞纱布的外端（图1-2-9-16）。老年患者可在阴道取纱布后通过肉芽自然生长填塞阴道腔隙而逐渐闭合，年轻患者若期别较早，可根据患者情况术时行乙状结肠法人工阴道成形术或择期行阴道成形术。

⑬ 需要清除盆腔淋巴结及腹股沟淋巴结者参照"腹膜内盆腔淋巴结清扫术"和"腹股沟浅淋巴结清除术"。

术中要点　❶ 术中必须认真了解肿瘤与盆腔器官及阴道前后壁的关系以进一步明确手术范围。

❷ 手术操作要轻柔，注意避免损伤膀胱、尿道及直肠。

❸ 阴部血运充分，极易出血，术中尽量锐性分离确切止血，以防术中术后大流血。

063

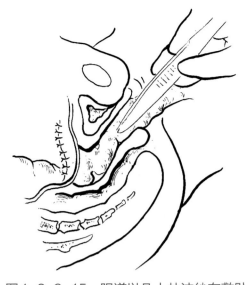

图 1-2-9-15　阴道以凡士林油纱布敷贴直肠、膀胱下段创面

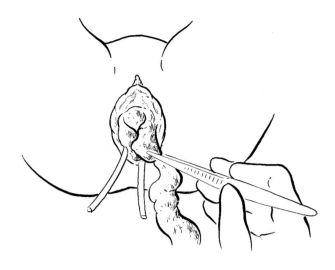

图 1-2-9-16　固定和标记好引流胶管和填塞纱布的外端

❹ 若欲闭合阴道腔，术中尽量将阴道残腔缝合止血和缩小，以利愈合。

术后处理　　同"广泛性全子宫切除术"和"广泛性外阴切除术"。

第十节　盆腔腹膜法阴道延长术

适应证　　广泛性全子宫切除术手术后，阴道长度少于3cm的年轻患者。

禁忌证　　同"广泛性全子宫切除术"。

术前准备　　同"广泛性全子宫切除术"。

手术步骤　❶ 全麻后取膀胱截石位。在广泛性子宫切除的基础上继续进行，参照"广泛性全子宫切除术"。

❷ 将膀胱腹膜反折与阴道前壁断端用1-0可吸收线连续缝合，直肠腹膜反折腹膜与阴道后壁断端用1-0可吸收线连续缝合（图1-2-10-1）。

❸ 在阴道断端上方3~4cm处4号丝线间断缝合膀胱后壁和直肠前壁浆膜层以形成延长阴道的顶端（图1-2-10-2）。

❹ 阴道放置凡士林纱布7~10天以防止阴道前后壁断端粘连。

术中要点　❶ 阴道壁切除过多，或膀胱反折腹膜因粘连破坏伸展性差，无法覆盖切除的阴道部位，术中应仔细设计，尽量保留或游离足够的腹膜。

❷ 缝合延长的阴道顶端时，切勿缝合过深，穿透膀胱或直肠黏膜，避免术后膀胱瘘或直肠瘘发生。

术后处理　　同"广泛性全子宫切除术"及"盆腔腹膜法人工阴道成形术"。

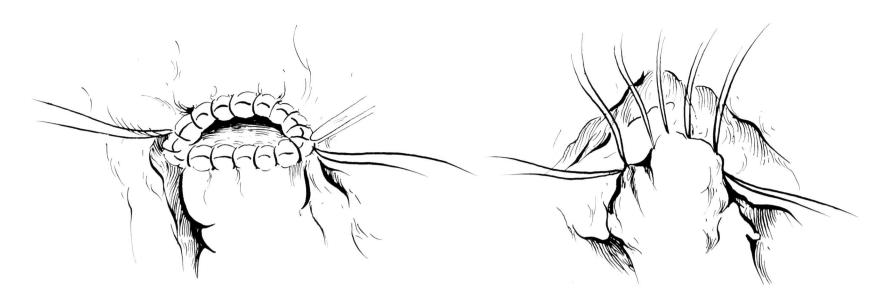

图 1-2-10-1　膀胱腹膜反折、直肠腹膜反折腹膜分别
与阴道前后壁缝合

图 1-2-10-2　间断缝合膀胱后壁和直肠前壁浆膜层

第三章

子宫颈部手术

扫描此二维码，观看本书全部融合视频

第一节　　子宫颈息肉摘除术

适应证		子宫颈息肉。
禁忌证	❶	生殖道急性炎症。
	❷	严重全身性疾病，如严重的心脏病、血液病、肝脏疾病等不宜手术治疗。
术前准备	❶	手术时机：月经干净后3～10天。
	❷	血常规、凝血功能、白带常规及子宫颈细胞学检查。
	❸	术前排空膀胱。
手术步骤	❶	取膀胱截石位，常规消毒外阴、阴道，置窥器暴露子宫颈，碘伏消毒子宫颈及阴道，用宫颈钳钳夹子宫颈前唇并向下牵拉，暴露息肉。
	❷	蒂细的小息肉用活检钳钳取即可，根部可用无菌的止血带线棉球或小纱布压迫止血（图1-3-1-1）。
	❸	蒂粗的大息肉，应暴露蒂根部后用血管钳钳夹蒂根部，切除息肉，根部结扎或缝扎（图1-3-1-2）。
	❹	如蒂部较深，可用长弯钳钳夹蒂根部，向一个方向旋转数周取下息肉（图1-3-1-3）。
术中要点	❶	创面用止血带线棉球或纱布压迫止血。

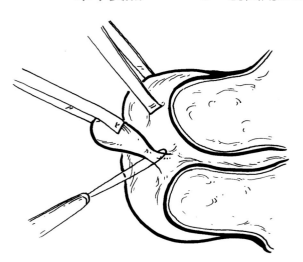

图1-3-1-1　活检钳钳夹息肉蒂部

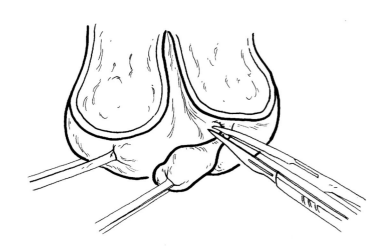

图1-3-1-2　血管钳钳夹蒂根部

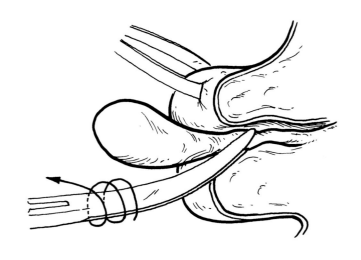

图1-3-1-3　长弯钳钳夹蒂根部

② 切除的息肉送病理检查。

术后处理　　　① 24小时后自行取出阴道内带线棉球或纱布。

② 禁性生活及盆浴2～4周。

第二节　子宫颈病变消融治疗

以激光治疗为例。激光治疗具有简便、迅速、安全、疗效确切、并发症少等优点。常用二氧化碳激光，采用凝固、炭化或氧化法。

适应证　　　低级别子宫颈上皮内病变、尖锐湿疣等。

禁忌证　　　① 生殖道急性炎症。

② 严重全身性疾病，如严重的心脏病、血液病、肝脏疾病等不宜手术治疗。

术前准备　　　① 月经干净后3～7天手术，术前三天禁性生活。

② 血常规、凝血功能、白带常规检查。

③ 术前排空膀胱。

手术步骤　　　① 取膀胱截石位，常规消毒外阴、阴道，置窥器暴露子宫颈。以碘染色试验或阴道镜检查确定子宫颈病变范围。

② 调好机器的输出模式及焦距后，持激光刀头，以导光臂对准子宫颈病变处，以病灶为中心，由内向外逐渐烧灼，烧灼范围应达病变外1～3mm（图1-3-2-1）。

③ 创面用无菌带线棉球涂以京万红软膏轻敷。

术中要点　　　① 术者要佩戴防护眼镜，避免损伤眼睛。

② 刀头应置于距子宫颈表面1cm处，不可过近，避免损伤周围组织，并掌

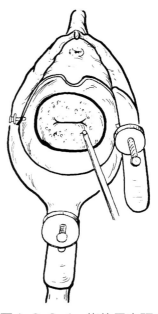

图1-3-2-1　烧灼子宫颈病变

握烧灼组织的深度。

术后处理　❶ 术后24小时自行取出阴道内带线棉球。

❷ 术后2～3天开始分泌物增多，可有血性分泌物或少量出血，为正常反应，无须特殊处置。如分泌物增多或有异味，考虑感染者，应用抗生素治疗，如出血超过月经量，应及时就诊。

❸ 术后10天复查。

❹ 禁性生活及盆浴2个月。

第三节　　子宫颈（冷刀）锥形切除术

适应证　❶ 子宫颈活检为低级别鳞状上皮内病变，为排除高级别鳞状上皮内病变（如细胞学为高级别鳞状上皮内病变）。

❷ 子宫颈活检为高级别鳞状上皮内病变。

❸ 保留生育功能的子宫颈癌Ⅰa1期。

禁忌证　❶ 生殖道炎症或盆腔炎性疾病。

❷ 严重全身性疾病，如严重的心脏病、血液病、肝脏病等不宜手术治疗。

术前准备　❶ 月经干净后3～7天手术。

❷ 血常规、凝血功能、白带常规检查。

❸ 术前排空膀胱。

手术步骤　❶ 子宫颈冷刀锥切术

ER1-3-3-1
子宫颈（冷刀）
锥形切除术

1）连续硬膜外麻醉或宫旁浸润麻醉，取膀胱截石位。消毒外阴、阴道，置窥器暴露子宫颈。以碘染色试验或阴道镜检查确定子宫颈病变范围。依据病变位置、子宫颈转化区、锥切目的、是否有生育要求等设计锥切手术范围（图1-3-3-1）。

2）组织钳钳夹子宫颈前唇向外牵拉，固定子宫颈。用手术刀片在距子宫颈病灶外0.5cm处作深约0.2cm环行切口（图1-3-3-2）。再用手术刀片以子宫颈外口为中心、30°～50°向内、完整地呈圆锥形切除子宫颈管组织，切除深度约1～2.5cm（图1-3-3-3和图1-3-3-4）。

3）用1-0可吸收线自子宫颈前唇2点距外切缘1cm处进针，穿透颈管黏膜后，由宫颈前唇1点距外切缘0.5cm处出针，针距约0.5～1cm水平进针，穿透颈管黏膜后由前唇10点距外切缘1cm处出针（"外里里外"），将前唇缝合后结扎，同法缝合后唇，结扎，形成新的宫颈前唇和后唇（图1-3-3-5、图1-3-3-6）。

4）在3点及9点处用1-0可吸收线结节缝合各1针（图1-3-3-7）。探查

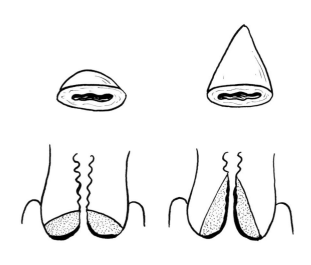

图 1-3-3-1　设计锥切手术范围

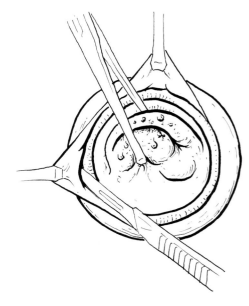

图 1-3-3-2　在距子宫颈病灶外 0.5cm 处作环行切口

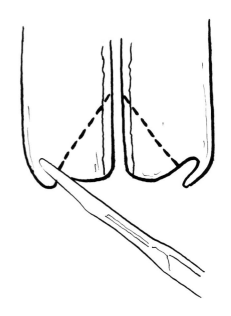

图 1-3-3-3　切除深度

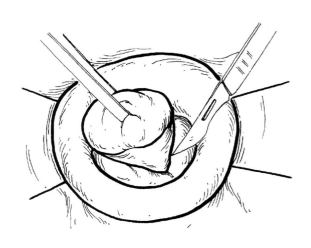

图 1-3-3-4　圆锥形切除子宫颈管组织

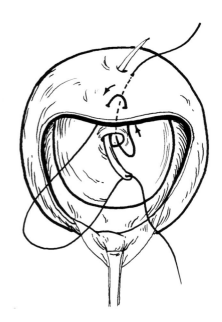

图 1-3-3-5　缝合宫颈前唇

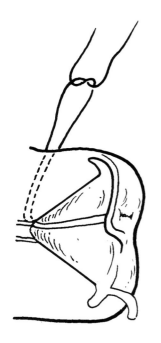

图 1-3-3-6　进针及出针位置

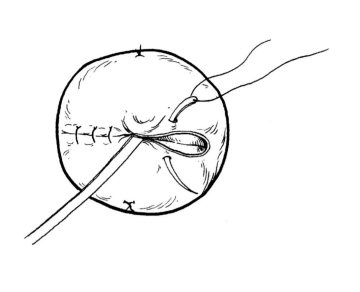

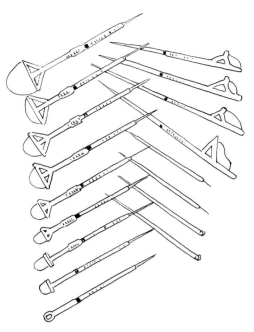

图1-3-3-7　结节缝合3点及9点处 图1-3-3-8　电极

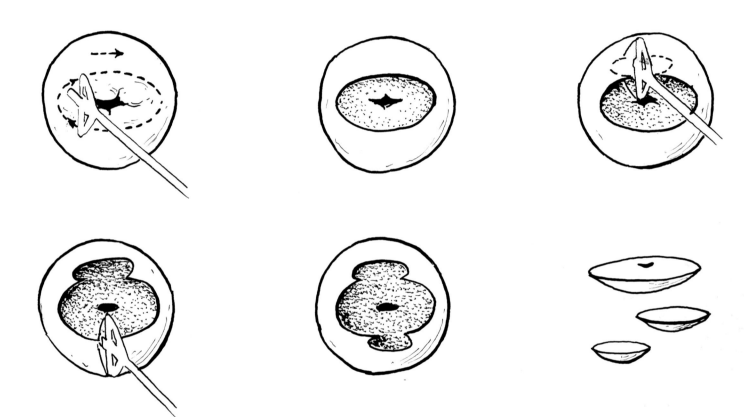

图1-3-3-9　用弧形电刀从病灶一侧水平向另一侧电切

子宫颈管，可留置防粘连纱布或引流管防止颈管粘连，局部止血纱布或凡士林油纱压迫，48小时后一起取出。于切除标本的12点做标记，用4%甲醛溶液固定后送病理检查。

❷ 子宫颈环形电切除术（LEEP）

1）连续硬膜外麻醉或宫旁浸润麻醉，取膀胱截石位。消毒外阴、阴道，置窥器暴露子宫颈。以碘染色试验或阴道镜检查确定子宫颈病变范围。依据病变位置、子宫颈转化区及子宫颈大小，选择合适的电极（图1-3-3-8）、治疗参数及切割速度。

2）用弧形电刀从病灶一侧水平向另一侧电切，再用小号弧形电刀作颈管或边缘补切（图1-3-3-9和图1-3-3-10），用球形电刀电凝止血（图1-3-3-11）。

3）也可选用三角形电刀，使刀刃朝向子宫颈9点处，按预定长度

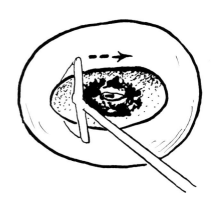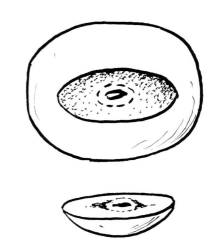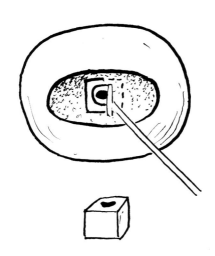

图1-3-3-10 用小号弧形电刀作颈管或边缘补切

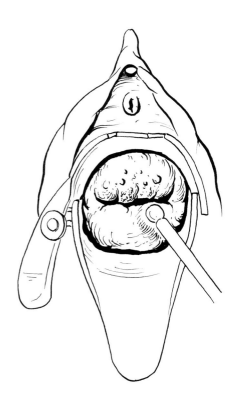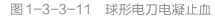

图1-3-3-11 球形电刀电凝止血

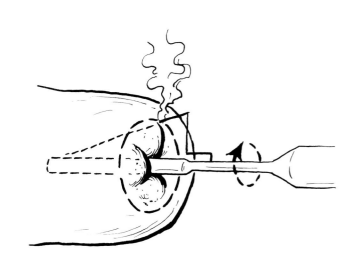

图1-3-3-12 三角形电刀旋转一周

及厚度向内缓慢插入颈管，并按逆时针方向将三角形电刀旋转一周（图1-3-3-12），球形电刀电凝止血。

4）局部压止血带线棉球24小时后自行取出。记录切除标本开口位置，用4%甲醛溶液固定后送病理检查。

术中要点
❶ 无论冷刀锥切术还是宫颈电热圈环切术，子宫颈锥切创面的顶端应与宫颈内口方向一致，否则可能误伤周围组织，或引起大出血。
❷ 选用弧形电刀应注意穹隆位置，尤其绝经后女性，穹隆展平者，避免子宫颈穿孔及误伤周围组织。

术后处理
❶ 术后24小时如流血增多，应检查宫颈创面，再压迫或缝合。
❷ 同"子宫颈病变消融治疗"1～4。

073

第四节　子宫颈扩张及刮宫术

适应证	❶ 先天或后天子宫颈管狭窄或粘连的治疗。
	❷ 原发性不孕、痛经、闭经的诊治。
	❸ 子宫异常出血或排液的诊治。
	❹ 功血、不全流产、内膜息肉、胎盘残留及葡萄胎等治疗。
禁忌证	❶ 外阴、阴道、子宫内膜及盆腔的急性炎症期。
	❷ 恶性滋养细胞肿瘤应慎重，属相对禁忌。
术前准备	❶ 血/尿常规，白带常规，盆腔超声及心电图检查。
	❷ 术前3天禁止性生活。
	❸ 术前排空膀胱。
手术步骤	❶ 无或宫旁浸润麻醉，取膀胱截石位，内诊了解子宫大小、位置、活动度及附件区情况。消毒外阴、阴道及子宫颈，用宫颈钳钳夹子宫颈前唇，探针探查子宫腔深度和方向（图1-3-4-1）。
	❷ 扩宫棒由小号到大号逐一扩张宫颈管至7～8号，深度以进入内口1cm为宜（图1-3-4-2）。
	❸ 用刮匙沿子宫倾屈方向进入达宫底，按顺时针或逆时针方向搔刮四壁及双侧子宫角2～3周（图1-3-4-3）。
	❹ 若为不全流产，内容物较大、较多，则可用卵圆钳夹取组织（图1-3-4-4），再用小号刮匙刮净子宫腔。
	❺ 刮出物全部用4%甲醛溶液固定后送病理检查。
术中要点	❶ 严格无菌操作，避免感染。
	❷ 查清子宫大小及位置，操作轻柔，防止子宫穿孔。
术后处理	❶ 预防应用抗生素。
	❷ 禁性生活及盆浴2周。

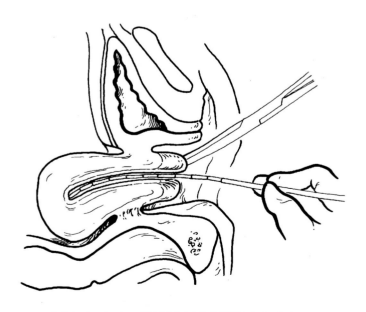

图1-3-4-1　探针探查子宫腔深度和方向

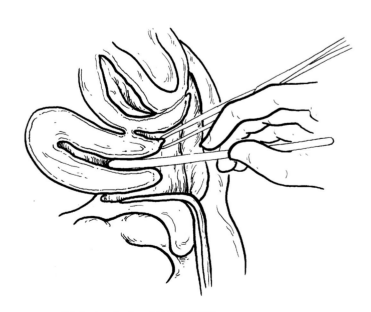

图1-3-4-2　扩张宫颈管

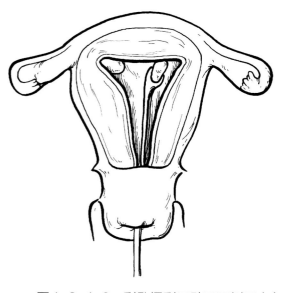

图1-3-4-3 刮匙搔刮四壁及双侧子宫角

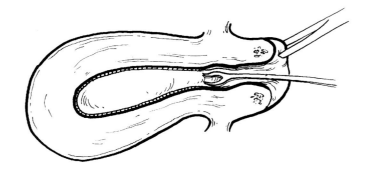

图1-3-4-4 卵圆钳夹取组织

第五节　子宫颈陈旧性裂伤修补术

适应证	❶ 子宫颈陈旧性裂伤合并内口松弛致习惯性流产者。
	❷ 子宫颈陈旧性裂伤合并颈管黏膜增生致反复出血，排除子宫颈上皮内病变者。
禁忌证	生殖道急性炎症期。
术前准备	同"子宫颈锥形切除术"。
手术步骤	❶ 连续硬膜外麻醉，取膀胱截石位。常规消毒外阴、阴道及子宫颈。放置阴道上下拉钩，暴露子宫颈，以两把组织钳钳夹宫颈前、后唇，上下牵拉，充分暴露裂伤的顶端（图1-3-5-1）。
	❷ 用刀尖在裂伤边缘划线，以标示出应切除的组织，保留足够的黏膜以形成新的子宫颈管（图1-3-5-2）。
	❸ 沿划线切除裂口的陈旧创面及瘢痕，切口内达子宫颈管黏膜，外达子宫颈阴道黏膜，特别要注意裂伤顶端陈旧创面的切除，形成新的创面（图1-3-5-3）。
	❹ 用0号可吸收线由裂伤顶端间断缝合。缝合时应由前唇新创面外缘进针，通过创底由内缘出针，再经后唇新创面相应部位的内缘进针，通过创底由外缘出针，暂不结扎（图1-3-5-4）。
	❺ 由上至下缝好后，再由顶端起逐一结扎。缝合完毕后探查子宫颈管，留置防粘连纱布或引流管防止颈管粘连（图1-3-5-5）。
术中要点	❶ 切除陈旧创面时，应使宫颈上下唇的新创面对合，以利缝合。
	❷ 缝线应贯穿宫颈壁全层。缝合应适当，避免缝合组织过多或过紧，造成颈管狭窄。

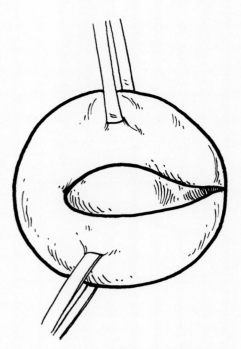

图 1-3-5-1 暴露宫颈裂伤的顶端

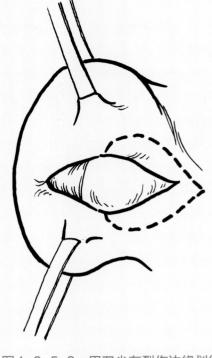

图 1-3-5-2 用刀尖在裂伤边缘划线

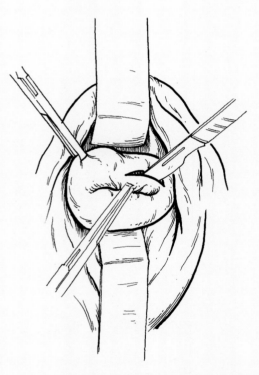

图 1-3-5-3 沿划线切除裂口的陈旧创面及瘢痕

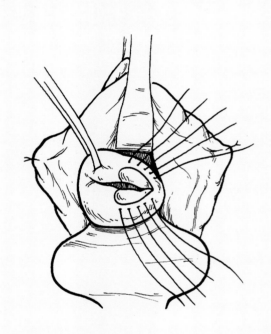

图 1-3-5-4 由裂伤顶端间断缝合

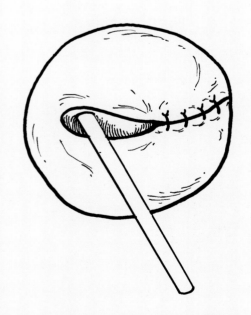

图 1-3-5-5 缝合完毕后探查子宫颈管

术后处置	❶ 术后禁性生活及盆浴1个月。
	❷ 预防应用抗生素。
	❸ 术后如发生出血，轻者可压迫止血，重者应缝扎止血。
	❹ 术后第一次月经后复查，如有痛经或经血流出不畅，应予扩张宫颈管。
	❺ 术后避孕1～2年，再次分娩时应严密观察产程，有无宫颈难产，必要时应行剖宫产。

第六节　阴式子宫颈黏膜下肌瘤切除术

适应证	子宫颈黏膜下肌瘤。
禁忌证	同"子宫颈息肉切除术"。
术前准备	❶ 查清肌瘤大小、瘤蒂高低、粗细及长短。
	❷ 血常规、凝血功能、白带常规及子宫颈细胞学检查。
麻醉	肌瘤小者不需麻醉，肌瘤较大者予局部浸润麻醉或硬膜外麻醉。
手术步骤	❶ 取膀胱截石位，常规消毒外阴、阴道及子宫颈，用阴道上下叶拉钩或窥器暴露子宫颈。

01030601

ER1-3-6-1
宫腔镜下子宫
颈肌瘤切除术

❷ 如肌瘤较小，可按照子宫颈息肉切除法切除。如肌瘤较大、基底较宽、已将子宫颈扩张者，以宫颈钳钳夹肌瘤，切开假包膜（图1-3-6-1）。

❸ 用刀柄在假包膜内剥离肌瘤结节，露出瘤蒂组织，分离至根部（图1-3-6-2）。

❹ 用7号丝线缝扎瘤蒂根部，切除肌瘤（图1-3-6-3）。

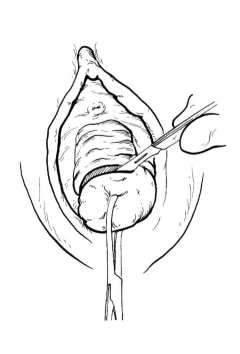

图1-3-6-1　切开肌瘤假包膜

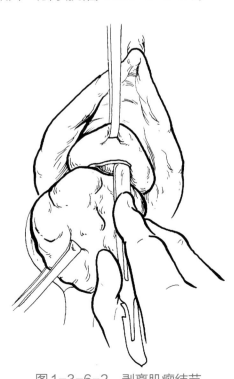

图1-3-6-2　剥离肌瘤结节

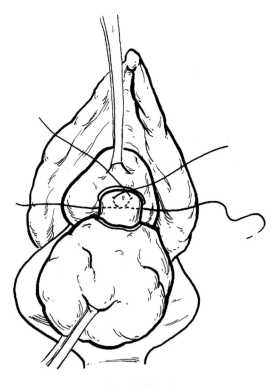

图1-3-6-3 缝扎瘤蒂根部

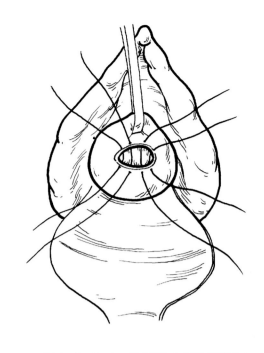

图1-3-6-4 结节缝合子宫颈切口

❺ 用0号可吸收线结节缝合子宫颈切口（图1-3-6-4）。

术中要点　❶ 平行子宫颈管方向切除肌瘤，防止损伤子宫颈管。

　　　　　❷ 缝扎止血确切，防止断端滑脱出血。

术后处理　同"子宫颈锥形切除术"。

第七节　经腹残端子宫颈切除术

适应证　❶ 早期子宫颈残端癌。

　　　　❷ 子宫颈残端良性病变。

　　　　❸ 不适合做锥切的子宫颈残端高级别鳞状上皮内病变。

禁忌证　同"筋膜外全子宫切除术"。

术前准备　❶ 术前排除子宫颈恶性病变。

　　　　　❷ 对患有重度贫血及心、肺、肝、肾功能不全等疾病者，术前应做必要的检查及相应的处理。

　　　　　❸ 术前留置导尿管。

手术步骤　❶ 连续硬膜外麻醉或全身麻醉，仰卧位。取下腹正中纵切口或按原刀口进入腹腔，探查后，打开覆盖于子宫颈残端表面的盆腔腹膜（图1-3-7-1）。

　　　　　❷ 沿子宫颈膀胱间隙钝性或锐性分离膀胱至子宫颈外口下方，注意结扎止血（图1-3-7-2）。

　　　　　❸ 剪开子宫骶韧带间腹膜，沿宫颈直肠间隙钝性分离至子宫颈外口下方，

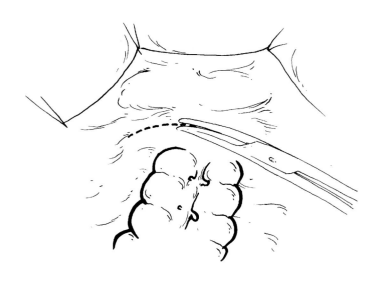

图 1-3-7-1 打开子宫颈残端表面的盆腔腹膜

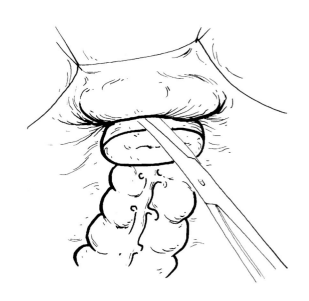

图 1-3-7-2 分离膀胱

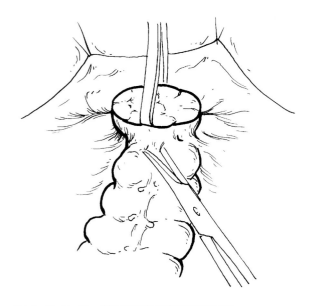

图 1-3-7-3 剪开子宫骶韧带间腹膜

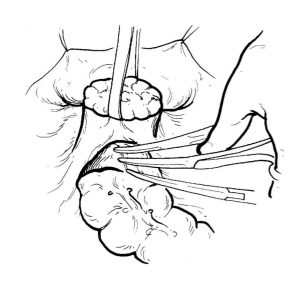

图 1-3-7-4 钳夹、切断子宫骶韧带

将直肠和输尿管推离子宫颈（图 1-3-7-3）。

❹ 用两把直钳紧贴子宫颈分别钳夹、切断子宫骶韧带，用 7 号丝线缝扎（图 1-3-7-4）。

❺ 提起残端子宫颈，直视下钳夹切断两侧主韧带，用 7 号丝线缝扎，再次结扎。因这部分组织内含有子宫动脉下行支（图 1-3-7-5）。

❻ 沿穹隆环形切开阴道，取下子宫颈残端（图 1-3-7-6）。

❼ 消毒阴道断端后，用 1 号可吸收线连续锁边缝合（图 1-3-7-7）。

❽ 用 4 号丝线连续缝合关闭盆腔腹膜，清理盆腹腔无出血，逐层关腹。

术中要点

❶ 游离子宫颈残端时注意勿损伤膀胱和输尿管。

❷ 如为子宫颈残端的恶性病变，需广泛切除宫颈及其周围韧带组织。

术后处理

❶ 留置尿管 48 小时。

❷ 应用抗生素预防感染。

❸ 禁性生活及盆浴 2 个月。

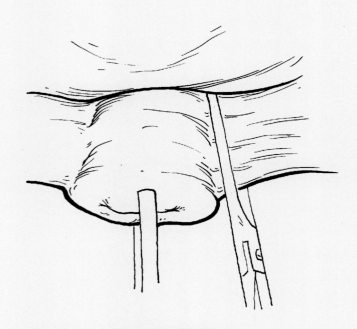

图 1-3-7-5　钳夹切断主韧带

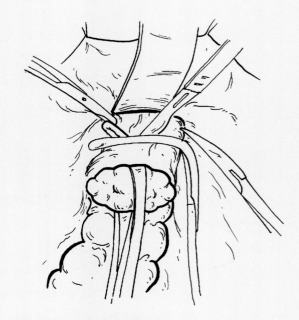

图 1-3-7-6　切开阴道

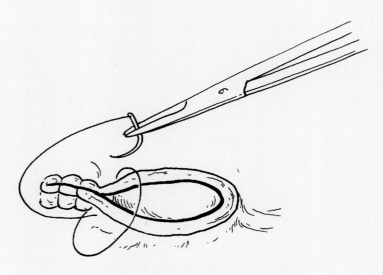

图 1-3-7-7　缝合阴道断端

第四章
子宫体部手术

扫描此二维码，观看本书全部融合视频

筋膜外全子宫切除术

适应证

❶ 子宫良性肿瘤及子宫内膜异位症。

❷ 子宫颈良性病变。

❸ 久治不愈的更年期功能失调性子宫出血，须切除子宫者。

❹ 妊娠子宫破裂延至宫颈或子宫穿孔不宜缝合保留子宫者。

禁忌证

❶ 急性盆腔炎。

❷ 子宫颈浸润癌。

术前准备

❶ 常规作宫颈涂片细胞学检查，必要时作分段诊断性刮宫，排除子宫颈及子宫体恶性病变。

❷ 心、肝、肾等功能检查评估患者能否承受手术。

❸ 术前2~3天应作阴道冲洗，若有阴道炎应对症治疗，以防感染。

❹ 术前晚作肥皂水洗肠，术前晚十时后禁食水。

手术范围

（图1-4-1-1）

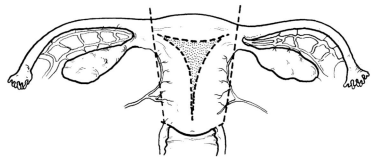

图1-4-1-1　手术范围

手术步骤

❶ 连续硬膜外麻醉或全身麻醉后，取下腹正中纵向切口，切口下端达耻骨联合上缘，根据肿物大小决定切口长短。逐层切开进入腹腔，探查盆腔情况，用盐水纱布保护肠管。

❷ 两把止血钳钳夹两侧子宫角提起子宫，用弯止血钳钳夹、切断右子宫圆韧带，用7号丝线贯穿缝扎保留端（图1-4-1-2），同法处理对侧圆韧带。

❸ 术者用手指把子宫阔韧带后叶由后向前顶起，在无血管区处穿洞，两把弯止血钳钳夹输卵管峡部及卵巢固有韧带，两钳间切断，7号丝线缝扎远侧断端并加固结扎1次（图1-4-1-3）。对侧同法处理。

❹ 提起子宫圆韧带切口处的膀胱反折腹膜，用弯剪刀沿膀胱子宫反折腹膜松薄部向对侧延伸、剪开腹膜，切口贯通（图1-4-1-4）。

❺ 用组织钳将附于膀胱边缘上的膀胱子宫反折腹膜提起，用示指腹将膀胱在膀胱筋膜和宫颈筋膜间的疏松结缔组织间沿子宫下段、子宫颈及阴道前穹隆的中间向下推开，膀胱底推离至宫颈外口水平，然后向两侧分离膀胱和宫旁疏松组织（图1-4-1-5）。

❻ 助手将子宫向前牵拉，剪开阔韧带后叶至子宫骶骨韧带上缘，推开子宫阔韧带后叶内疏松组织，推开输尿管，暴露子宫动、静脉（图1-4-1-6）。

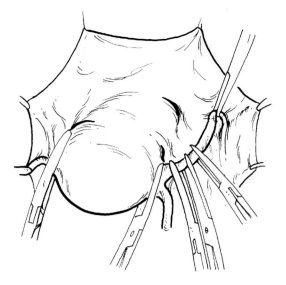

图 1-4-1-2　钳夹、切断右子宫圆韧带

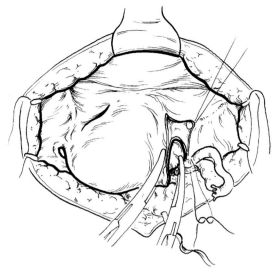

图 1-4-1-3　钳夹、切断输卵管峡部及卵巢固有韧带

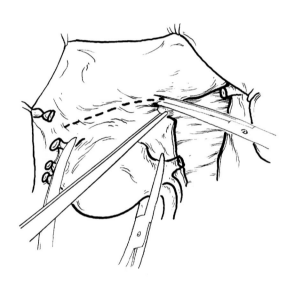

图 1-4-1-4　剪开膀胱反折腹膜

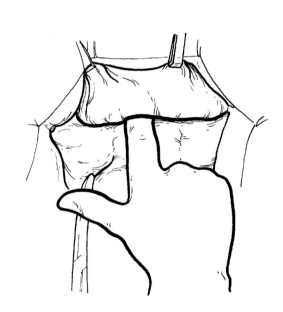

图 1-4-1-5　下推膀胱至宫颈外口水平

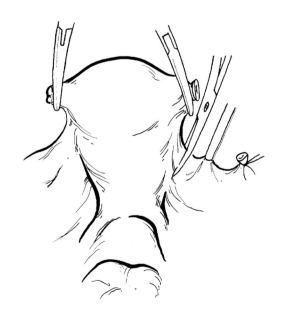

图 1-4-1-6　剪开阔韧带后叶

❼ 将子宫向一侧牵拉，在子宫峡部水平，用两把弯止血钳直视下钳夹子宫动静脉，钳尖垂直紧贴宫颈侧，在两钳之间切断子宫动静脉（图1-4-1-7），以7号丝线贯穿缝扎，再加固单扎。对侧同法处理。

❽ 将子宫向前向上提拉，即可显露两侧子宫骶韧带。横行切开宫颈后壁骶韧带间腹膜，沿宫颈后壁分离腹膜至宫颈外口稍下方，直视下紧靠宫颈处用直钳钳夹子宫骶韧带，于宫颈和直钳间切断之，用7号丝线缝扎子宫骶韧带断端（图1-4-1-8）。对侧同法处理。

❾ 将子宫向一侧牵引，避开输尿管和膀胱，暴露主韧带，用两把直血管钳，沿宫颈侧方贴近宫颈滑下来钳夹主韧带，切断主韧带，宫颈筋膜未切开，用7号丝线贯穿缝扎（图1-4-1-9）。若主韧带较宽，为缝扎确切也可分两步进行。对侧同法处理。

❿ 子宫颈周围组织全部剥离后，子宫仅与阴道壁相连。用一干纱布环形垫在宫颈周围，防止切开阴道后污染盆腔。用一腹部深拉钩，将膀胱拉开，以暴露宫颈及阴道前穹隆。以刀尖由此切开阴道壁，沿穹隆切断阴道壁（图1-4-1-10）。

⓫ 用1块碘伏纱布塞入阴道，防止阴道内容物反流污染术野。消毒阴道断端，用0号可吸收线由一侧子宫角向对侧连续锁边缝合阴道断端（图1-4-1-11）。

⓬ 检查各断端确无出血后，自一侧输卵管、卵巢固有韧带断端附近，将腹膜提起，以4号丝线连续缝合腹膜，将两侧悬韧带和圆韧带断端半烟包包埋，使盆腔表面光滑（图1-4-1-12）。

⓭ 清点纱布器械无误后逐层关腹。术后将阴道内碘伏纱布取出。

术中要点

❶ 下推膀胱时，手指应在宫颈上用力，防止损伤膀胱。若膀胱与宫颈相连牢固时，也可用剪刀锐性分离膀胱宫颈间组织。如有出血，用细丝线结扎止血或电凝止血；如渗血，可用盐水纱布填塞压迫止血。

❷ 防止输尿管损伤，分离子宫阔韧带后叶内疏松结缔组织时，辨认输尿管并将其推向后方，直视下处理子宫动脉、主韧带和骶韧带。

❸ 缝合阴道断端时，阴道两侧角有分支血管可用半烟包缝合。阴道壁全层缝合，防止出血。

术后处理

❶ 术后抗生素预防感染，2～3天。

❷ 术后留置导尿管24小时。

❸ 术后第7天切口拆线。

❹ 术后两周内无特殊情况不作阴道窥器检查和内诊，术后两个月禁性生活及盆浴。

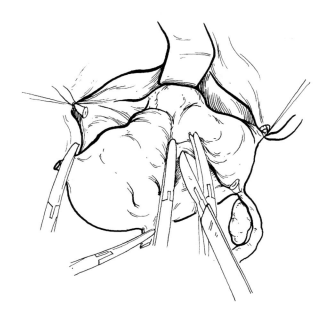

图 1-4-1-7　剪断子宫动静脉

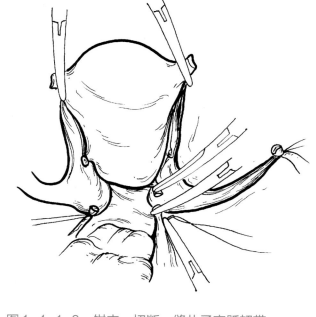

图 1-4-1-8　钳夹、切断、缝扎子宫骶韧带

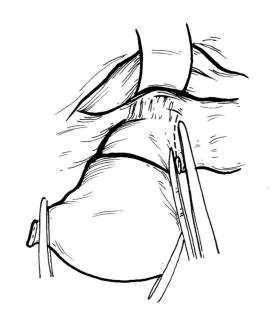

图 1-4-1-9　钳夹、切断、缝扎主韧带

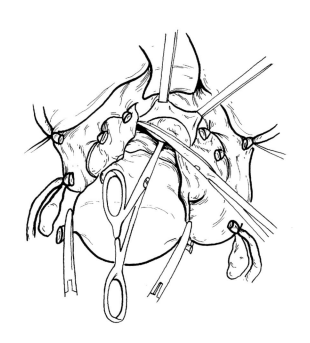

图 1-4-1-10　剪断阴道壁

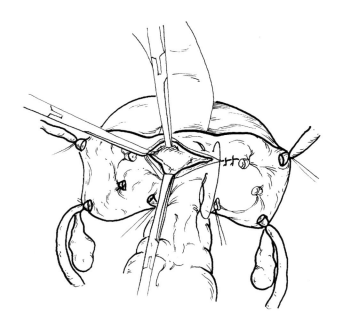

图 1-4-1-11　缝合阴道断端

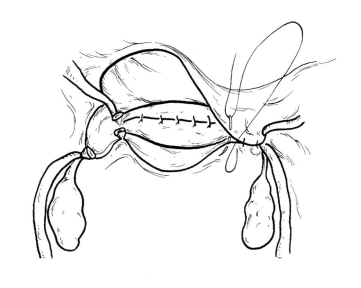

图 1-4-1-12　缝合腹膜

第二节　　筋膜内全子宫切除术

适应证

❶ 子宫良性肿瘤及子宫内膜异位症。

❷ 子宫颈良性病变。

❸ 久治不愈的更年期功能失调性子宫出血，须切除子宫者。

❹ 妊娠子宫破裂延至宫颈或子宫穿孔不宜缝合保留子宫者。

禁忌证

❶ 急性盆腔炎。

❷ 子宫颈浸润癌。

术前准备及麻醉

❶ 常规作宫颈癌前筛查，必要时作分段诊断性刮宫，排除子宫颈及子宫体恶性病变。

❷ 心、肝、肾等功能检查估计患者能否承受手术。

❸ 术前2～3天应作阴道冲洗，若有阴道炎应对症治疗，以防感染。

❹ 术前晚作肥皂水洗肠，术前晚十时后禁食水。

手术范围

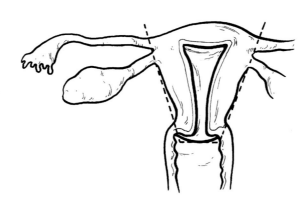

图1-4-2-1　手术范围

手术步骤

ER1-4-2-1 腹腔镜下筋膜内全子宫及双侧卵巢输卵管切除

❶ 从切开腹壁、处理子宫圆韧带、卵巢固有韧带到剪开膀胱子宫反折腹膜及剪开分离阔韧带后叶、分离膀胱、处理子宫血管均同"筋膜外全子宫切除术"。

❷ 剥离宫颈筋膜：术者一手提起子宫，尽量向上牵引，另一手持电刀于子宫血管结扎处稍上方环形切开宫颈筋膜深达肌层表面（图1-4-2-2）。一面上提子宫，一面锐性剥离，可见已离断的筋膜组织自行下缩，此时主韧带、骶韧带已随剥离的宫颈筋膜下移，故不需单独钳夹及处理。

❸ 切除宫体：随子宫上提，宫颈从其周围组织中逐渐显露出来，于阴道穹隆处环形切开阴道壁暴露宫颈并切除子宫（图1-4-2-3）。

❹ 用0号可吸收线连续锁边缝合阴道断端，丝线连续缝合宫颈筋膜（图1-4-2-4）。

❺ 缝合盆腔腹膜至缝合腹壁同"筋膜外全子宫切除术"。

术中要点

❶ 此术式在子宫动脉结扎处下方分离膀胱和直肠较少，适用于盆腔粘连较重病例。

❷ 剥离宫颈筋膜层次要准，否则易出血。若用钳夹法则需向宫颈交替向内

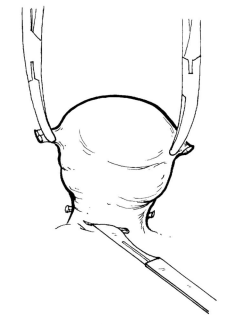

图1-4-2-2 切开宫颈筋膜

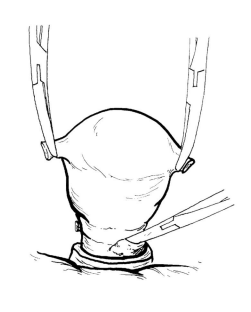

图1-4-2-3 切开阴道壁

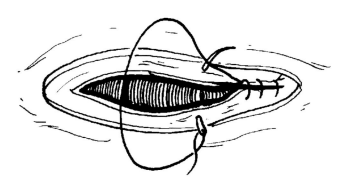

图1-4-2-4 缝合阴道断端及宫颈筋膜

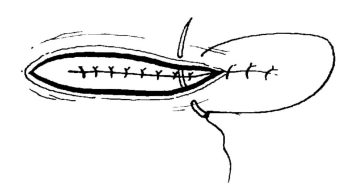

钳夹，并切去大部分宫颈筋膜。

❸ 因下推膀胱较少，故缝合阴道断端时注意勿损伤膀胱。

术后处理　　　同"筋膜外全子宫切除术"。

第三节　　次全子宫切除术

适应证　　　❶ 子宫肌瘤及子宫腺肌瘤。

❷ 更年期久治不愈的功能失调性子宫出血，可切除子宫。

❸ 子宫破裂或子宫穿孔不宜缝合保留子宫者。

以上情况患者，无合并宫颈病变，要求保留宫颈者。

禁忌证　　　❶ 宫颈合并较重的炎症或年龄大于45岁不宜随访观察者。

❷ 余同"筋膜内子宫全切除术"。

术前准备　　❶ 常规作宫颈涂片细胞学检查、分段诊断性刮宫病理学检查，排除子宫颈及子宫内膜恶性病变。

❷ 其余同"筋膜内全子宫切除术"。

手术范围

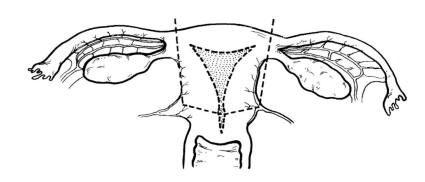

图 1-4-3-1　手术范围

手术步骤　❶ 连续硬膜外麻醉或全身麻醉，切口选择及处理圆韧带、卵巢固有韧带或悬韧带同"筋膜外全子宫切除术"。

❷ 分别钳夹左右子宫动静脉上行支、切断，7号丝线缝扎，单扎加固（图1-4-3-2）。

❸ 在直肠子宫陷凹前置盐水纱布保护术野，左手提起子宫，于宫颈内口水平楔形切除子宫体，切面出血可用丝线结扎或电凝止血（图1-4-3-3）。

❹ 宫颈断端消毒后，7号丝线将宫颈断端前后对合间断结节缝合（图1-4-3-4）。

❺ 清理创面，无出血，用4号丝线连续缝合关闭盆腔腹膜，并逐层关腹。

术中要点　❶ 处理子宫动、静脉时防止输尿管损伤。

❷ 切除子宫体切面可向颈管中心楔形切入以减少宫颈断端缝合张力，切面出血应确切止血。

术后处理　❶ 术后用抗生素预防感染2～3天。

❷ 术后留置导尿管24小时。

❸ 术后第7天切口拆线。

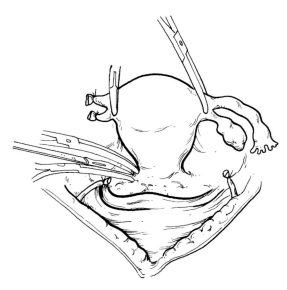

图 1-4-3-2　钳夹、切断子宫动静脉上行支

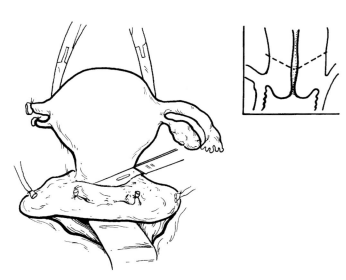

图 1-4-3-3　楔形切除子宫体

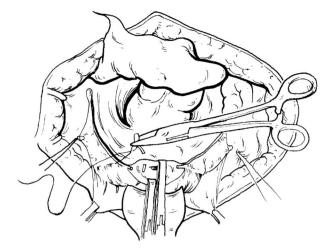

图1-4-3-4　缝合宫颈断端

第四节　子宫体高位切除术

适应证	子宫良性疾病患者，病变局限于子宫底部，年轻且要求术后有月经来潮者。
禁忌证	❶ 子宫多发肌瘤患者。
	❷ 宫颈严重病变者。
手术范围	依据病灶大小，将子宫体大部切除（图1-4-4-1）。
手术步骤	❶ 连续硬膜外麻醉或全身麻醉，开腹后保护肠管，组织钳钳夹宫底部，向上提起子宫（图1-4-4-2）。
	❷ 分别钳夹、切断左右子宫圆韧带，7号丝线缝扎（图1-4-4-3）。
	❸ 再分别钳夹切断左右卵巢固有韧带和输卵管，用7号丝线缝扎，单扎加固（图1-4-4-4）。
	❹ 根据病变范围决定子宫切除范围。用刀切开子宫浆膜层和肌层，用组织钳钳夹子宫壁切缘，子宫前后壁切缘对称，以利缝合整形（图1-4-4-5）。

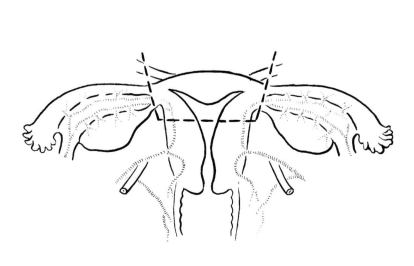

图1-4-4-1　手术范围

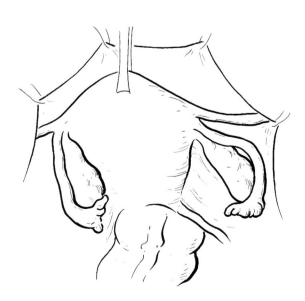

图1-4-4-2　钳夹宫底部，上提子宫

089

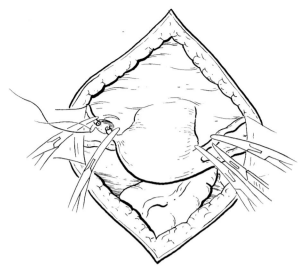

图 1-4-4-3　钳夹、切断、缝扎子宫圆韧带

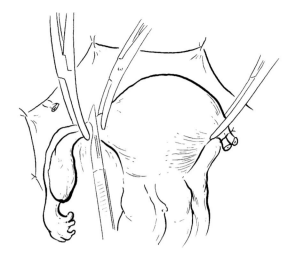

图 1-4-4-4　钳夹、切断、缝扎卵巢固有韧带和输卵管

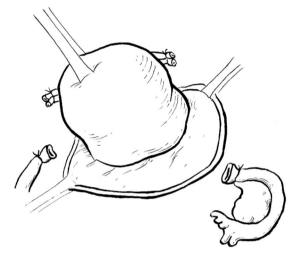

图 1-4-4-5　切开子宫浆膜层和肌层

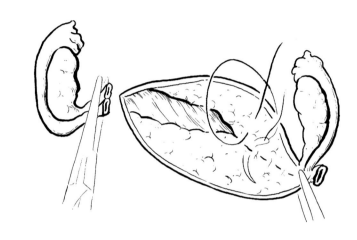

图 1-4-4-6　缝合深部平滑肌层及浅肌层

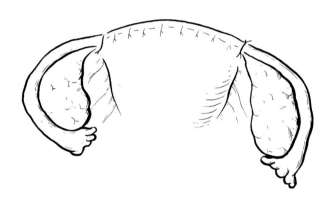

图 1-4-4-7　缝合浆肌层

❺ 用0号可吸收线间断或连续锁边缝合深部平滑肌层，注意不穿透子宫内膜，再用0号可吸收线连续锁边缝合浅肌层（图1-4-4-6）。

❻ 用0号可吸收线垂直褥式缝合浆肌层，子宫圆韧带及附件残端包埋于缝合口内。术毕关腹（图1-4-4-7）。

术中要点　❶ 缝合子宫前，断面要确切止血。

❷ 缝合肌层，两层缝线交叉，既不留死腔，又不影响肌层血运。

❸ 缝合不穿过子宫内膜，防止感染和医源性子宫内膜种植。

术后处理　同"子宫次全切除术"。

第五节 半腹膜外全子宫切除术

适应证	子宫良性病变需要切除子宫者，但子宫或肿瘤不应超过孕3个月大小。
禁忌证	❶ 恶性肿瘤或可疑有恶性肿瘤者。
	❷ 急慢性盆腔炎或盆腔手术史，子宫与膀胱等周围组织有粘连者。
手术步骤	❶ 连续硬膜外麻醉，在下腹部作一横切口或纵切口，切开皮肤、皮下脂肪、腹直肌鞘前层，暴露膀胱前筋膜。
	❷ 在膀胱顶部下2cm处膀胱前筋膜上做一横切口。深达筋膜和膀胱肌层间隙，横行剪开达膀胱两侧（图1-4-5-1）。
	❸ 术者用示指向头侧钝性分离子宫膀胱反折腹膜，使之自膀胱顶部游离。遇较韧的脐中韧带需剪开结扎（图1-4-5-2和图1-4-5-3）。
	❹ 靠近膀胱顶部在已游离的腹膜反折下缘约1cm横行剪开子宫膀胱反折腹膜长5~7cm（图1-4-5-4）。
	❺ 经腹膜切口探查子宫及附件情况并将其挽出腹膜外，根据病情决定行子宫次切或全切及是否保留附件。子宫圆韧带及卵巢、输卵管的切除同"筋膜内子宫全切除术"。保留切断缝扎远侧的缝线（图1-4-5-5）。
	❻ 向上牵拉子宫，两侧将膀胱反折腹膜、附件断端、子宫圆韧带、子宫阔韧带后叶作半烟包缝合，断端留于腹膜外。中间部分反折腹膜用丝线缝于直肠子宫陷凹腹膜上，关闭腹腔（图1-4-5-6）。
	❼ 分别钳夹、切断、缝扎子宫动静脉、主韧带和子宫骶骨韧带（图1-4-5-7），沿穹隆环行切除子宫，用0号可吸收线连续锁边缝合阴道断端。
	❽ 用4号丝线连续或间断缝合膀胱前筋膜（图1-4-5-8）。
术中要点	❶ 膀胱反折腹膜分离要充分，防止剪开腹膜时损伤膀胱。钳夹子宫动静脉及主韧带时，注意输尿管走行，以防损伤输尿管。
	❷ 切除子宫时注意周围组织的保护，减少感染及膀胱周围脓肿发生的机会。
术后处理	手术需切开膀胱前筋膜及推开膀胱，术后留置导尿管的时间适当延长。其余同"腹膜内子宫切除术"。

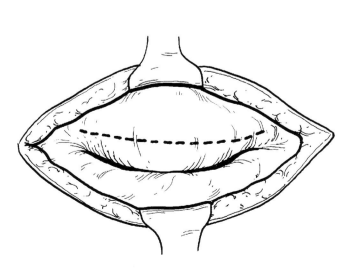

图1-4-5-1 剪开膀胱前筋膜

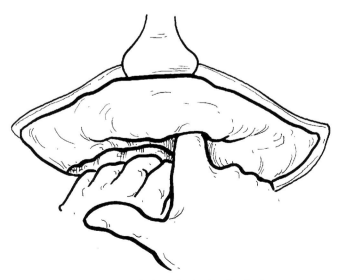

图1-4-5-2 分离子宫膀胱反折腹膜

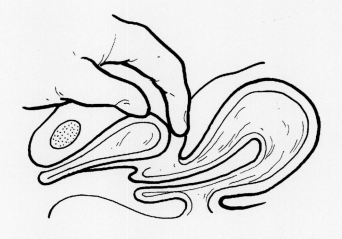

图 1-4-5-3　分离子宫膀胱反折腹膜

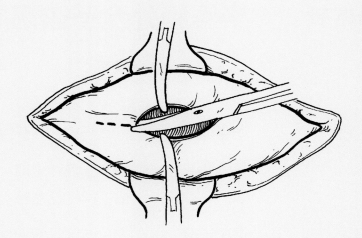

图 1-4-5-4　剪开子宫膀胱反折腹膜

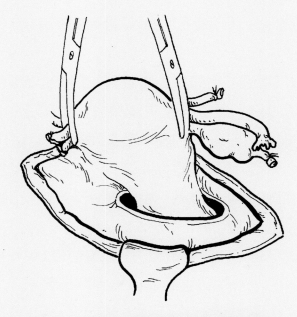

图 1-4-5-5　切除圆韧带及卵巢输卵管

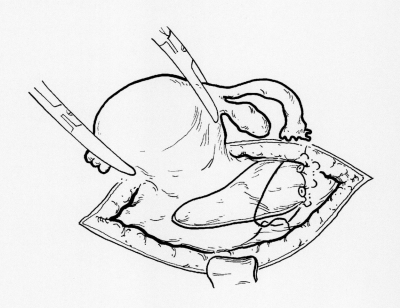

图 1-4-5-6　关闭腹腔

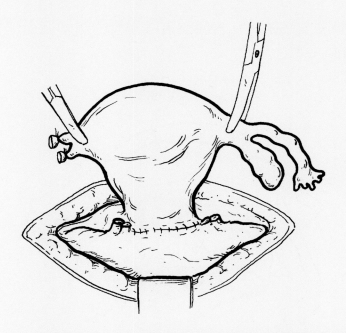

图 1-4-5-7　钳夹、切断、缝扎子宫动静脉、主韧带和子宫骶骨韧带

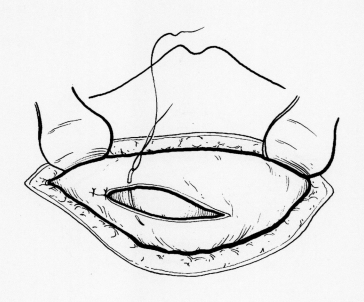

图 1-4-5-8　缝合膀胱前筋膜

第六节　子宫体部肌瘤核除术

适应证
❶ 要求保留生育功能的子宫肌瘤患者。
❷ 患者主诉原发不孕或习惯性流产，经检查有子宫肌瘤，肌瘤妨碍受孕，需切除肌瘤者。

禁忌证
❶ 子宫肌瘤较多，核除后瘢痕，可能妨碍受孕和分娩者。
❷ 子宫肌瘤合并子宫肌腺症不能改善症状者。

术前准备
同"子宫次全切除术"。

手术步骤

ER1-4-6-1
子宫体部肌瘤
核除术

❶ 连续硬膜外麻醉或全身麻醉，提起子宫，暴露术野。在肌瘤隆起的浆膜层血管稀少处做一纵向切口切开子宫浆膜、表面正常肌层及肌瘤假包膜，暴露肌瘤核（图1-4-6-1）。
❷ 用组织钳钳夹住瘤体，向外牵拉，在瘤体假包膜内作钝性分离，逐步将肌瘤与其周围组织分开。分离过程中遇有血管应确切钳夹、切断、结扎（图1-4-6-2）。
❸ 剥离至肌瘤底部时，钳夹、切断瘤蒂组织，缝扎（图1-4-6-3）。注意勿穿通子宫腔，为减少肌层出血，可在肌瘤核除后宫体注射缩宫素10U。
❹ 用0号可吸收线由腔底开始连续锁边缝合肌壁1～2层，以消灭死腔（图1-4-6-4）。注意缝合时不要穿透子宫腔。
❺ 用0号可吸收线连续褥式缝合子宫浆肌层（图1-4-6-5）。

术中要点
❶ 减少术中出血：可在靠近子宫峡部左、右阔韧带无血管区各作一小切口，贯穿止血带，核除肌瘤时束紧，暂时阻断子宫动静脉血供，每束紧10～15分钟放松1分钟；还可在子宫肌层注射缩宫素。
❷ 核除多发子宫肌瘤时，尽可能在一个子宫切口上切除多个肌瘤结节。
❸ 缝合子宫切口注意不留死腔。缝合时不要穿透子宫黏膜层，防止感染和医源性子宫内膜异位症的发生。
❹ 子宫切口应远离子宫角，防止输卵管口变形不畅。

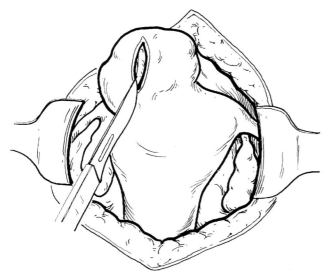

图1-4-6-1　切开子宫浆膜

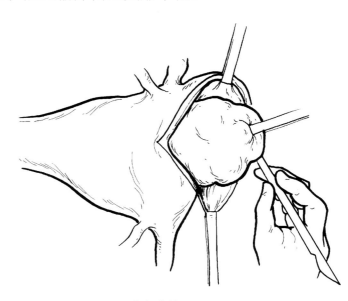

图1-4-6-2　分离瘤体

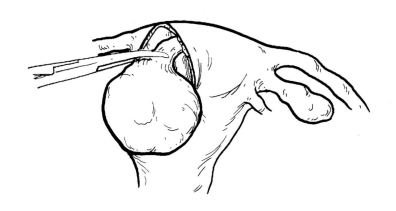

图1-4-6-3 钳夹、切断瘤蒂组织

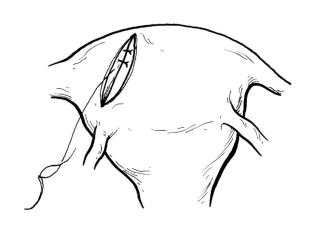

图1-4-6-4 缝合肌壁

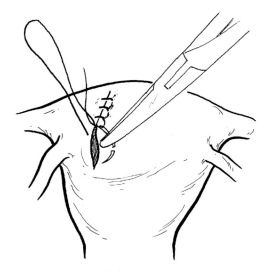

图1-4-6-5 缝合子宫浆肌层

术后处理　❶ 应用广谱抗生素预防感染2~3天。

❷ 缩宫素10U，肌内注射3天，每天两次。

❸ 术后避孕1年。

第七节　子宫阔韧带肌瘤剥除术

适应证　年轻患者要求保留生育功能，或要求保留子宫，子宫阔韧带内生发肌瘤较大需切除肌瘤者。

禁忌证、　同"子宫肌瘤核除术"。
术前准备

手术步骤　❶ 连续硬膜外麻醉，提起子宫，暴露子宫阔韧带内肌瘤，切断、缝扎患侧圆韧带（图1-4-7-1）。

❷ 提起子宫阔韧带前叶剪开，暴露肌瘤（图1-4-7-2）。

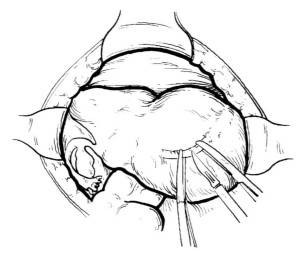

图1-4-7-1　切断、缝扎患侧圆韧带

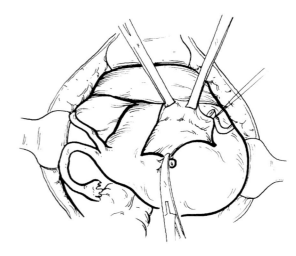

图1-4-7-2　暴露肌瘤

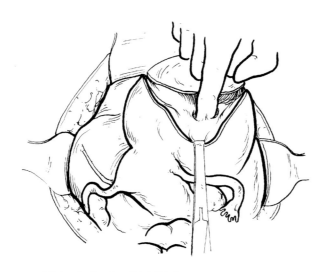

图1-4-7-3　剥离肌瘤

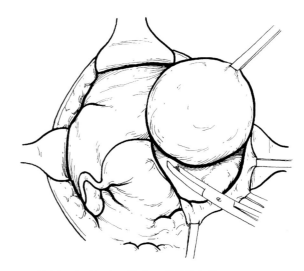

图1-4-7-4　钳夹、切断瘤蒂

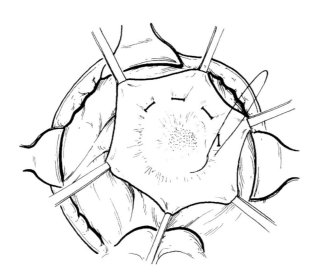

图1-4-7-5　缝合残腔

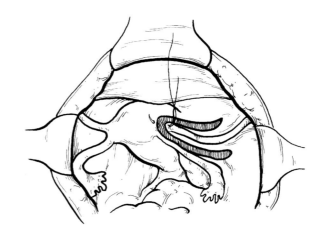

图1-4-7-6　缝合圆韧带

❸ 用组织钳钳夹切开的阔韧带边缘，用手指轻轻剥离肌瘤（图1-4-7-3）。

❹ 剥离靠近子宫动脉时，应仔细辨认输尿管，将其从匍匐的肌瘤上分开，直视下贴近肌瘤钳夹，切断瘤蒂，用7号丝线缝扎保留端（图1-4-7-4）。

❺ 肌瘤切除后，仔细检查创面及周围脏器有无损伤，确切止血后，剪去多余的阔韧带前后叶，用4号丝线烟包缝合残腔（图1-4-7-5）。

❻ 将切断的圆韧带缝合（图1-4-7-6）。

术中要点　❶ 防止输尿管损伤：输尿管的位置受压可移位，核除肌瘤时应注意，遇有可疑的条索应仔细检查再作处理。缝合空腔时也应注意勿伤输尿管。

❷ 防止出血：剥离肌瘤时动作应轻柔，遇有阻力，应仔细检查，血管要确切结扎。关闭残腔前检查创面有无渗血，缝合时注意勿损伤血管。

❸ 若圆韧带不影响手术，可不切断。

术后处理　　　　　同"子宫肌瘤核除术"。

第八节　经阴道子宫黏膜下肌瘤摘除术

适应证　　　　　黏膜下子宫肌瘤脱出子宫颈外口者。

禁忌证　　　　　较大的黏膜下肌瘤蒂粗短，或合并有肌壁间或浆膜下肌瘤不需保留子宫者须经腹行子宫切除术。

术前准备　　　　❶ 盆腔超声或磁共振成像检查有无壁间肌瘤和黏膜下肌瘤大小，了解能否经阴道摘除。

❷ 合并感染、坏死者，术前应予阴道冲洗、消毒3天，并给予抗生素控制感染。

术前步骤

ER1-4-8-1
宫腔镜下子宫
黏膜下肌瘤摘
除术

❶ 硬膜外麻醉或骶管麻醉，取膀胱截石位，外阴、阴道、子宫颈穹隆部消毒，上窥器或阴道上下叶拉钩，暴露宫颈及肌瘤。

❷ 如肌瘤蒂较细或为息肉状肌瘤，可用双爪钳夹持肌瘤，顺时针转数圈，取下（图1-4-8-1）。

❸ 如瘤蒂较宽，直接扭除可能出血，先用长弯血管钳钳夹蒂根部（图1-4-8-2）。

❹ 于止血钳上方切除肌瘤（图1-4-8-3）。

❺ 用7号丝线缝扎瘤蒂止血（图1-4-8-4）。

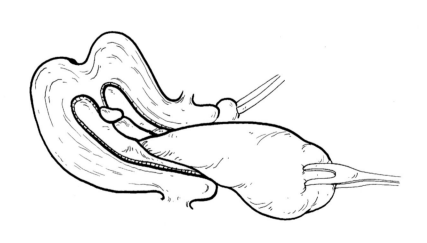

图1-4-8-1　钳夹肿瘤，旋转取下

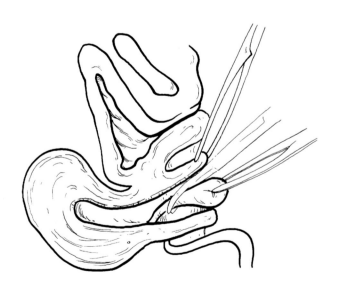

图1-4-8-2　钳夹蒂根部

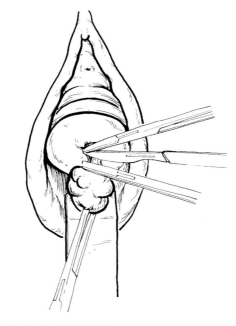

图1-4-8-3 切除肌瘤

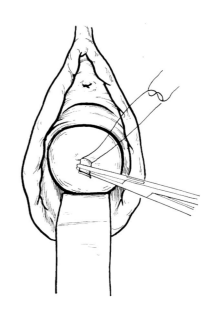

图1-4-8-4 缝扎瘤蒂

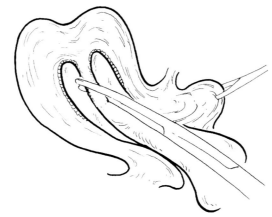

图1-4-8-5 长弯钳钳夹瘤蒂根部

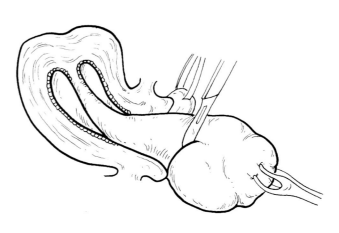

图1-4-8-6 切开肌瘤假包膜

❻ 如瘤蒂不粗，且在宫底部，可用长弯钳钳夹瘤蒂根部（图1-4-8-5），切断瘤蒂，因无法结扎，长弯钳留置24～48小时后取下。

❼ 若肌瘤较大或瘤蒂较粗而无法钳夹瘤蒂时，可用双爪钳钳夹肌瘤，切开假包膜（图1-4-8-6）。

❽ 用刀柄或示指沿切口深入假包膜内，核除肌瘤（图1-4-8-7）。

❾ 钳夹修剪多余瘤蒂组织，结扎或缝扎止血（图1-4-8-8）。

❿ 如肌瘤含于宫颈管内，可沿虚线切开颈管取瘤（图1-4-8-9）。

⓫ 切开颈管后，牵拉肌瘤，钳夹瘤蒂切除（图1-4-8-10）。

⓬ 用0号可吸收线结节或连续锁边缝合颈管（图1-4-8-11）。

术中要点　　　　根据肿瘤大小、瘤蒂的情况不同，选择不同的处理方法。术中注意瘤蒂的钳夹和结扎，以防瘤蒂缩回引起出血。

术后处理　　　　❶ 术后抗感染应用抗生素3～5天。

❷ 应用止血药2～3天，如仍有较多出血，应行宫腔镜检查并处理之。

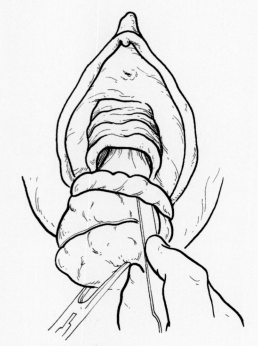

图 1-4-8-7　核除肌瘤

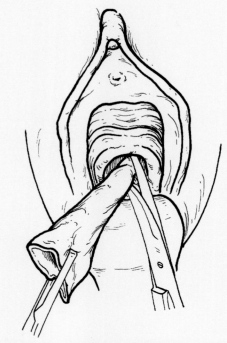

图 1-4-8-8　钳夹修剪多余瘤蒂组织

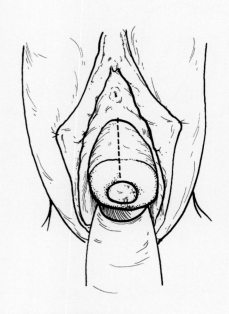

图 1-4-8-9　切开颈管

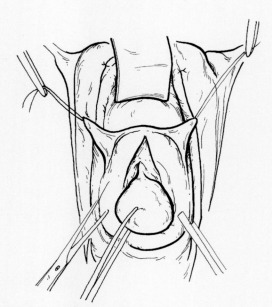

图 1-4-8-10　牵拉肌瘤

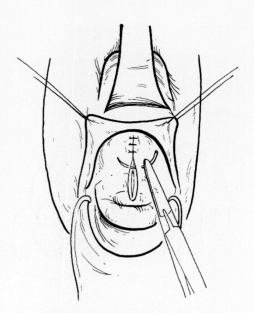

图 1-4-8-11　缝合颈管

第九节　子宫畸形手术

一　子宫纵隔切除术

适应证	子宫纵隔引起不孕或反复流产者。
禁忌证	急性阴道炎和盆腔炎。

术前准备

❶ 不孕者需排除其他不孕原因。

❷ B超或子宫造影，了解宫腔形态、纵隔长短，以设计切口。

❸ 月经干净后2～7天进行手术。

手术步骤

❶ 连续硬膜外麻醉，取仰卧位，逐层切开腹壁，提出子宫，子宫底及其前后壁肌内注射缩宫素20U，从子宫底正中纵向切开宫腔（图1-4-9-1）。

❷ 楔形切除纵隔部分，尽量保留正常宫壁组织（图1-4-9-2）。

❸ 修剪切除纵隔，活跃出血点用2-0可吸收线缝扎止血（图1-4-9-3）。

❹ 宫腔放置环形节育器一枚，以0号可吸收线分别间断缝合深浅肌层及浆肌层，黏膜层对合整齐，缝线勿穿透黏膜（图1-4-9-4）。

❺ 术毕逐层关腹。

术中要点

❶ 切除的是子宫纵隔，不涉及下段及子宫颈。

❷ 切开缝合子宫壁时注意勿影响输卵管开口及间质部。

术后处理

❶ 注意血压、脉搏，警惕腹腔内出血。

❷ 预防性应用抗生素。

❸ 宫腔内放置环形节育器一枚，防止宫腔粘连。

❹ 禁性生活1个月，避孕1～2年。

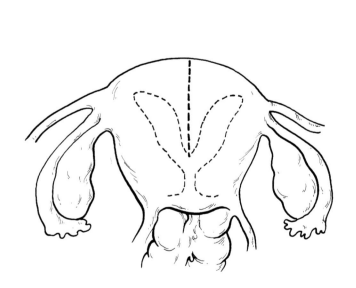

图1-4-9-1　切开宫腔

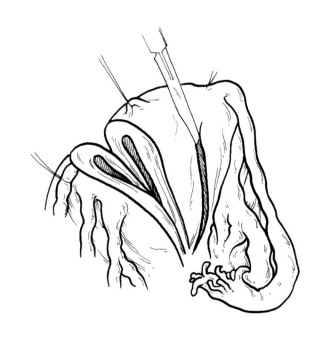

图1-4-9-2　楔形切除纵隔

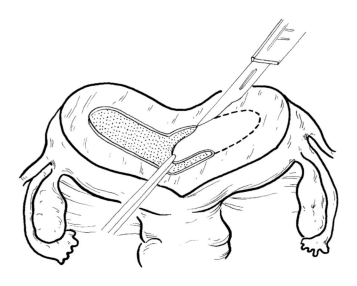

图1-4-9-3 修剪切除纵隔

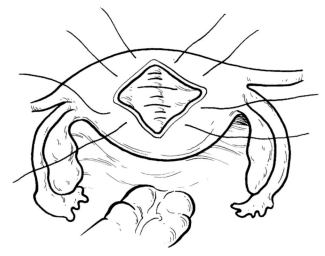

图1-4-9-4 缝合深浅肌层及浆肌层

二 残角子宫切除术

适应证	残角子宫积血，或导致流产，或扭转引起腹痛者。
禁忌证	同"筋膜外全子宫切除术"。
术前准备	同"子宫纵隔切除术"。
手术步骤	❶ 连续硬膜外麻醉，仰卧位。下腹正中切口，常规进腹，暴露子宫、残角子宫、残角子宫侧附件，保留卵巢，切除残角子宫及同侧输卵管（图1-4-9-5）。
	❷ 残角子宫基部楔形切除后，切口以0号可吸收线间断缝合肌层和浆肌层，子宫壁断面的缝合要相对应、整齐，线间距1cm，松紧适度（图1-4-9-6）。
	❸ 术毕逐层缝合腹壁。
术后处理	同第一篇第六章"附件切除术"。

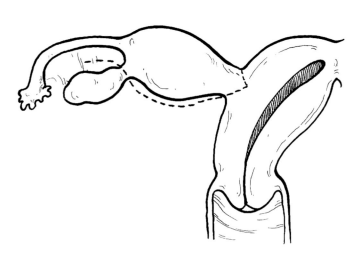

图1-4-9-5 切除残角子宫及同侧输卵管

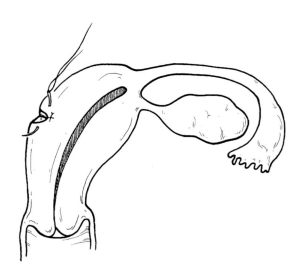

图1-4-9-6 缝合肌层和浆肌层

三　双角子宫融合成形术

适应证	双角子宫影响妊娠需矫治者。
禁忌证	同"子宫纵隔切除术"。
术前准备	❶ 因常并发泌尿生殖系统畸形，故泌尿系统的检查必不可少，以便统筹安排治疗方案。
	❷ 同"子宫纵隔切除术"。
手术步骤	❶ 连续硬膜外麻醉或全身麻醉，仰卧位。下腹正中切口，常规进腹，提起子宫。于子宫底部作横切口，注意两侧宫角，不能损伤两侧输卵管的间质部，直达宫腔（图1-4-9-7）。
	❷ 将中隔切除，前后壁附着处可用剪刀剪除，出血处用0号可吸收线缝扎或电凝止血（图1-4-9-8）。
	❸ 宫腔内置环形节育器，将宫底之横切口纵向缝合，用0号可吸收线间断缝合肌层，勿穿透黏膜层（图1-4-9-9）。
	❹ 用1号可吸收线间断缝合浆肌层（图1-4-9-10）。
术中要点、术后处理	同"子宫纵隔切除术"。

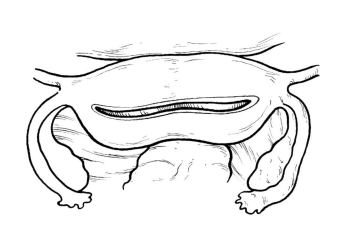

图1-4-9-7　切开子宫底部

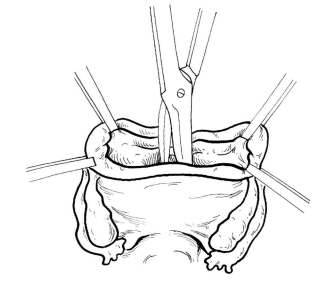

图1-4-9-8　切除中隔

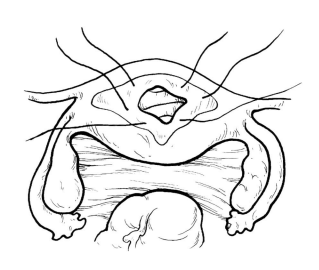

图1-4-9-9　缝合肌层

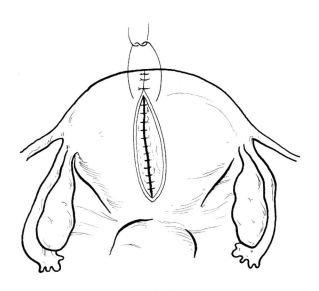

图1-4-9-10　缝合浆肌层

四　双子宫单宫颈矫形术

适应证	双子宫单宫颈影响妊娠需矫治者。
禁忌证、术前准备	同"子宫纵隔切除术"。
手术步骤	❶ 连续硬膜外麻醉，仰卧位。取下腹正中切口，常规进腹，用组织钳将两侧子宫角固定，"∨"形切开子宫壁，直达宫腔（图1-4-9-11）。
	❷ 切除两侧子宫的内侧半部宫壁，完全切除中间的隔，使两侧宫腔相通（图1-4-9-12）。
	❸ 宫腔内置环形节育器，用0号可吸收线沿"∨"形切口底间断侧侧褥式对称缝合肌层，勿穿透黏膜，设置好全部缝线后，自下而上顺序对称结扎缝线（图1-4-9-13）。
	❹ 再用1号可吸收线缝合浆肌层，注意对合浆膜，勿留缺损面（图1-4-9-14）。
术中要点、术后处理	同"子宫纵隔切除术"。

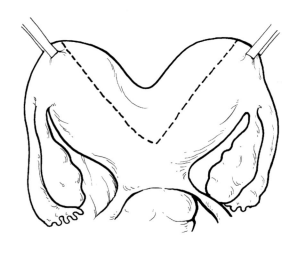

图1-4-9-11　"∨"形切开子宫壁

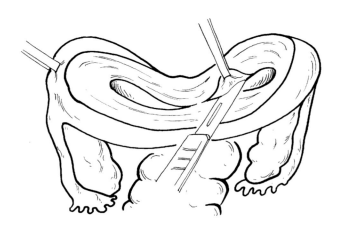

图1-4-9-12　切除中间的隔

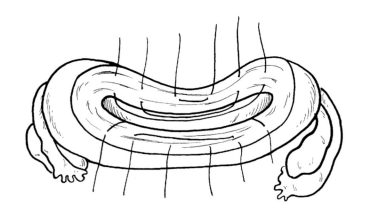

图1-4-9-13　缝合肌层

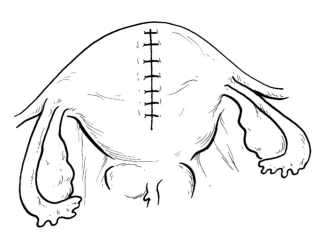

图1-4-9-14　缝合浆肌层

第十节　　筋膜外扩大全子宫切除术

适应证	子宫颈原位癌、子宫颈浸润癌ⅠA1期（无淋巴脉管间隙浸润者）和子宫内膜癌Ⅰ期。
禁忌证	❶ 宫颈浸润癌ⅠA1期（有淋巴脉管间隙浸润者）、ⅠA2期及以上期别。 ❷ 子宫内膜癌Ⅱ期及以上期别。
术前准备	❶ 术前病理诊断明确。 ❷ 同"筋膜外全子宫切除术"。
手术范围	切缘应在病灶外1cm左右，阴道壁切除1～2cm。年轻妇女可保留卵巢（图1-4-10-1）。
手术步骤	❶ 连续硬膜外麻醉或全麻，仰卧位。取下腹正中切口，逐层切开腹壁进入腹腔，探查、保护肠管、上腹壁开张器。 ❷ 在右圆韧带中外1/3处用弯钳钳夹后切断，用7号丝线缝扎（图1-4-10-2）。 ❸ 将子宫拉向对侧，使右骨盆漏斗韧带伸展，剪开浆膜，分离输尿管，暴露出卵巢动、静脉，行卵巢动、静脉高位结扎（图1-4-10-3）。 ❹ 同法处理左侧圆韧带和卵巢动、静脉（图1-4-10-4）。

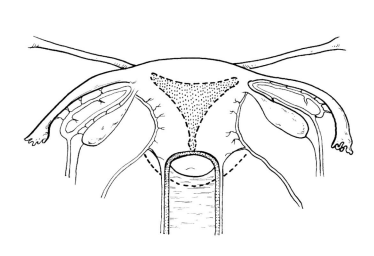

图1-4-10-1　手术范围

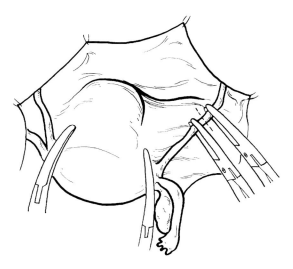

图1-4-10-2　钳夹、切断圆韧带

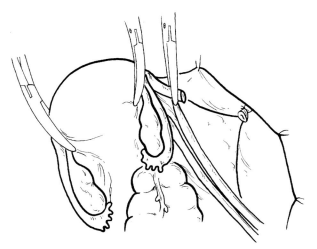

图1-4-10-3　暴露出卵巢动、静脉

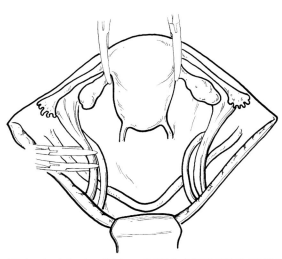

图1-4-10-4　钳夹、切断左侧圆韧带和卵巢动、静脉

❺ 剪开子宫膀胱反折腹膜（图1-4-10-5）。

❻ 下推膀胱，钳夹剪断膀胱宫颈韧带，用4号丝线缝扎（图1-4-10-6）。

❼ 从骨盆漏斗韧带断端处向同侧子宫骶韧带方向剪开左右阔韧带后叶腹膜（图1-4-10-7）。

❽ 分离宫旁疏松组织，暴露子宫动脉，钳夹切断，用7号丝线缝扎，单扎加固（图1-4-10-8）。

❾ 前提子宫，分别钳夹切断左右子宫骶韧带，用7号丝线缝扎（图1-4-10-9）。

❿ 两把直钳靠宫颈侧垂直钳夹切断主韧带，用7号丝线缝扎（图1-4-10-10）。

⓫ 钳夹住阴道前穹隆处切开，并向左、右、后环形切开阴道壁，阴道壁切除1~2厘米（图1-4-10-11）。

⓬ 消毒阴道断端后，用0号可吸收线连续锁边缝合阴道断端（图1-4-10-12）。

⓭ 用4号丝线连续缝合盆腔腹膜，将圆韧带残端及卵巢血管残端均包埋在内（图1-4-10-13）。

⓮ 生理盐水1000ml冲洗盆腹腔，检查无出血，逐层关腹。

术中要点　　　　基本上按"筋膜外全子宫切除术"，但不采用筋膜内术式。必要时游离输尿管，打开输尿管隧道，切缘应在病灶以外1cm左右，阴道切除1~2cm。年轻妇女可保留卵巢。

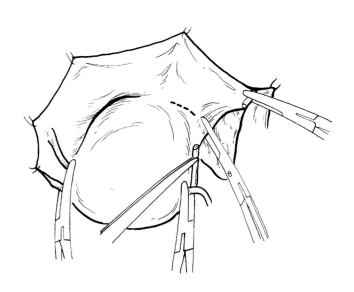

图1-4-10-5　剪开子宫膀胱反折腹膜

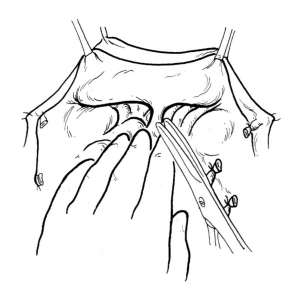

图1-4-10-6　钳夹剪断膀胱宫颈韧带

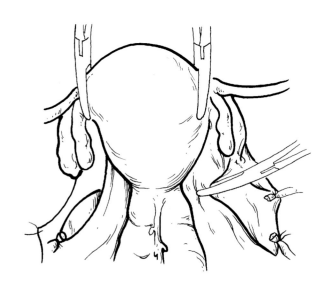

图1-4-10-7　剪开左右阔韧带后叶腹膜

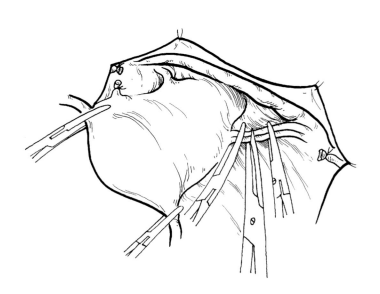

图1-4-10-8　钳夹切断子宫动脉

术后处理

❶ 保持外阴清洁。

❷ 术后保留尿管24～48小时。

❸ 术后14天避免过量活动。

❹ 使用抗生素预防感染。

❺ 禁性生活及盆浴2个月。

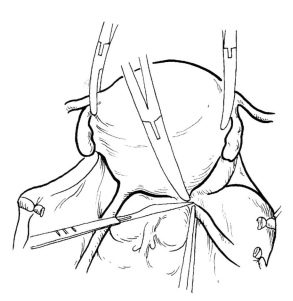

图 1-4-10-9　钳夹切断子宫骶韧带

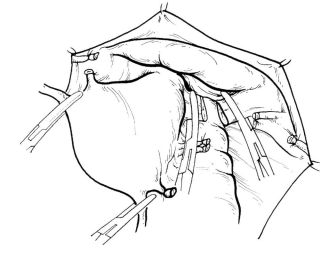

图 1-4-10-10　钳夹切断主韧带

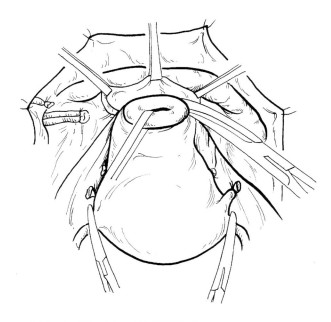

图 1-4-10-11　切开阴道壁

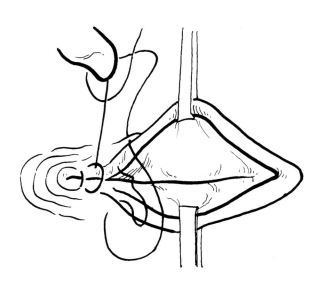

图 1-4-10-12　缝合阴道断端

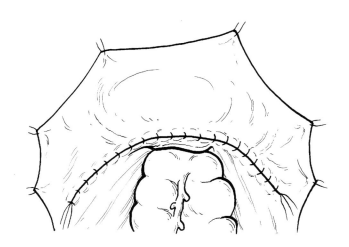

图 1-4-10-13　缝合盆腔腹膜

第十一节　次广泛性全子宫切除术

适应证　宫颈癌ⅠA₂期、子宫内膜癌Ⅱ期，对Ⅲ～Ⅳ期患者，先行孕激素治疗、放疗或化疗，待有手术可能再行手术。

禁忌证
❶ ⅠA期中有脉管浸润者，按ⅠB期处理比较安全。
❷ 有严重心、肝、肾等重要脏器疾病不能耐受手术者。

术前准备　同"筋膜外扩大全子宫切除术"。

手术范围　切缘距病灶大于2cm，必须游离输尿管、打开输尿管隧道，向侧方分离，切除宫旁组织、韧带及阴道壁2～3cm（图1-4-11-1）。

手术步骤
❶ 连续硬膜外麻醉或全身麻醉，仰卧位。腹部切口、圆韧带、卵巢动静脉处理同"筋膜外扩大全子宫切除术"。
❷ 提起已剪开的后腹膜，分离输尿管盆内段，至子宫动脉处（图1-4-11-2）。
❸ 分离出子宫动静脉，游离其下的输尿管，钳夹、切断并双重结扎子宫动静脉（图1-4-11-3）。
❹ 锐性钳夹、切断、结扎打开输尿管隧道，防止出血，将输尿管一直游离至膀胱角（图1-4-11-4）。
❺ 剪开子宫骶韧带间后腹膜（图1-4-11-5）。在子宫骶韧带及输尿管之间用手指分离直肠侧窝，分开直肠及输尿管。
❻ 距宫颈旁子宫骶韧带附着处2cm，钳夹、切断子宫骶韧带，用7号丝线缝扎（图1-4-11-6）。
❼ 距宫颈旁2cm处钳夹、切断主韧带，并用7号丝线缝扎（图1-4-11-7）。
❽ 用大直角钳在宫颈外口下方2～3cm处钳夹阴道壁，在其下方切开阴道壁，切除全子宫（图1-4-11-8）。
❾ 钳夹阴道两侧角及前后壁。消毒阴道断端后，用0号可吸收线连续锁边

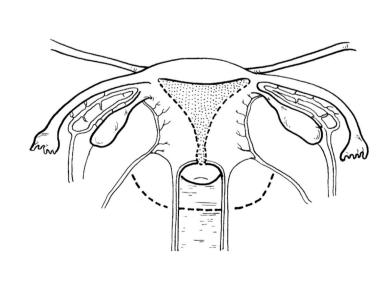

图1-4-11-1　手术范围

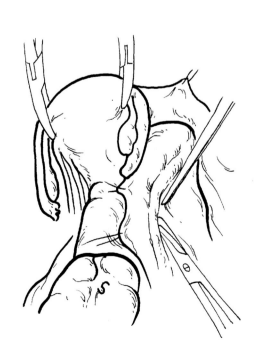

图1-4-11-2　分离输尿管盆内段

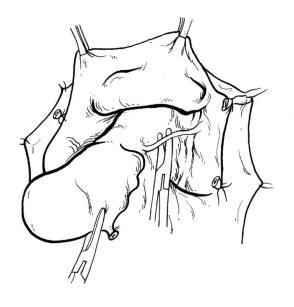

图 1-4-11-3　分离出子宫动、静脉

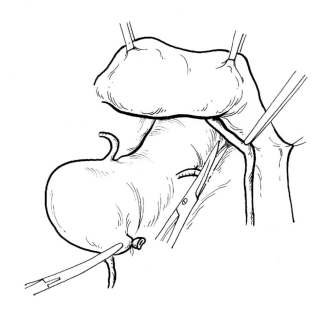

图 1-4-11-4　打开输尿管隧道

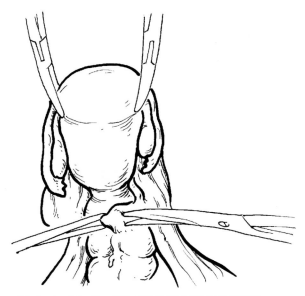

图 1-4-11-5　剪开子宫骶韧带间后腹膜

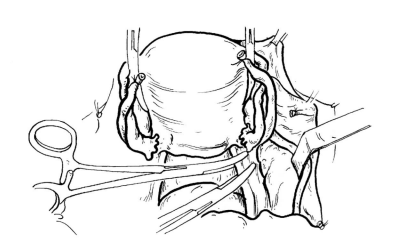

图 1-4-11-6　钳夹、切断子宫骶韧带

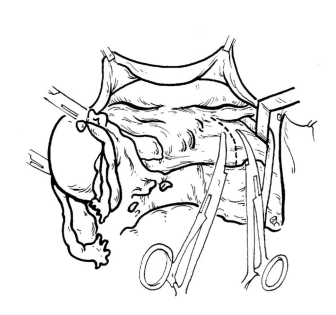

图 1-4-11-7　钳夹、切断主韧带

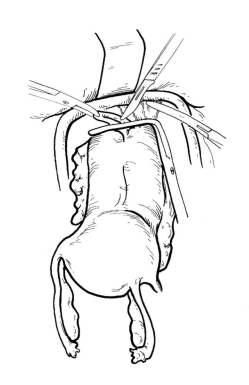

图 1-4-11-8　钳夹、切开阴道壁

缝合，中间用可吸收线单纯连续锁边缝合前壁，使阴道断端呈半开放式（图1-4-11-9）。

⑩ 通过阴道放置两枚盆腔引流管（图1-4-11-10）。

⑪ 连续缝合盆腔腹膜前后缘，将子宫圆韧带残端及卵巢血管残端均包埋在内。清理盆腹腔无渗血逐层关腹。

术中要点

❶ 高位结扎卵巢动、静脉。

❷ 游离、切断子宫动脉，在输尿管外侧结扎。

❸ 游离部分输尿管，打开输尿管隧道。

❹ 较多地下推膀胱及直肠。

❺ 较多地切除子宫骶骨韧带、主韧带。

❻ 切除阴道壁2～3cm。

❼ 如同时行盆腔淋巴结清除术，可自阴道开放处置腹膜外引流管。

术后处理

❶ 术后保留尿管48～72小时，保持外阴清洁。

❷ 使用抗生素预防感染7天。

❸ 排气后给予高蛋白、高热量、高维生素饮食。

❹ 禁性生活及盆浴2个月。

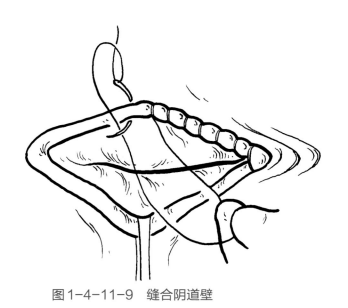

图1-4-11-9 缝合阴道壁

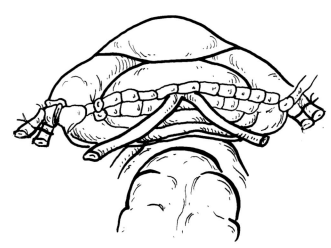

图1-4-11-10 留置盆腔引流管

第十二节 广泛性全子宫切除术

适应证 宫颈浸润癌ⅠA期中有脉管浸润及融合性浸润者，ⅠB～ⅡA$_2$期。

禁忌证

❶ 年龄65岁以上，合并其他不良因素。

❷ 体质虚弱或伴有心、肝、肾等脏器疾病不能耐受手术者。

❸ 盆腔有炎症或伴有子宫内膜异位症，且有广泛粘连者。

❹ 宫颈旁有明显浸润，或膀胱、直肠已有转移的ⅡB期以上患者。

	❺ 过分肥胖为相对禁忌证。

术前准备   ❶ 术前行肠道准备及清洁灌肠。

❷ 阴道准备。

❸ 备血 1200 ~ 1600ml。

❹ 经静脉肾盂造影或泌尿系统增强CT检查，了解输尿管、膀胱情况。

❺ 其他同"筋膜外扩大全子宫切除术"。

手术范围   打开膀胱侧窝，分离切断前后及两侧各连接子宫的韧带及结缔组织，切除主韧带周围的脂肪组织，近盆壁处切断，在全部切除阴道旁的结缔组织后，切除阴道，切缘距离病灶 3 ~ 4cm（图1-4-12-1）。

手术步骤   ❶ 麻醉、体位、切口、处理子宫圆韧带、卵巢动静脉同"次广泛性全子宫切除术"。

ER1-4-12-1
广泛性全子宫
切除术（上）

❷ 牵拉后腹膜，游离输尿管盆内段至子宫动脉下方（图1-4-12-2）。

❸ 在髂内动脉分出子宫动脉 1cm 处钳夹切断子宫血管，用7号、4号丝线双重结扎（图1-4-12-3）。

❹ 沿子宫骶韧带间宫颈外口下 1.5cm 处水平剪开后腹膜（图1-4-12-4）。

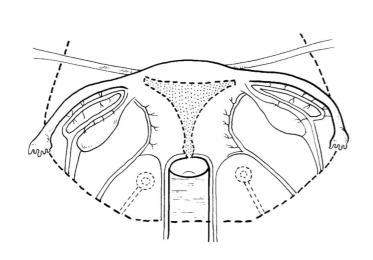

图 1-4-12-1   手术范围

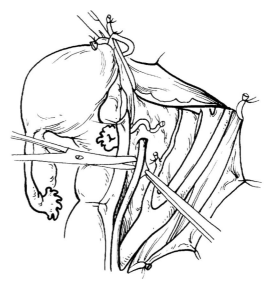

图 1-4-12-2   游离输尿管盆内段

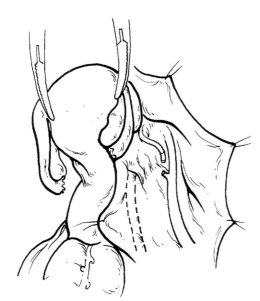

图 1-4-12-3   切断子宫血管

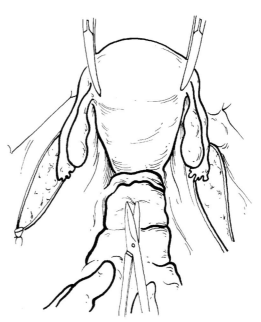

图 1-4-12-4   剪开后腹膜

ER1-4-12-2
广泛性全子宫
切除术（下）

❺ 在子宫骶韧带及输尿管之间用手指分离直肠侧窝及阴道直肠间隙，将阴道与直肠分开，暴露子宫骶韧带内侧面（图1-4-12-5）。

❻ 距宫颈旁子宫骶韧带附着处3～4cm，钳夹切断子宫骶韧带，用7号丝线缝扎（图1-4-12-6）。

❼ 分离出膀胱侧窝（图1-4-12-7）。

❽ 距宫颈旁3～4cm处钳夹主韧带，切断并7号丝线缝扎（图1-4-12-8）。

❾ 沿输尿管走行，打开输尿管隧道（图1-4-12-9）。

❿ 锐性分离钳夹切断隧道前壁结缔组织（图1-4-12-10）。

⓫ 缝扎断端，注意止血（图1-4-12-11）。

⓬ 距阴道旁3～4cm处钳夹阴道旁组织，剪断（图1-4-12-12）。

⓭ 用4号丝线分别缝扎两侧断端（图1-4-12-13）。

⓮ 用大直角钳在阴道外口下方3～4cm钳夹阴道壁，并沿其下方切开阴道壁（图1-4-12-14）。

⓯ 处理阴道断端、放置引流管、关闭盆腔腹膜及关腹同"次广泛性全子宫切除术"。

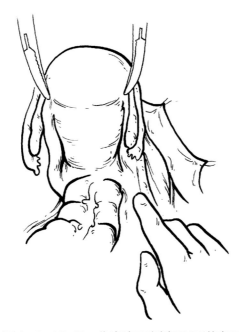

图1-4-12-5　分离直肠侧窝及阴道直肠间隙

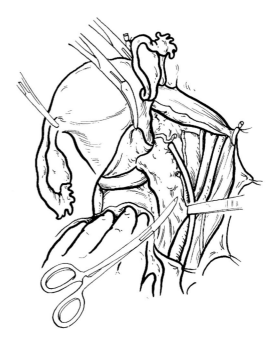

图1-4-12-6　钳夹切断子宫骶韧带

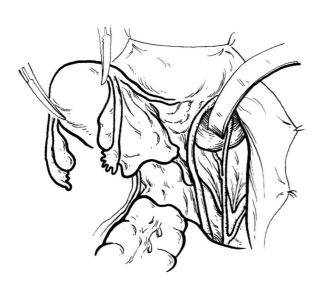

图1-4-12-7　分离出膀胱侧窝

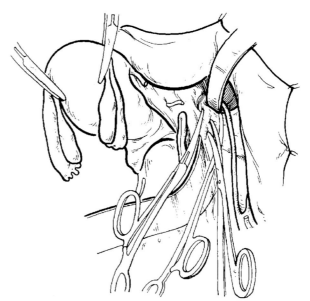

图1-4-12-8　钳夹、切断主韧带

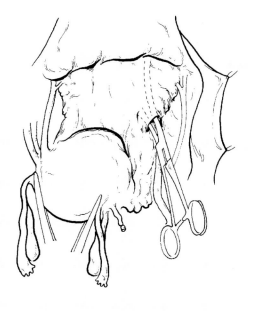

图 1-4-12-9　打开输尿管隧道

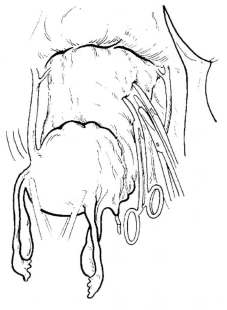

图 1-4-12-10　钳夹切断隧道前壁结缔组织

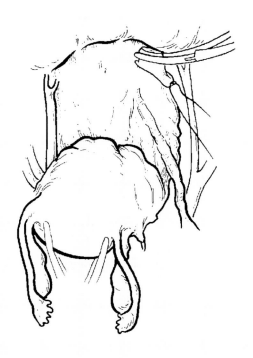

图 1-4-12-11　缝扎断端

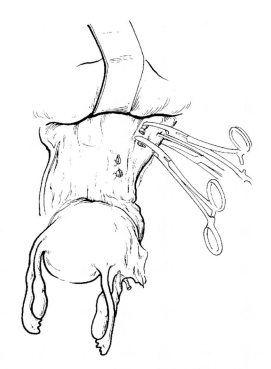

图 1-4-12-12　钳夹、剪断阴道旁组织

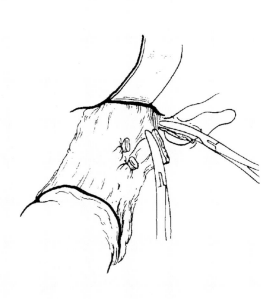

图 1-4-12-13　缝扎断端

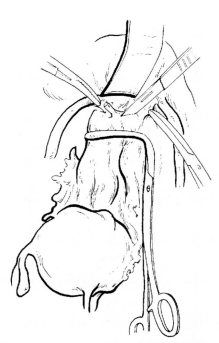

图 1-4-12-14　钳夹、切开阴道壁

术中要点	❶ 高位结扎卵巢动、静脉。
	❷ 游离、切断子宫动脉，在髂内动脉处分出子宫动脉1cm处结扎。
	❸ 彻底游离输尿管，打开输尿管隧道。
	❹ 充分下推膀胱及直肠。
	❺ 充分切除子宫骶骨韧带、主韧带。
	❻ 注意避免副损伤，特别是输尿管、膀胱及盆底血管。
	❼ 确切止血。
	❽ ⅠB期以前的年轻患者，可保留正常卵巢，为防止复发癌累及或便于体外盆腔放疗，可将保留的卵巢移位至腹腔高位后腹膜外，或将卵巢移植至腹壁下、腋下等处。
术后处理	❶ 密切注意生命体征变化。
	❷ 排气后1~2天流食、半流食逐渐改为高蛋白、高热量、高维生素软食。
	❸ 术后保留尿管10~14天。拔除尿管前，行间断放尿，自行排尿后，测残余尿量超过200ml，按尿潴留处理。
	❹ 减少盆腔腹膜后淋巴潴留囊肿，盆腔腹膜后经阴道置引流管，术后3~5天拔除盆腔引流管。
	❺ 应用抗生素预防感染。

第十三节　腹膜内盆腔淋巴结清扫术

适应证	子宫颈浸润癌；ⅠB期以上子宫内膜癌；卵巢癌、子宫肉瘤、输卵管癌、外阴癌侵及腹股沟深淋巴结。
禁忌证、术前准备	同"广泛性全子宫切除术"。
手术范围	髂总、髂外、髂内、闭孔窝和闭孔等盆腔淋巴脂肪组织（图1-4-13-1）。 其界线如下： 上界：髂总动脉分叉上2cm。 下界：旋髂深静脉表面和腹股沟深淋巴结（Cloquet淋巴结）。 外界：髂外动脉外腰大肌表面。 内界：髂内动脉。 底界：闭孔神经水平。
手术步骤	❶ 麻醉、体位、腹部切口及探查同"广泛性全子宫切除术"。
	❷ 用两把弯止血钳钳夹双宫角提起子宫，钳夹右圆韧带中外1/3处、切断，

ER1-4-13-1
腹膜内盆腔淋
巴结清扫术

用7号丝线缝扎两侧断端（图1-4-13-2）。

❸ 由圆韧带切口向上剪开右骨盆漏斗韧带达髂总动脉分叉水平上方2cm，游离右卵巢动、静脉，高位切断结扎。可看见输尿管走行（图1-4-13-3）。

❹ 游离盆腔段输尿管，用眼睑拉钩牵拉输尿管，暴露髂血管和腰大肌（图1-4-13-4）。

❺ 持大镊子和长弯剪刀剪开右髂外动脉鞘，分离其前方及周围的淋巴脂肪组织，注意结扎、止血（图1-4-13-5）。

❻ 再向上分离至髂总动脉分叉上2cm周围的淋巴脂肪组织，钳夹、切断，用4号丝线结扎（图1-4-13-6）。

❼ 沿右髂外动脉向下分离至腹股沟韧带下方，用手指钝性分离摘除腹股沟深淋巴结（Cloquet淋巴结），注意勿损伤旋髂深动脉、旋髂深静脉（图1-4-13-7）。

❽ 继续游离右髂外静脉前方淋巴脂肪组织，动作要轻柔，确切止血，无撕裂髂外静脉（图1-4-13-8）。

❾ 从右髂外静脉及膀胱上动脉间进入闭孔窝，分离出闭孔神经，在闭孔神经上方自下而上用大镊子和弯剪刀分离闭孔窝淋巴脂肪组织（图1-4-13-9）。

❿ 继续向上沿髂内动静脉分离其前方及周围的淋巴脂肪组织，至髂内动脉起点（图1-4-13-10）。

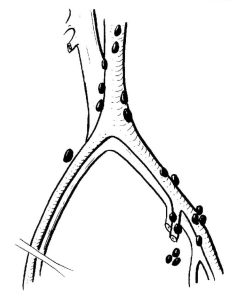

图1-4-13-1　手术范围

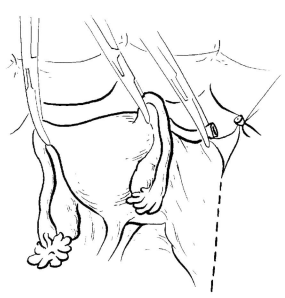

图1-4-13-2　钳夹、切断、缝扎右圆韧带

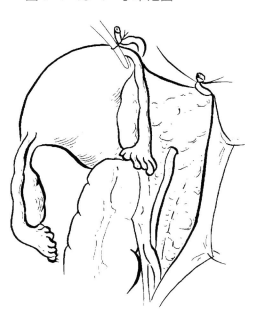

图1-4-13-3　游离右卵巢动静脉

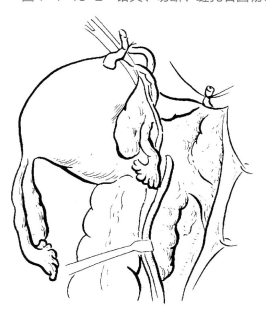

图1-4-13-4　游离盆腔段输尿管

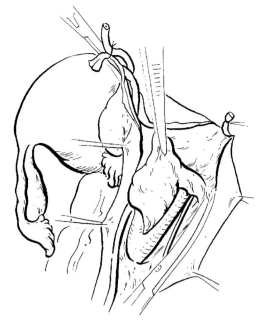

图1-4-13-5　剪开右髂外动脉鞘

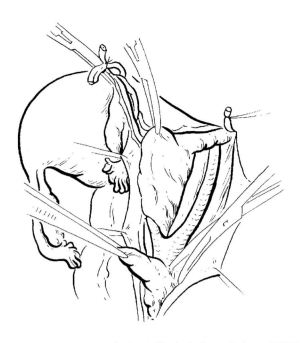

图1-4-13-6　分离髂总动脉分叉上2cm周围的淋巴脂肪组织

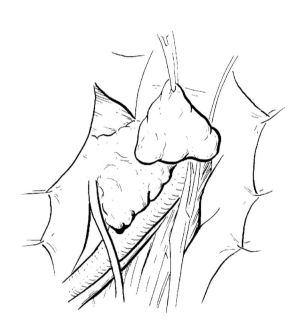

图1-4-13-7　分离摘除腹股沟深淋巴结

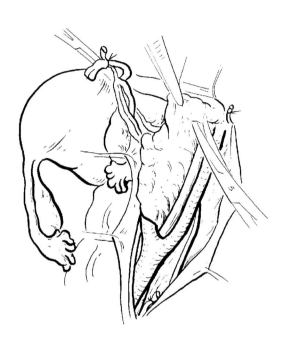

图1-4-13-8　游离右髂外静脉前方淋巴脂肪组织

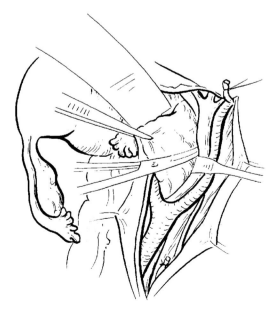

图1-4-13-9　分离闭孔窝淋巴脂肪组织

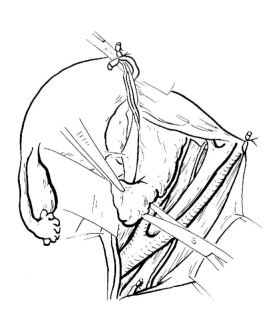

图1-4-13-10　分离髂内动静脉前方淋巴脂肪组织

⓫ 同法清除左侧盆腔淋巴结。切除子宫同"广泛性全子宫切除术"。左右盆腔闭孔窝内留置两枚引流管自阴道引出。关闭盆腔腹膜及关腹。

术中要点　❶ 注意输尿管走行，勿过多游离输尿管，以免过多损伤其营养血管网造成坏死。

❷ 牵拉或撕拉淋巴脂肪组织时，动作要轻柔，有小血管或粗淋巴管应钳夹，用4号丝线结扎，并防止撕裂髂内、外静脉壁。

❸ 直视看清楚盆底血管、神经，以免损伤。

术后处理　同"广泛性全子宫切除术"。

第十四节　腹主动脉旁淋巴结清扫术

适应证　卵巢癌、子宫内膜癌、子宫颈癌等，需了解腹主动脉旁淋巴结有否转移者。

禁忌证　同"腹膜内盆腔淋巴结清扫术"。

术前准备　同"广泛性全子宫切除术"。

手术范围　淋巴清扫范围，起自肾门水平，沿下腔静脉和腹主动脉而下，止于骶前（图1-4-14-1）。

手术步骤　❶ 全身麻醉，仰卧位。腹部切口自耻骨联合上缘起至脐上6cm，做腹正中绕脐直切口。探查同"广泛性全子宫切除术"。

ER1-4-14-1
腹主动脉旁淋巴结清扫术

❷ 将升结肠、回盲部及小肠推向左半腹腔，用大盐水纱布保护肠管，暴露升结肠旁沟，沿升结肠旁沟外侧剪开后腹膜，上自右肾下缘，下达小肠系膜根部（图1-4-14-2）。

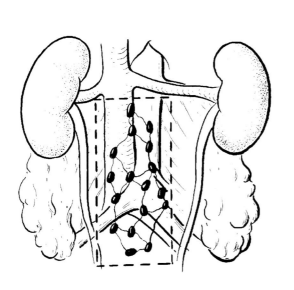

图1-4-14-1　手术范围

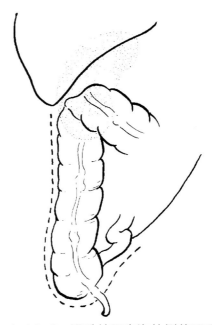

图1-4-14-2　沿升结肠旁沟外侧剪开后腹膜

115

❸ 分离后腹膜，显露腹主动脉、下腔静脉和肠系膜下动脉，向上分离至肾动脉分叉下方（图1-4-14-3）。

❹ 分别清除两侧髂总动脉前方及侧方至腹主动脉分叉处的淋巴脂肪组织（图1-4-14-4）。

❺ 牵拉右输尿管，沿下腔静脉右侧清除腹主动脉前方及右侧的淋巴脂肪组织（图1-4-14-5）。

❻ 再清扫腹主动脉左侧的淋巴脂肪组织，至肠系膜下动脉根部（图1-4-14-6）。

❼ 向左牵拉左输尿管，清扫肾血管以下的左侧淋巴脂肪组织（图1-4-14-7）。

❽ 清理创面，确切止血，用4号丝线结节缝合后腹膜，理顺肠管，逐层关腹（图1-4-14-8）。

术中要点 　　注意勿损伤该区域的血管，如肠系膜下动脉等。

术后处理 　　同"腹膜内盆腔淋巴结清扫术"。

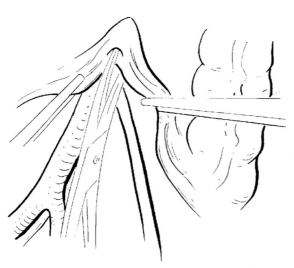

图1-4-14-3　分离后腹膜

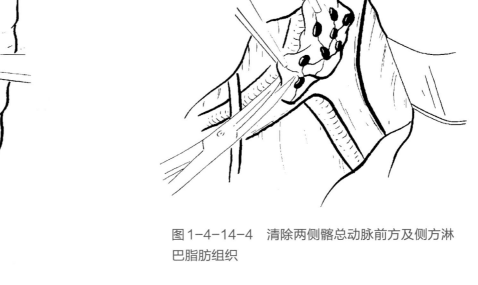

图1-4-14-4　清除两侧髂总动脉前方及侧方淋巴脂肪组织

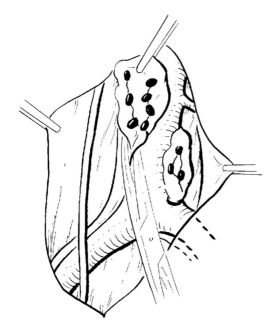

图1-4-14-5　清除腹主动脉前方及右侧的淋巴脂肪组织

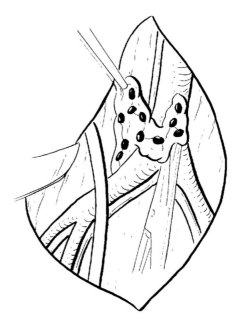

图1-4-14-6　清扫腹主动脉左侧的淋巴脂肪组织

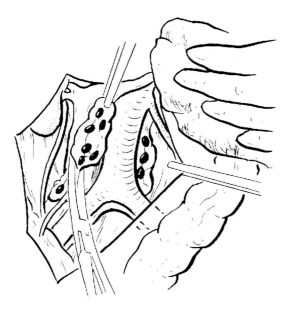

图 1-4-14-7　清扫肾血管以下的左侧淋巴脂肪组织

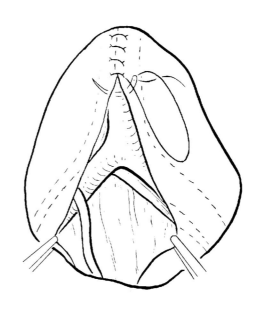

图 1-4-14-8　缝合后腹膜

第十五节　骶前淋巴结清扫术

适应证	子宫颈癌、卵巢癌、子宫内膜癌、阴道癌等。
禁忌证、 术前准备、 麻醉、体位	同"广泛性全子宫切除术"。
手术范围	两侧为髂总血管内侧，上自骶骨岬，下至第3~4骶椎。
手术步骤	❶　腹部切口和探查同"广泛性全子宫切除术"。
	❷　自骶骨岬至第3骶椎纵向剪开后腹膜（图1-4-15-1）。
	❸　分离后腹膜，显露骶前区域（图1-4-15-2）。
	❹　从骶骨岬起向下沿左右髂总动脉间的区域内清扫该组淋巴脂肪组织 （图1-4-15-3）。
	❺　清理创面，止血，用4号丝线结节缝合腹膜，逐层关腹（图1-4-15-4）。
术中要点	注意勿损伤骶前血管及静脉丛，以免大出血。
术后处理	同"广泛性全子宫切除术"。

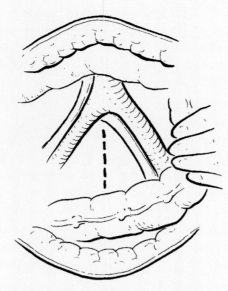

图 1-4-15-1 纵向剪开后腹膜

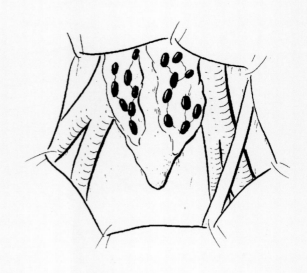

图 1-4-15-2 显露骶前区域

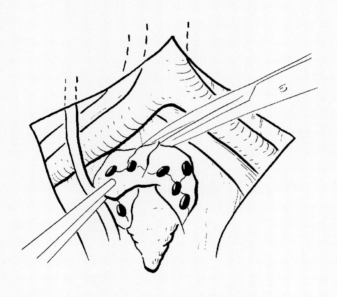

图 1-4-15-3 清扫骶前淋巴脂肪组织

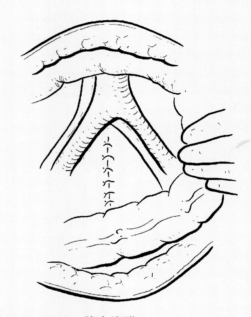

图 1-4-15-4 缝合腹膜

第五章

输卵管部手术

扫描此二维码，观看本书全部融合视频

第一节　输卵管切除术

适应证

❶ 输卵管妊娠者。

❷ 慢性输卵管炎及输卵管积脓、积血或积水者。

❸ 输卵管良性肿瘤者。

术前准备

❶ 备皮、备血。

❷ 术前晚洗肠2次，术晨洗肠1次。

❸ 术前晚10时后禁食水。

❹ 急诊重症休克立即输血、补液，抗休克同时立即开腹。

手术步骤

❶ 连续硬膜外麻醉，对重症患者可全身麻醉，取仰卧位。取下腹正中纵切口8～10cm，依次切开腹壁，进入腹腔（图1-5-1-1）。

❷ 探查腹腔，左手将病变输卵管提起，使输卵管系膜展平，用一把止血钳由伞端沿输卵管系膜向子宫角方向钳夹，用另一把止血钳由子宫角向伞端方向钳夹输卵管峡部及系膜，使两钳尖交叉（图1-5-1-2）。

❸ 在输卵管与止血钳中间切断，切除输卵管，如系膜过长可分次钳夹（图1-5-1-3）。

❹ 用7号丝线贯穿缝扎输卵管系膜及峡部断端（图1-5-1-4）。

❺ 用4号丝线以阔韧带及圆韧带作烟包缝合包埋输卵管断端（图1-5-1-5）。

❻ 生理盐水冲洗腹腔，清除积血，逐层缝合腹壁。

术中要点

❶ 分离粘连时，注意勿损伤输尿管、膀胱和肠管。

❷ 应尽量保留正常卵巢血运，靠近输卵管切除，尤其对年轻患者。

术后处理

❶ 失血多者，继续输血和补液，促进切口愈合及体质恢复。

❷ 根据患者情况选择应用抗生素。

❸ 术后3天切口换药，7天拆线。

❹ 术后禁止性生活及盆浴1个月。

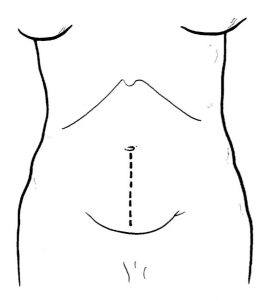

图1-5-1-1　取下腹正中纵切口

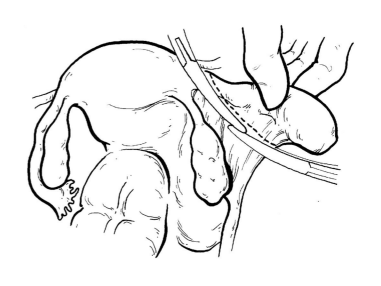

图1-5-1-2　用止血钳钳夹输卵管系膜

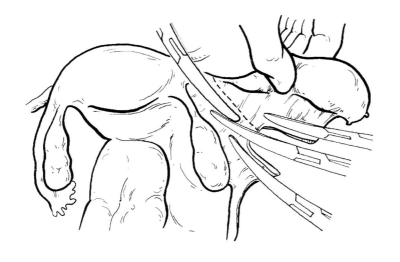

图1-5-1-3　切除输卵管

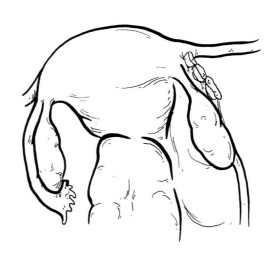

图1-5-1-4　缝扎输卵管系膜及峡部断端

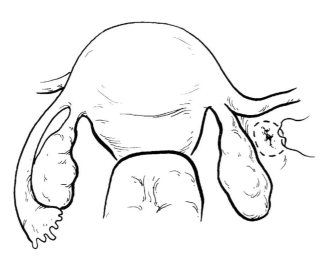

图1-5-1-5　包埋输卵管断端

第二节　　异位妊娠手术

一　　输卵管壶腹部妊娠切开取胚胎术

适应证	输卵管壶腹部妊娠未破裂或流产不全需保留输卵管者。
禁忌证	盆腔及输卵管有明显炎症、粘连、输卵管功能不良者，不能保留输卵管。
术前准备	同"输卵管切除术"。

手术步骤

01050201

ER1-5-2-1
异位妊娠手术

❶ 连续硬膜外麻醉或全身麻醉，取仰卧位。打开腹腔，用左手拇指及示指、中指夹住并固定输卵管系膜，沿管壁纵向切开直达病灶两端，暴露受精卵着床部位（图1-5-2-1）。

❷ 用蚊式钳提起输卵管切口缘之浆膜，用镊子取出胚胎组织；也可用刀柄将其剥出，若有凝血块及绒毛残留，可轻轻刮除（图1-5-2-2）。

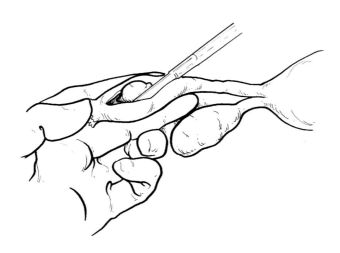

图1-5-2-1 纵向切开输卵管

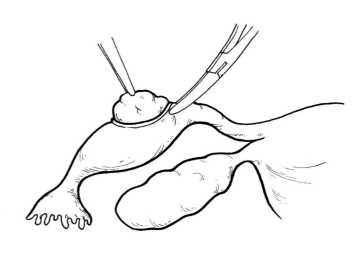

图1-5-2-2 取出胚胎组织

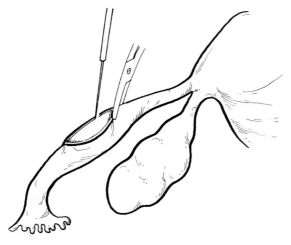

图1-5-2-3 电凝止血

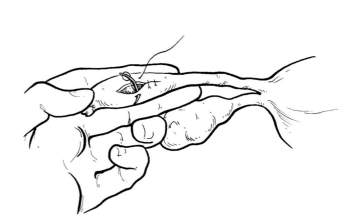

图1-5-2-4 缝合输卵管切口

❸ 用细头电凝在管腔内确切止血或压迫止血（图1-5-2-3）。

❹ 用4-0无损伤可吸收线间断缝合输卵管切口，缝合时注意勿使管腔狭窄（图1-5-2-4）。

❺ 充分冲洗盆腔，预防感染及粘连，逐层关腹。

术中要点　❶ 绒毛取出完整确切，勿残留。

❷ 术中止血要充分，防止术后再出血。但避免过度电凝输卵管，保留输卵管黏膜功能。

❸ 缝合管壁时勿使管腔狭窄。

术后处理　❶ 根据患者情况选择性应用抗生素。

❷ 术后3个月于月经干净后3～7天，行输卵管通液或造影检查。

二 输卵管伞部妊娠造口术

适应证　输卵管伞部妊娠未破裂者。

术前准备　同"输卵管切除术"。

手术步骤　❶ 连续硬膜外麻醉，取仰卧位。进入腹腔后，提起患侧输卵管，于胚胎种植部位的输卵管系膜对侧面，沿管壁纵向切开输卵管伞端，直达管腔

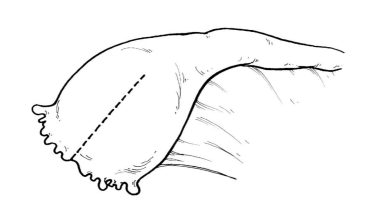

图1-5-2-5 纵向切开输卵管伞端

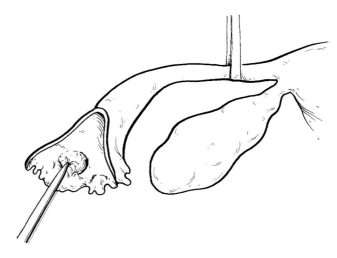

图1-5-2-6 完整取出胚胎组织

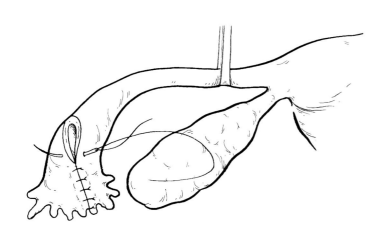

图1-5-2-7 结节缝合伞端

（图1-5-2-5）。

❷ 用镊子轻轻完整取出胚胎组织，电凝或压迫止血（图1-5-2-6）。

❸ 用4-0无损伤可吸收线作结节缝合（图1-5-2-7）。分别外翻缝合造新伞。

❹ 冲洗腹腔，勿积血及渗血，逐层关腹。

术中要点	同"输卵管壶腹部妊娠切开取胚胎术"。
术后处理	同"输卵管壶腹部妊娠切开取胚胎术"。

三　　输卵管间质部妊娠手术

适应证	输卵管间质部妊娠多在妊娠3～4个月时突然破裂，出血凶猛，危及生命，因此，一旦确诊应及时手术。
术前准备	❶ 重症休克立即输血补液，边抗休克边立即手术。 ❷ 其余同"输卵管切除术"。
麻醉及体位	连续硬膜外麻醉，重症休克者可全身麻醉。仰卧位。
手术范围	输卵管间质妊娠未破裂或破裂口不大，行宫角楔形切除。若患者卵巢破坏严重，或输卵管卵巢粘连不易分离，而对侧卵巢正常可同时切除患侧附件，若破裂口大、子宫损伤面积广，需行子宫次全切除术，详见相应

术式。

手术步骤 ❶ 楔形切除间质病灶：进入腹腔后暴露病变区，于妊娠侧宫角处注射宫缩剂，横形切开子宫浆肌层，用卵圆钳钳夹切口处组织（若病灶已破裂，则卵圆钳钳夹破裂口边缘组织），用刀柄将胎囊完整剥出，楔形切除宫角及患侧输卵管，未破裂者也可直接作宫角楔形切除及输卵管切除，将胎囊一起完全切除（图1-5-2-8）。

❷ 缝合子宫肌层：用1-0可吸收线间断缝合子宫肌层切口（图1-5-2-9）。

❸ 缝合浆肌层：用1-0可吸收线连续缝合浆肌层（图1-5-2-10）。

❹ 清理盆腹腔，关腹。

术中要点 ❶ 手术不及时或术中处理不当，会导致大出血，危及生命。

❷ 胚胎组织剥除不全或宫角楔形切除不彻底，导致胚胎组织残留。

术后处理 ❶ 失血性休克者，根据内出血情况补充足够血容量，纠正电解质紊乱。

❷ 抗生素预防感染及营养支持疗法。

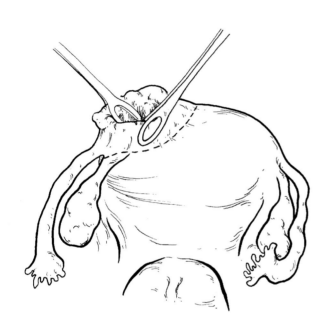

图1-5-2-8　卵圆钳钳夹病灶

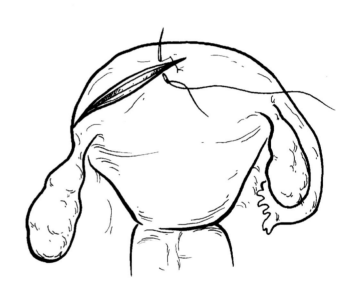

图1-5-2-9　缝合子宫肌层

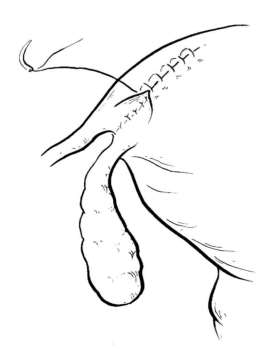

图1-5-2-10　缝合浆肌层

四　　继发腹腔妊娠手术

适应证	异位妊娠疑继发腹腔妊娠者。
术前准备	❶ 术前诊断，通过病史、查体、B超及X线检查明确诊断。 ❷ 充分备血。
手术步骤	❶ 连续硬膜外麻醉或全身麻醉，仰卧位。开腹取胎：打开腹膜时注意避免损伤广泛粘连的脏器。适当分离粘连，确切止血暴露胎囊及胎儿。破膜后吸出羊水，轻轻取出胎儿，于近胎盘处断脐，用7号丝线结扎（图1-5-2-11）。

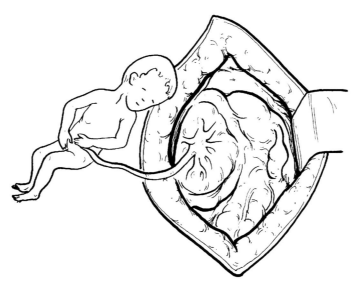

图1-5-2-11　暴露胎囊及胎儿

❷ 胎盘处理：若胎盘附属在大网膜、输卵管、卵巢、子宫或阔韧带等处，可将其连同附着器官一并切除，若胎盘附着于腹膜、肠系膜、肠管、肝脏或大血管等处，无法清除时则将胎盘留于腹腔，待其自行吸收。

❸ 冲洗盆腹腔，检查无创面渗血，逐层关腹。

术中要点	动作轻柔，避免副损伤，粗暴剥离胎盘会造成难以控制的大出血，危及生命。
术后处理	❶ 用抗生素预防感染。 ❷ 腹腔内保留胎盘的患者（术后2～3天内严密观察），若突然出现肿块、血压下降、面色苍白等内出血征象时，应考虑胎盘剥离所致，确诊为腹腔内出血后立即二次开腹手术。 ❸ 若保留的胎盘发生坏死、感染，必要时可二次手术。

五　　宫颈妊娠手术

适应证	一经确诊，及时终止妊娠。多数以全子宫切除结束妊娠，若妊娠小于12周，出血不多，一般状态稳定，可行钳刮术，若妊娠8～12周，有较多出血，但一般状态较好，要求保留子宫者，可行宫颈切开修复术。

禁忌证	胚胎较大，有活动出血，禁做钳刮术。
	妊娠超过12周，活动出血量大者，禁做宫颈切开修复术。
术前准备	充分备血。出血多时可先行输血补液，或边输血补液边手术。
麻醉及体位	连续硬膜外麻醉，钳刮术可局部麻醉或不用麻醉。仰卧位或膀胱截石位。
手术步骤	❶ 全子宫切除术请参阅相应章节（图1-5-2-12）。

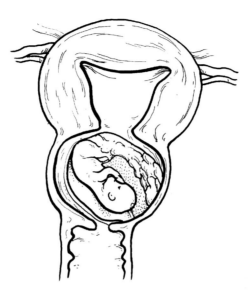

图1-5-2-12　宫颈妊娠

❷ 行宫颈切开修复术时先结扎双侧髂内动脉或子宫动脉下行支，或介入栓塞，切开宫颈清除胚胎组织，用2-0可吸收线连续缝合宫颈。

❸ 行钳刮术前先给予甲氨蝶呤或5-氟尿嘧啶化疗，使胚胎死亡，宫颈充血改善后，行钳刮术清除胚胎组织，用碘仿纱条填塞宫颈管压迫止血。

术中要点	术中注意患者一般情况，如有休克症状，积极抗休克治疗，钳刮术要防止搔刮过度。如出血过多或止血困难应及时中转开腹切除子宫。
术后处理	❶ 用抗生素预防感染。
	❷ 碘仿纱布于术后48小时抽出，必要时可重复填塞，注意观察阴道分泌物及宫颈恢复情况。

六　子宫残角妊娠手术

适应证	子宫残角妊娠多导致妊娠中期（15～16周）子宫破裂，因此一经确诊应及早手术。
术前准备	同"筋膜外全子宫切除术"。
手术范围	切除妊娠侧的残角子宫及与残角子宫相连的输卵管。
手术步骤	❶ 连续硬膜外麻醉或全身麻醉，取仰卧位。打开腹腔，探查子宫，在胀大的子宫残角外侧有正常的输卵管、卵巢及圆韧带，而输卵管妊娠时圆韧带位于胚胎内侧（图1-5-2-13）。

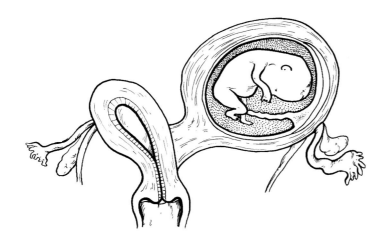

图1-5-2-13 子宫残角妊娠

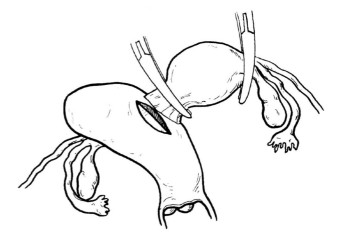

图1-5-2-14 钳夹、切断患侧残角子宫的圆韧带及输卵管、卵巢固有韧带

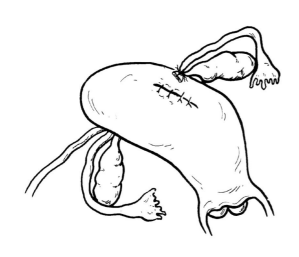

图1-5-2-15 缝合子宫切口

❷ 钳夹、切断患侧残角子宫的圆韧带及输卵管、卵巢固有韧带，用7号丝线双重缝扎（图1-5-2-14），若残角与健侧子宫相连的蒂较细（＜1cm），可直接钳夹、切断和缝扎；若蒂较粗，可于贴近子宫处作楔形切口切除。

❸ 用1号可吸收线间断缝合子宫切口（图1-5-2-15）。

❹ 关腹。

术中要点　　　　　同"输卵管间质部妊娠手术"。

术后处理　　　　　同"输卵管间质部妊娠手术"。

第三节　　输卵管伞端成形术

适应证　　　　　输卵管伞端完全闭塞或轻度输卵管积水，而伞端比较完整者。

禁忌证　　　　　输卵管结核、严重盆腔感染致输卵管无功能者。

术前准备	❶ 手术时间选在月经干净后3～7天为宜。
	❷ 术前行全身及妇科检查。
	❸ 术前行子宫输卵管造影检查，明确病变部位、性质及范围。
手术步骤	❶ 连续硬膜外麻醉，取仰卧位。打开腹腔，分离输卵管周围粘连，组织钳提起患侧输卵管，暴露闭塞的伞端（图1-5-3-1）。
	❷ 用蚊式钳插入闭塞末端的陷凹内，轻轻分离伞端粘连，显示输卵管开口。或十字切开输卵管闭锁伞端，充分暴露输卵管开口（图1-5-3-2）。
	❸ 用5-0或6-0的无损伤可吸收缝线将伞端黏膜与输卵管浆膜面间断缝合数针，使黏膜外翻，伞端成形（图1-5-3-3）。
	❹ 关腹。
术中要点	手术操作要轻柔，分离闭塞端要彻底，开口要充分，使伞端黏膜外翻，防止术后再次粘连闭锁。
术后处理	❶ 用抗生素预防感染。
	❷ 自术后2天起，用生理盐水20ml加庆大霉素16万U加氢化可的松25mg，行输卵管通液，每日1次，共7～10天，以后每周2次，共4周。

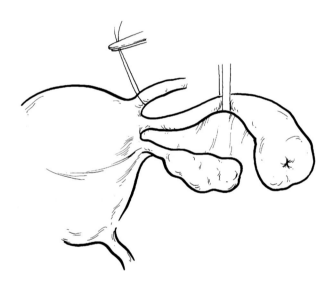

图1-5-3-1 暴露闭塞的伞端

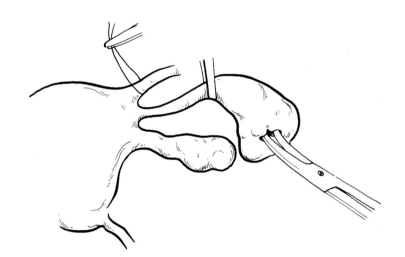

图1-5-3-2 分离伞端粘连

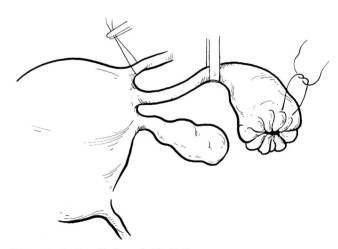

图1-5-3-3 缝合、伞端成形

第四节　输卵管伞端或盲端切开造口术

适应证	❶ 伞端切除术后。
	❷ 伞端破坏较重。
禁忌证、 术前准备、 麻醉与体位	同"输卵管伞端成形术"。
手术步骤	❶ 分离周围粘连，显露输卵管盲端（图1-5-4-1）。
	❷ 切开输卵管浆膜层，环形切开盲端，显露正常管腔，切除多余部分（图1-5-4-2）。
	❸ 将输卵管伞端黏膜外翻缝合，或将管腔呈鱼口状切开，将黏膜外翻（图1-5-4-3）。
术中要点、 术后处理	同"输卵管伞端成形术"。

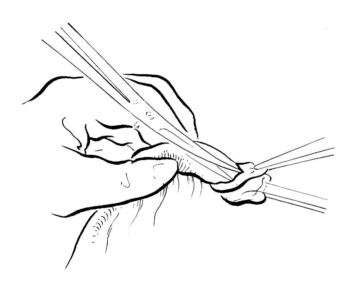

图1-5-4-1　周围粘连，显露输卵管盲端

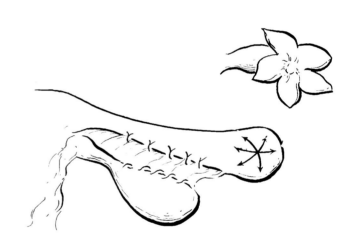

图1-5-4-2　环形切开盲端

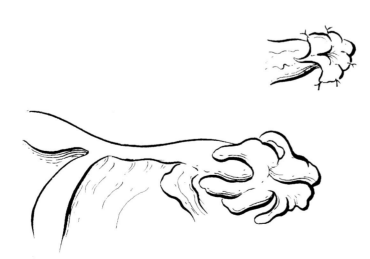

图1-5-4-3　外翻缝合输卵管伞端黏膜

第五节　输卵管吻合术

适应证　❶ 年龄在40岁以下，无其他不宜妊娠疾病，输卵管结扎术后要求复通者。

❷ 输卵管节段堵塞，近子宫端无阻塞者。

❸ 经检查子宫正常、附件无肿瘤、粘连及急性炎症。

禁忌证　❶ 卵巢功能不良，无正常排卵者。

❷ 输卵管过短。

术前准备　❶ 手术时间选在月经干净后3～7天为宜。

❷ 术前行全身及妇科检查。

❸ 术前行子宫输卵管造影检查，明确病变部位，性质及范围。

❹ 准备显微外科器械。

手术步骤　❶ 连续硬膜外麻醉或全麻，取仰卧位。选用下腹正中纵切口，长约8～10cm。

❷ 进入腹腔，探查子宫及双附件情况。

❸ 用蚊式钳提起输卵管瘢痕，浆膜下注入生理盐水或0.5%普鲁卡因溶液，使浆膜膨起（图1-5-5-1）切开浆膜，游离出输卵管及瘢痕组织，将瘢痕切除（图1-5-5-2），露出正常的管腔并向两端分别注入生理盐水检查通畅情况。

❹ 在显微镜下用7-0～9-0无损伤线缝合输卵管肌层，于12、6、3、9点处各缝合1针，也可只缝合3针（图1-5-5-3）。再用6-0～5-0无损伤线缝合浆膜层（图1-5-5-4）。再作一次通液试验（图1-5-5-5）。

❺ 用5-0无损伤线结节缝合输卵管系膜。再用同样的方法吻合对侧。

❻ 按常规缝合腹壁各层。

术中要点　❶ 手术操作必须细致、轻柔、准确。分离时利用刀、剪等锐性分离为宜，切忌撕拉以防损伤输卵管黏膜。

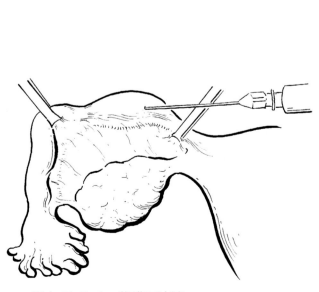

图1-5-5-1　浆膜下注液

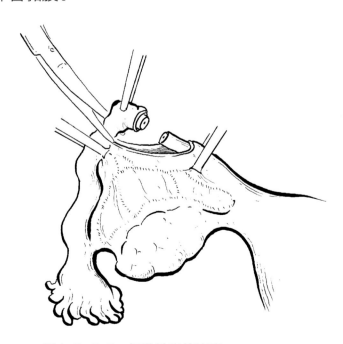

图1-5-5-2　切除输卵管瘢痕

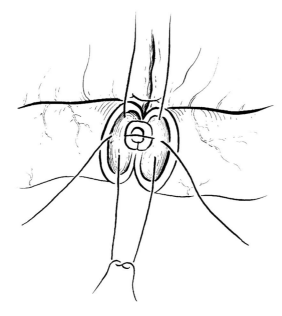

图1-5-5-3　缝合输卵管肌层

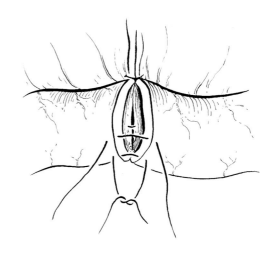

图1-5-5-4　缝合浆膜层

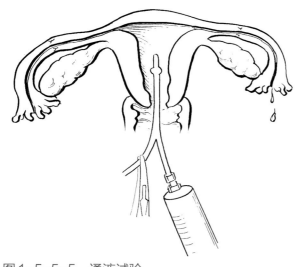

图1-5-5-5　通液试验

❷ 缝合输卵管肌层时不要穿透黏膜。

❸ 保留输卵管总长度不应少于5cm。

❹ 行输卵管不同部位吻合时，应尽量保证两端管腔的口径相一致。

❺ 在吻合输卵管时，可用生理盐水不断冲洗以保持术野清晰并维持湿润。

❻ 处理输卵管系膜时应注意止血，尽量保留输卵管与系膜的血运，缝合时应与输卵管长轴垂直。

❼ 关腹前腹腔内注入200～300ml低分子右旋糖酐或吻合口表面涂透明质酸钠，防止粘连。

术后处理　❶ 术后应用广谱抗生素，预防感染。

❷ 术中未保留支架者，术后应尽早行通液术。最早可于术后第2天开始，以后每次月经后3～7天行通液术。所用液体可用生理盐水加入庆大霉素8万U、透明质酸酶或α-糜蛋白酶1500U配制。

❸ 术中留下的输卵管支架，一般于术后2～4周取出。

❹ 术后1月及输卵管通液术后1周内禁性生活。

第六节 输卵管子宫角植入术

适应证	多用于输卵管间质部或峡部堵塞者。
禁忌证、 术前准备、 麻醉与体位	同"输卵管伞端成形术"。
手术范围	切除堵塞部分的输卵管，将通畅部分植入子宫腔。
手术步骤	❶ 进入腹腔后，探查输卵管堵塞部位，将硅胶管自伞端插入，同时注入液体，明确堵塞部位，为尽可能保留健康的输卵管，自堵塞部位中间开始逐渐向外切剪开堵塞部稍外方，显示输卵管通畅部分（图1-5-6-1）。
	❷ 于宫角处作楔状切除输卵管堵塞段或用打孔器造孔，与宫腔相通，确切止血。为减少出血，可局部注射宫缩剂后再切除（图1-5-6-2）。
	❸ 将输卵管近端纵向切开约0.5cm，使之成为前后两瓣，用3-0可吸收线分别于两瓣顶端各贯穿缝1针，保留线头，暂不打结（图1-5-6-3）。
	❹ 将前瓣两线头分别穿针，由宫腔内贯穿子宫肌壁缝出子宫前壁。同法将后瓣线头穿出子宫后壁，分别将前后瓣可吸收线打结，两者黏膜对齐，使输卵管腔与宫腔相通（图1-5-6-4）。
	❺ 用1-0或2-0可吸收线连续或结节缝合宫角部（图1-5-6-5）。
	❻ 用3-0可吸收线结节缝合输卵管及宫角部浆膜层，注意不要缝扎输卵管，将输卵管浆膜层固定于子宫浆膜层（图1-5-6-6）。
	❼ 关腹。
术中要点	❶ 宫角楔形切口要适度，切口过大使子宫受损过多，输卵管两分叉瓣膜过度牵拉，影响愈合，切口过小，使输卵管两分叉堆积受压，易导致粘连堵塞。
	❷ 尽可能多地保留健康的输卵管。
术后处理	同"输卵管吻合术"。

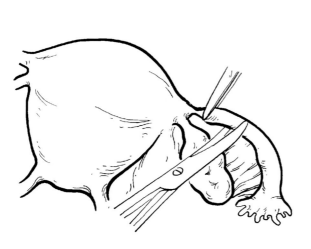

图1-5-6-1 剪开输卵管堵塞部位

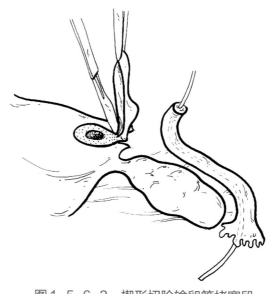

图1-5-6-2 楔形切除输卵管堵塞段

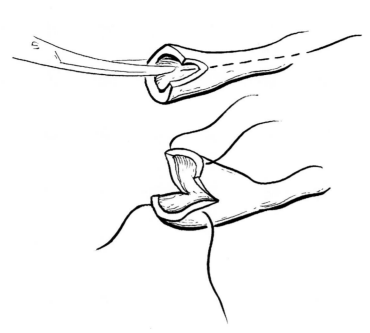

图1-5-6-3　纵向切开输卵管近端，缝合

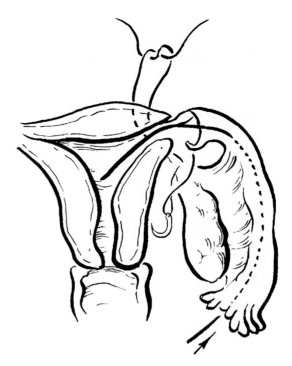

图1-5-6-4　贯穿缝合子宫肌壁

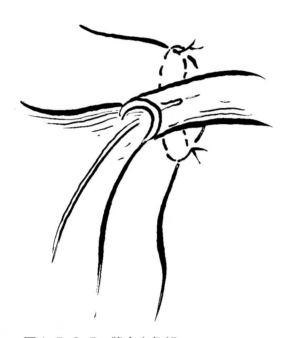

图1-5-6-5　缝合宫角部

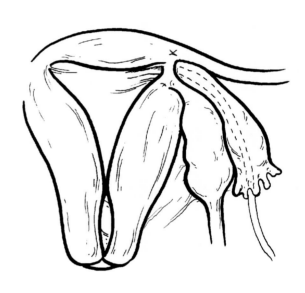

图1-5-6-6　缝合输卵管浆膜层及子宫浆膜层

133

第六章

卵巢部分手术

扫描此二维
码，观看本书
全部融合视频

第一节 卵巢肿瘤核除术

适应证	希望保留卵巢功能者。畸胎瘤、黏液性囊腺瘤、浆液性囊腺瘤和卵巢子宫内膜异位囊肿等疾病可以采用本法治疗，但有可能怀疑恶变时要注意。
禁忌证	结合临床表现、肿瘤标志物和影像资料提示有可能是恶性肿瘤时。早期卵巢恶性肿瘤但强烈希望保留卵巢功能的年轻女性要在术前进行充分沟通。

术前准备

❶ 术前1天术野备皮[ERAS（加速康复外科）可不进行]。

❷ 术前晚及术晨各洗肠一次，术前晚10时后禁食水（ERAS可不进行）。

❸ 疑有严重盆腔粘连者，术中可能涉及肠管，术前应做肠道准备。

❹ 有需要者可术前30分钟预防应用抗生素1次。

麻醉及体位 连续硬膜外麻醉或全身麻醉。仰卧位。若行腹腔镜下手术可取改良的膀胱截石位。

手术步骤

ER1-6-1-1
腹腔镜下卵巢
肿瘤核除术

（腹腔镜下卵巢肿瘤核除术见手术视频ER1-6-1-1）

以开腹右侧卵巢肿瘤核除为例：

❶ 取下腹正中切口，探查腹腔，了解肿物的大小、性质及其与周围组织器官的关系。如有粘连，钝性或锐性分离粘连，然后轻轻挽出肿瘤或卵巢，用盐水纱布保护术野。

❷ 于卵巢表面沿卵巢长轴小心切开卵巢皮质达肿瘤壁。切口选择应远离卵巢门，囊肿较小时选弧形切口，肿瘤较大则选梭形切口（图1-6-1-1）。

❸ 用组织钳夹住并提起已被切开并分离的卵巢皮质，然后用剪刀或弯分离钳小心分离卵巢皮质和肿瘤壁之间的间隙，边分离间隙边剪开卵巢皮质，切口长度达肿瘤长径（图1-6-1-2）。

❹ 用组织钳轻轻钳夹两侧已分离的卵巢皮质，向着卵巢门方向进行剥离。这个部位有疏松结缔组织，可以用锐性或钝性剥离，出现出血点时应进行钳夹结扎止血或电刀止血。完整核除卵巢肿瘤（图1-6-1-3）。

❺ 核除肿瘤后，再次检查卵巢皮质内创面有无出血，电凝或结扎出血点进行止血。用3-0可吸收线结节缝合或连续缝合卵巢皮质恢复卵巢解剖，防止形成死腔。缝合（尤其是连续缝合）不要过紧，以能止血为宜，以防影响卵巢血运，影响卵巢功能或致输卵管扭曲（图1-6-1-4）。

❻ 检查无出血，逐层缝合关闭腹腔。

术中要点

❶ 小心将肿瘤挽出腹腔，避免肿瘤因挽出而破裂，导致肿瘤内容物溢入污染腹腔，如肿瘤较大，可先放液后挽出腹腔，放液速度要缓慢。注意无瘤观念，避免囊液外流。

❷ 避免过多用电器械凝固止血及丝线结扎过紧，尽量减少对剩余的正常卵巢组织功能的影响。

术后处理

❶ 术后留置尿管24小时。

❷ 术后7天拆线，也可用可吸收线皮内缝合。

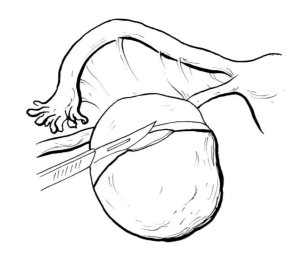

图1-6-1-1 切开卵巢皮质达囊肿壁

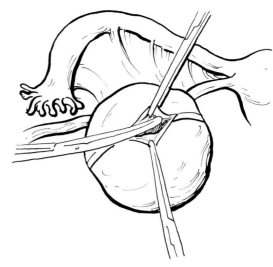

图1-6-1-2 分离钳分离卵巢皮质和肿瘤壁

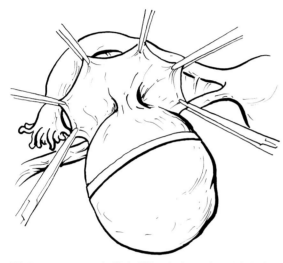

图1-6-1-3 向着卵巢门方向剥离卵巢肿瘤

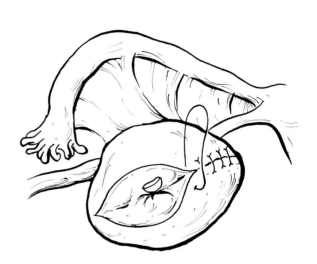

图1-6-1-4 缝合卵巢皮质

第二节 附件切除术

适应证	❶ 卵巢良性肿瘤或卵巢肿物巨大无生育要求者。
	❷ 输卵管卵巢囊肿。
	❸ 低度恶性肿瘤或交界性肿瘤需保留生育功能者。
	❹ 卵巢去势手术。
	❺ 卵巢肿瘤蒂扭转。
禁忌证	严重心、肝、肺、肾等疾病不能耐受手术者。
术前准备、麻醉、体位	同"卵巢肿瘤切除术"。仰卧位。
手术范围	同侧输卵管、卵巢切除，需切断输卵管、卵巢固有韧带和卵巢悬韧带（图1-6-2-1）。

❶ 切口及探查同"卵巢肿瘤切除术"。

❷ 挽出肿瘤，于子宫角处用两把长弯血管钳沿输卵管系膜和肿物下缘钳夹右卵巢固有韧带及输卵管，两把长弯止血钳沿肿物下缘钳夹右卵巢悬韧带（图1-6-2-2）。以4号丝线把圆韧带及阔韧带腹膜作烟包包埋残端。

❸ 于两钳间分次逐渐切断右卵巢固有韧带、输卵管和卵巢悬韧带（图1-6-2-3）。

❹ 用7号丝线通过系膜交叉缝合卵巢固有韧带、输卵管和卵巢悬韧带，分别结扎，再单扎加固（图1-6-2-4）。

❺ 用子宫圆韧带及阔韧带腹膜覆盖，以4号丝线烟包缝合包埋断端（图1-6-2-5）。

术中要点

❶ 探查了解卵巢肿瘤、输卵管及子宫与周围盆腔脏器、大网及肠管的关系。如有粘连，使输卵管、卵巢与子宫粘连完全分离。

❷ 肿物过大、基底过宽，可能使输尿管移位。应在骨盆入口处打开腹膜，找到输尿管并分离，使其远离肿物，再直视下钳夹切断骨盆漏斗韧带。

❸ 若为卵巢肿瘤蒂扭转，则轻轻挽出肿瘤但不要缓解扭转之瘤蒂。以两把长弯血管钳在靠近宫角处瘤蒂扭转部位以下的根部钳夹正常组织。钳紧后轻轻缓解瘤蒂并记住扭转周数，切断瘤蒂，用7号丝线贯穿缝扎断端，并加固缝扎。

❹ 卵巢肿瘤蒂扭转者，因静脉淤血多有血栓形成，手术时不可先将蒂松解，扭转复位，应在长弯血管钳钳夹瘤蒂后再复位，以免血栓脱落栓塞。

❺ 如果肿瘤巨大，为防止肿瘤破裂，污染术野，手术切口应充分。

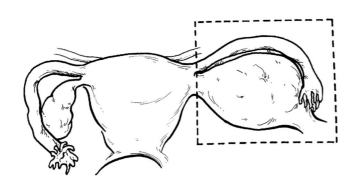

图1-6-2-1　手术范围

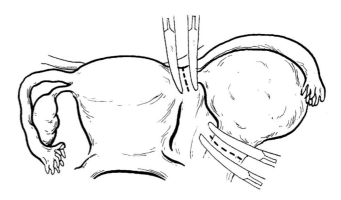

图1-6-2-2　长弯止血钳分别钳夹右卵巢固有韧带及输卵管、右卵巢悬韧带

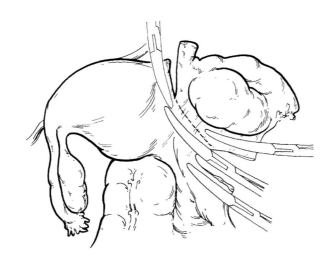

图1-6-2-3　分次切断右卵巢固有韧带、输卵管和卵巢悬韧带

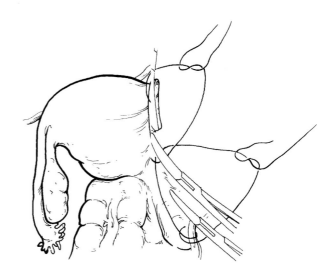

图1-6-2-4　缝合卵巢固有韧带、输卵管和卵巢悬韧带

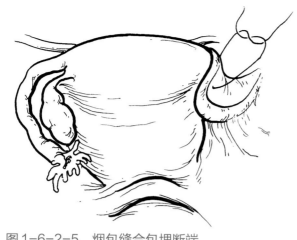

图1-6-2-5 烟包缝合包埋断端

❻ 肿瘤蒂扭转后，由于牵拉，输尿管可能移位，故要直视下钳夹瘤蒂，以免损伤输尿管。结扎后要观察输尿管蠕动情况。

❼ 如腹腔内有渗出，应用生理盐水冲洗，以防感染。

术后处理 同"卵巢肿瘤切除术"。患者若存在腹膜炎，术后需抗感染治疗；患者病情危重，伴有水电解质平衡失调者，应给予纠正。

第三节 卵巢肿瘤蒂扭转手术

适应证 卵巢肿瘤蒂扭转。

术前准备、麻醉、体位 同"卵巢肿瘤切除术"。连续硬膜外麻醉或全身麻醉。仰卧位。

手术步骤 以左卵巢肿瘤蒂扭转为例：

❶ 切口及探查同"卵巢肿瘤切除术"。

❷ 轻轻挽出肿瘤，但不要缓解扭转之瘤蒂。

❸ 以两把长弯血管钳在靠近宫角处瘤蒂扭转部位以下的根部钳夹正常组织。钳紧后轻轻缓解瘤蒂并记住扭转周数，切断瘤蒂，用7号丝线贯穿缝扎断端，并加固缝扎（图1-6-3-1）。

❹ 以4号丝线把圆韧带及阔韧带腹膜烟包包埋残端（图1-6-3-2）。

❺ 清理盆腹腔，无出血，逐层关腹。

术中要点 ❶ 卵巢肿瘤蒂扭转者，因静脉淤血多有血栓形成，手术时不可先将瘤蒂松解，扭转复位，应在长弯血管钳钳夹瘤蒂后再复位，以免血栓脱落栓塞。

❷ 如果肿瘤巨大，为防止肿瘤破裂，污染术野，手术切口应充分。

❸ 肿瘤蒂扭转后，由于牵拉，输尿管可能移位，故要直视下钳夹瘤蒂，以免损伤输尿管。结扎后要观察输尿管蠕动情况。

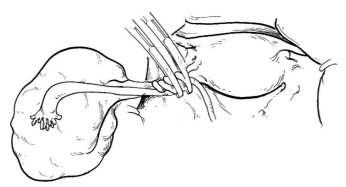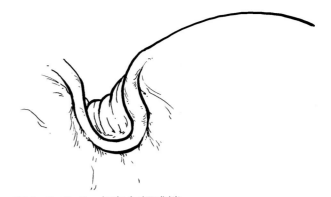

图1-6-3-1 两把长弯血管钳在靠近宫角处瘤蒂扭转部位以下的根部钳夹正常组织　　图1-6-3-2 烟包包埋残端

④ 如腹腔内有渗出，应用生理盐水冲洗，以防感染。

第四节　卵巢楔形切除术

适应证
① 多囊卵巢综合征，经保守治疗效果不好，以促排卵为目的者。
② 卵巢滤泡囊肿或黄体囊肿破裂出血，卵巢妊娠。
③ 疑有卵巢恶性病变，为排除恶性行病理检查者。

禁忌证
卵巢恶性肿瘤。

术前准备、
麻醉、体位
同"卵巢肿瘤切除术"。连续硬膜外麻醉。仰卧位。

手术步骤
以左卵巢楔形切除术为例：
① 切口及探查同"卵巢肿瘤切除术"。
② 取出卵巢用盐水纱布保护，术者用左手示、中指夹住卵巢门，使卵巢游离缘向上，并固定之（图1-6-4-1）。
③ 沿卵巢长轴方向作两个弧形切口，达卵巢皮质深部作楔形切除，勿达髓质深部而损伤卵巢门的血管和神经（图1-6-4-2）。
④ 以1号丝线垂直褥式结节缝合切口，恢复卵巢外观（图1-6-4-3）。

术中要点
① 切口深度达皮质，但不要过深而损伤髓质内血管和神经。
② 缝线应垂直卵巢长轴，通过切面底不留死腔以止血确切同时又不影响剩余卵巢的血运。

术后处理
同"卵巢肿瘤切除术"。

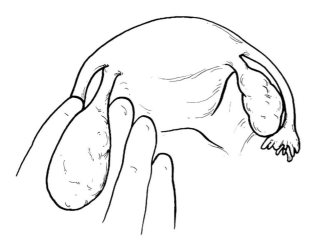

图 1-6-4-1 用左手示、中指夹住卵巢门，固定

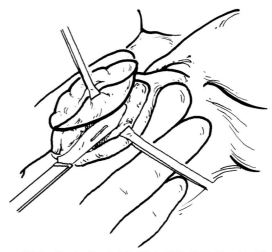

图 1-6-4-2 于卵巢皮质深部作楔形切除

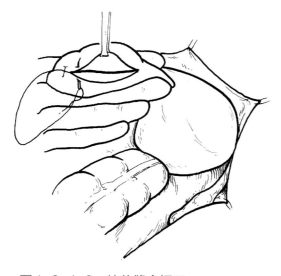

图 1-6-4-3 结节缝合切口

第五节　　卵巢剖开探查术

适应证	❶	可疑卵巢有病变者。
	❷	一侧卵巢肿瘤切除的患者，尚需保留对侧卵巢，术中对侧卵巢应剖开检查，看是否有微小肿瘤存在。
术前准备		同"卵巢肿瘤切除术"。
手术步骤	❶	连续硬膜外麻醉，取仰卧位。切口及探查同"卵巢肿瘤切除术"。
	❷	术者用示指、中指夹持卵巢门系膜，使游离缘向上，固定卵巢（图1-6-5-1）。
	❸	沿卵巢长轴方向作一纵切口，切开皮质，深达髓质，检查有无微小肿瘤（图1-6-5-2）
	❹	以1号丝线结节缝合卵巢（图1-6-5-3）。
术中要点		术中要仔细检查卵巢剖面有无病变，必要时活检送冰冻切片检查。
术后处理		同"卵巢肿瘤切除术"。

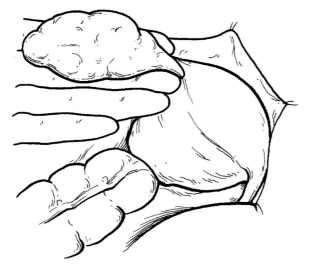

图1-6-5-1　用示、中指夹持卵巢门系膜，固定卵巢

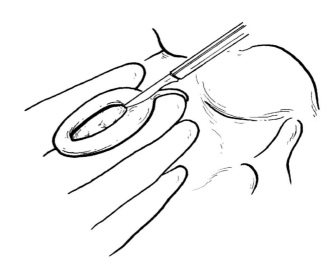

图1-6-5-2　纵切口切开卵巢皮质

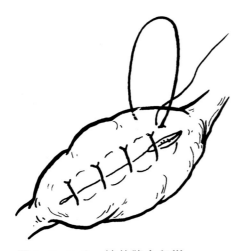

图1-6-5-3　结节缝合卵巢

第六节　　卵巢冠囊肿手术

适应证	发生在输卵管系膜内的中肾管遗迹形成的囊肿者。
术前准备	同"卵巢肿瘤切除术"。

手术步骤

ER1-6-6-1
卵巢冠囊肿手术

❶ 连续硬膜外麻醉，取仰卧位。腹部切口及探查同"卵巢肿瘤切除术"。

❷ 选择远离输卵管系膜血管而囊肿最突出处切开表面腹膜（图1-6-6-1）。

❸ 用组织钳钳夹住部分阔韧带腹膜，用刀柄钝性分离核除囊肿（图1-6-6-2）。

❹ 修剪多余腹膜，止血，用1号丝线缝合关闭残腔（图1-6-6-3）。

❺ 以1号丝线结节缝合切口，注意防止输卵管扭曲（图1-6-6-4）。

术中要点

❶ 阔韧带间隙止血要充分，以防发生血肿。

❷ 缝合关闭残腔时勿伤及周围的脏器，如子宫动静脉和输尿管。

❸ 勿使输卵管扭曲，致输卵管阻塞或不畅，影响其功能。

术后处理　　同"卵巢肿瘤切除术"。

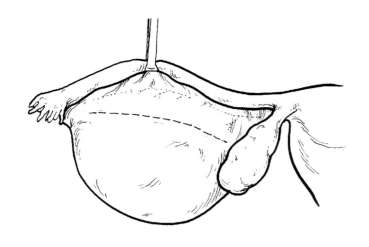

图1-6-6-1　切开输卵管系膜表面腹膜

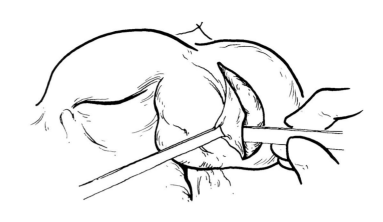

图1-6-6-2　钝性分离核除囊肿

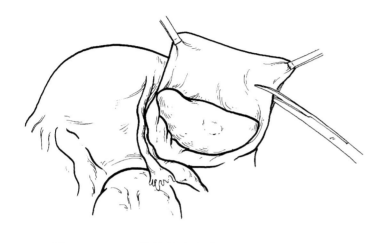

图1-6-6-3　修剪多余腹膜

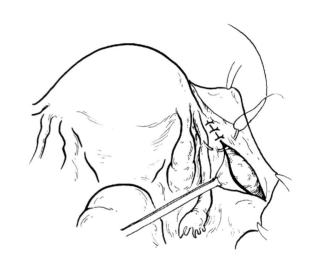

图1-6-6-4　结节缝合切口

第七节　　卵巢移位术

适应证	年轻小于40岁尚未绝经的早期宫颈癌患者，估计术后有可能接受放疗者。
术前准备	同"卵巢肿瘤切除术"。

手术步骤

ER1-6-7-1
腹腔镜下卵巢
移位术

❶ 连续硬膜外麻醉或全身麻醉，取仰卧位。切口和探查同子宫颈癌手术。

❷ 钳夹、切断、结扎卵巢固有韧带（图1-6-7-1）。

❸ 分次钳夹、切断、结扎输卵管系膜，剪开骨盆漏斗韧带浆膜，游离出卵巢动、静脉，以延长卵巢蒂约10～12cm长，用盐水纱布保护，待子宫手术后进行卵巢移位（图1-6-7-2）。

❹ 子宫切除后，将卵巢游离缘用4号丝线缝合到腹壁固定（图1-6-7-3）。

❺ 术毕逐层关腹。

术中要点	游离卵巢的蒂要足够长，不要有张力，以免影响卵巢血运。
术后处理	❶ 注意保护使移位后的卵巢免受压力，切口换药，防止感染。

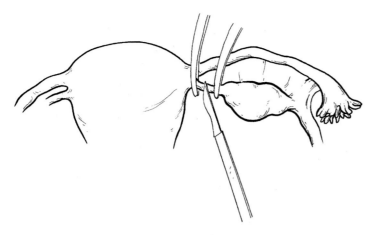

图 1-6-7-1　钳夹、切断、结扎卵巢固有韧带

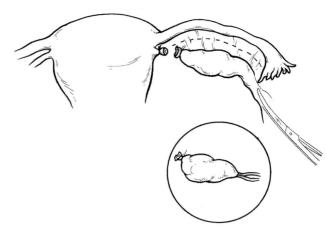

图 1-6-7-2　剪开骨盆漏斗韧带浆膜，游离出卵巢动、静脉

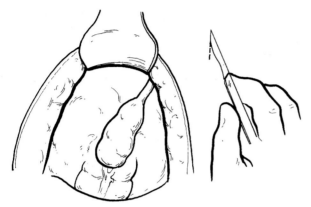

图 1-6-7-3　将卵巢游离缘缝合到腹壁固定

❷　定期监测随访观察移位后的卵巢是否成活，排卵期局部肿大胀痛，属正常表现。

第八节　　早期卵巢癌分期手术

适应证	临床I期及ⅡA期的卵巢或输卵管恶性肿瘤患者。
禁忌证	严重心、肝、肺、肾等脏器疾病不能耐受手术者。
术前准备	❶　检查心电图、心肺功能和空腹血糖，对患者状态作客观评估，了解是否耐受手术。
	❷　术前纠正离子紊乱，全量补液，补充蛋白质、维生素和能量。
	❸　术前晚清洁洗肠，术前晚10时后禁食水。
	❹　术前备血800～1200ml。
手术范围	全子宫、双附件、大网膜和/或阑尾切除术。腹膜后淋巴结清扫术依术中探查所见决定。淋巴结清扫参考规范，尽可能做盆腔和腹主动脉旁淋巴结切除或活检。可行单侧附件切除的条件：①一侧卵巢肿瘤，临床IA期。术中快速病理检查、腹腔冲洗液查瘤细胞、对侧卵巢楔形切除组织

及腹膜多点活检均阴性，且年轻妇女需要保留生育能力者。②青春期前女性患恶性索间质肿瘤或生殖细胞肿瘤，符合上述条件，家属强烈要求保留生育功能者，也可酌情行单侧附件切除。两者均应切除大网膜和/或阑尾，术后系统化疗，定期随访，发现异常及时补充手术。

手术步骤

ER1-6-8-1
早期卵巢癌分期手术（上）

ER1-6-8-2
早期卵巢癌分期手术（下）

❶ 连续硬膜外麻醉或全身麻醉，取仰卧位。腹部切口：腹部正中纵切口，下界耻骨联合上缘，上界绕脐到相应长度（剑突下），以能充分暴露术野为宜。

❷ 探查：以无瘤术原则分别探查上腹腔的肝、脾、胃及横膈表面有无转移，大网膜、肠管、肠系膜、结肠旁沟腹膜及腹主动脉旁淋巴结有无转移，再探查盆腔子宫、双附件、膀胱、直肠及直肠子宫陷凹周围部位，了解肿瘤浸润情况，了解腹水量、颜色、性状，并取腹水作癌细胞检查；如无腹水，可用200ml生理盐水冲洗膈下结肠旁沟和直肠子宫陷凹等处吸取后送检瘤细胞。

❸ 于圆韧带中外1/3处钳夹切断并用7号丝线缝扎（图1-6-8-1）。

❹ 剪开骨盆漏斗韧带腹膜，暴露卵巢动静脉，辨别输尿管走行，勿损伤之（图1-6-8-2）。

❺ 于卵巢动静脉靠盆壁处高位切断，用7号丝线和4号丝线结扎2次（图1-6-8-3）。

❻ 同法处理对侧圆韧带和卵巢动、静脉。

❼ 剪开阔韧带前后叶及子宫膀胱反折腹膜，下推膀胱至宫颈外口水平（图1-6-8-4）。

❽ 切除子宫：见"筋膜外全子宫切除术"。

❾ 用1-0可吸收线连续锁边缝合阴道断端。
清除盆腔及腹主动脉旁淋巴结见妇科手术第四章"腹膜内盆腔淋巴结清扫术"及"腹主动脉旁淋巴结清扫术"。创面大、渗出多者可留置盆腔引流管，经阴道断端引出（图1-6-8-5）。

❿ 切除大网膜：手术应打开小网膜囊，前叶切除至胃血管弓下方。
1）近横结肠中段大网膜切除：在横结肠附着的近根部的大网膜无血管

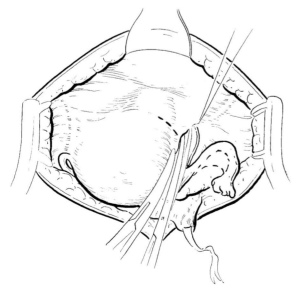

图1-6-8-1　于圆韧带中外1/3处钳夹、切断、缝扎圆韧带

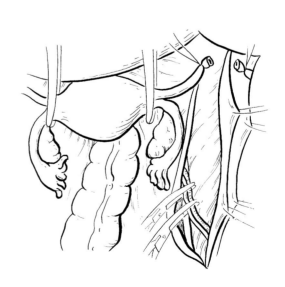

图1-6-8-2　暴露卵巢动静脉

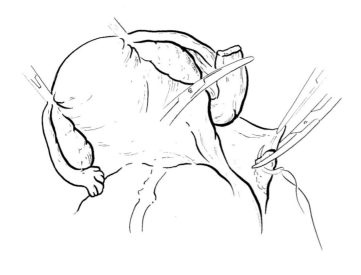

图1-6-8-3　于靠盆壁处高位切断卵巢动、静脉

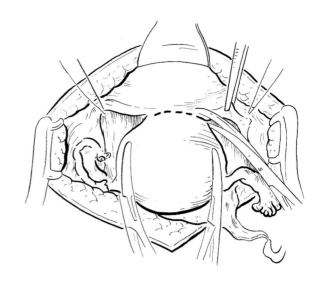

图1-6-8-4　剪开阔韧带前后叶及子宫膀胱反折腹膜

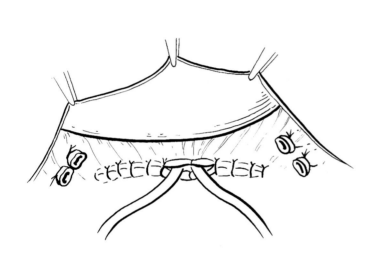

图1-6-8-5　留置盆腔引流管，经阴道断端引出

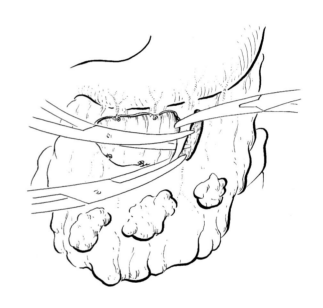

图1-6-8-6　在横结肠附着的近根部切断大网膜

区打洞，用两把弯血管钳于两洞之间的血管区分上下钳夹并在两钳之间切断大网膜，用4号丝线结扎（图1-6-8-6）。

2）近结肠肝曲大网膜切除：沿横结肠向肝曲分次钳夹切断结扎大网膜，至大网膜右游离缘（图1-6-8-7）。

3）近结肠脾曲大网膜切除：沿横结肠向脾曲分次钳夹切断结扎大网膜，至大网膜左游离缘（图1-6-8-8）。

4）仔细检查大网膜残端各结扎处有无渗血，并处理之。

⑪ 近年发现阑尾也是卵巢癌常见转移部位，尤其是黏液性腺癌，故主张同时切除。

1）于阑尾系膜无血管区阑尾动脉下方穿一小孔，分次切断结扎阑尾系膜（图1-6-8-9）。

2）钳夹切断阑尾动脉，用7号、4号丝线分别结扎断端并钳夹阑尾根部，7号丝线结扎（图1-6-8-10）。

3）消毒阑尾残端，用1号丝线烟包缝合阑尾残端外肠壁浆膜（图1-6-8-11）。

4）止血钳夹持阑尾残端向内送，包埋阑尾残端（图1-6-8-12）。

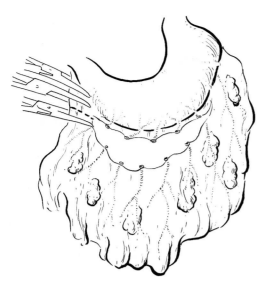

图 1-6-8-7　沿横结肠向肝曲分次钳夹切断结扎大网膜

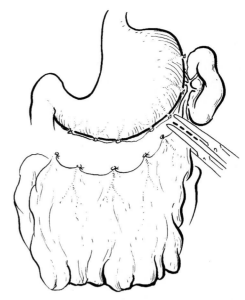

图 1-6-8-8　沿横结肠向脾曲分次钳夹切断结扎大网膜

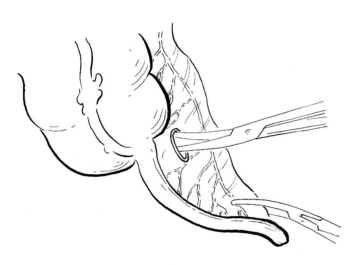

图 1-6-8-9　切断结扎阑尾系膜

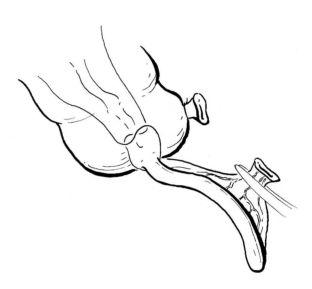

图 1-6-8-10　钳夹切断结扎阑尾动脉

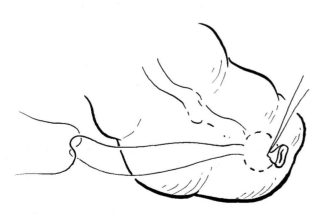

图 1-6-8-11　烟包缝合阑尾残端外肠壁浆膜

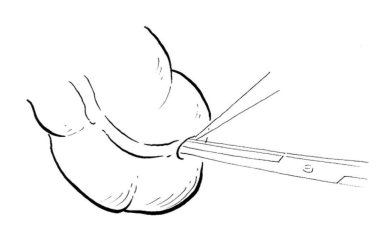

图 1-6-8-12　包埋阑尾残端

	⑫ 关腹：缝合腹壁前，用40℃左右无菌蒸馏水3000ml冲洗盆腹腔，有助于杀死脱落的癌细胞。
术中要点	大网膜血管丰富、组织脆、易撕裂，转移的肿瘤结节有时聚集成饼状，并与结肠或胃浆膜浸润，弯血管钳钳夹切断大网膜时应避免损伤结肠及胃。靠近脾曲和肝曲的大网膜根部位置较高，应缝扎断端，以防结扎线脱落，造成术后网膜残端出血。
术后处理	❶ 应用抗生素预防感染3～7天。
	❷ 补充血浆及脂肪乳、维生素改善患者状态促进恢复。
	❸ 留置尿管24～48小时，计24小时尿量；计24小时盆腔引流量，术后72小时，若无明显出血及大量渗出液，即可拔除。
	❹ 术后7～10天拆线。
	❺ 术后及早补充化疗。

第九节　晚期卵巢癌肿瘤细胞减灭术

适应证	ⅡB期及其以上的晚期卵巢或输卵管恶性肿瘤患者。
禁忌证	❶ 满腹广泛的肿瘤种植转移，而原发灶很小。
	❷ 肿瘤广泛浸润使得大部分肠管包裹在瘤组织中。
	❸ 大量胸腔积液严重影响呼吸和循环功能，患者不能耐受一次大型手术。
	❹ 严重恶病质或慢性疾病不能耐受手术。
	以上情况若经过化疗及支持疗法，仍有部分患者可以考虑手术。
术前准备	❶ 一般性术前检查和准备同"早期卵巢癌分期手术"。
	❷ 全面的胃肠道检查，包括胃肠气钡双重对比造影、钡灌肠，必要时行胃镜和结肠镜检查，以除外原发于胃肠道的卵巢转移癌，有利于充分估计肠道受累的范围和程度。
	❸ 腹部及盆腔超声、全腹增强CT（计算机断层扫描）、PET/CT（正电子发射计算机体层显像）检查，了解盆腹腔转移程度和范围。
	❹ 备血1500ml或更多，以保证手术按计划进行。
	❺ 向患者本人及家属详细介绍病情及手术计划，特别对肠切除和可能进行的结肠造瘘术应有足够的思想准备。还要向家属告知可能需要的费用，取得家属的理解和配合。
手术范围	尽量切除原发灶及转移灶。即切除全子宫、双附件、大网膜、阑尾及有转移的肠管、脾、胆囊或部分肝脏，使肿瘤残余病灶≤1cm，必要时行

结肠造瘘。并依病情行腹膜后淋巴结清扫术（包括腹主动脉旁及各组盆腔淋巴结，手术步骤后面分述）。

手术步骤

❶ 全身麻醉，取仰卧位或膀胱截石位。膀胱截石位有助于涉及直肠的手术。腹部切口及探查同"早期卵巢癌分期手术"。

❷ 卵巢、输卵管、子宫及大网膜切除见"早期卵巢癌分期手术"。

❸ 剥离盆腔侧腹膜和后腹膜及膀胱底浆膜浅表浸润之癌结节，又称卷地毯式切除，术中注意输尿管走行，避免损伤（图1-6-9-1）。

❹ 结肠深层浸润结节需作结肠切除术

1）距转移结节两端3～5cm无癌浸润的正常肠组织处游离结扎肠系膜及肠系膜血管，剔除肠壁周围的脂肪垂组织，上肠钳两把，注意保留端肠管的血运（图1-6-9-2）。

2）在两钳之间切开肠壁，消毒远近结肠断端及肠腔，用4号丝线结节全层缝合结肠后壁（图1-6-9-3）。

3）移去肠钳，依次结节全层内翻缝合结肠吻合口，线结打在肠腔内（图1-6-9-4）。

4）用4号丝线结节褥式缝合浆肌层，勿穿透肠腔，结节疏密适宜。检查吻合口大小和张力，以免吻合口狭窄或瘘（图1-6-9-5）。

5）用4号丝线结节缝合闭合肠系膜，防止肠管疝入。

❺ 小肠深层浸润的肠段切除术

1）小肠血运丰富，根据癌块浸润范围扇形切除肠管（图1-6-9-6）。

2）分次游离切断结扎小肠系膜及血管，距癌结节两端3～5cm的正常肠管处上肠钳，切除病变肠管（图1-6-9-7）。

3）消毒肠管断端及肠腔，用1号丝线全层结节缝合小肠后壁，行肠管端端吻合（图1-6-9-8）。

4）依次全层结节褥式内翻缝合小肠前壁，线结打在肠腔内（图1-6-9-9）。

5）去掉肠钳，再用1号丝线结节垂直褥式内翻缝合小肠浆肌层一周（图1-6-9-10）。

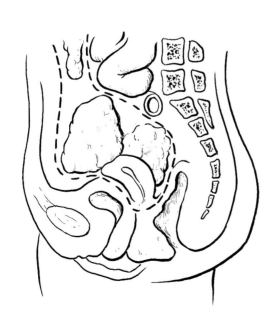

图1-6-9-1　卷地毯式切除盆腔腹膜

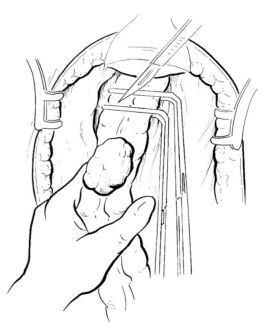

图1-6-9-2　剔除肠壁周围的脂肪垂组织，上肠钳两把

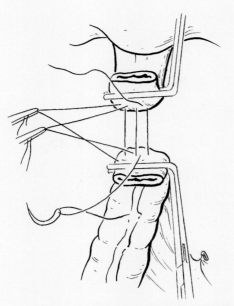

图 1-6-9-3　切开肠壁，全层缝合结肠后壁

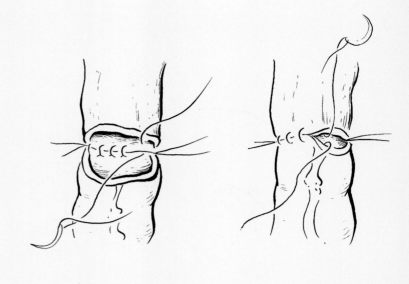

图 1-6-9-4　结节全层内翻缝合结肠吻合口

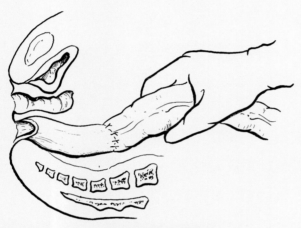

图 1-6-9-5　结节褥式缝合浆肌层

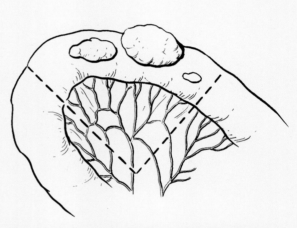

图 1-6-9-6　根据癌块浸润范围扇形切除肠管

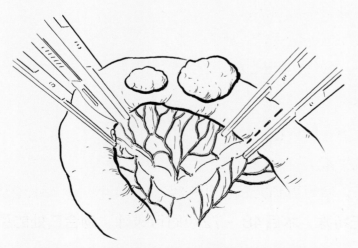

图 1-6-9-7　分次游离切断结扎小肠系膜及血管

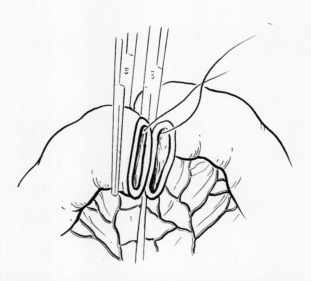

图 1-6-9-8　全层结节缝合小肠后壁，行肠管
端端吻合

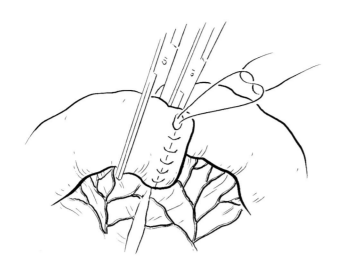

图1-6-9-9　结节褥式内翻缝合小肠前壁

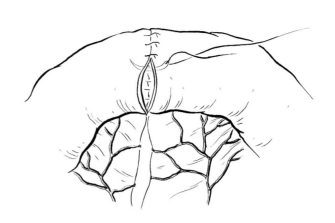

图1-6-9-10　结节垂直褥式内翻缝合小肠浆肌层

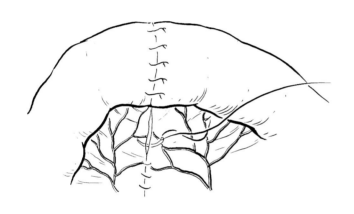

图1-6-9-11　结节缝合肠系膜开口

6）用4号丝线结节缝合肠系膜开口，防止肠管疝入（图1-6-9-11）。

❻ 清理盆腹腔，查有无渗血出血并处理。温蒸馏水3000ml冲洗盆腹腔，于盆腔和肠吻合口处各放置引流管一枚。逐层关腹。

术中要点

❶ 结扎血管要确切，减少不必要出血。

❷ 注意解剖层次，避免损伤输尿管、膀胱、肠管及大血管。

❸ 肠切除的患者，注意健康肠管的选择，吻合口足够宽，张力小，血运好，以防术后肠瘘。

术后处理

❶ 心电监护，注意生命体征变化。

❷ 预防感染，应用抗生素7～10天。

❸ 留置尿管5～7天，留置胃肠减压至排气后，计24小时出入水量及引流量，盆腔引流如无特殊，术后48～72小时可拔除，吻合口处的引流管待排便后拔除。

❹ 给予支持疗法，血浆、复合氨基酸、脂肪乳、电解质及维生素等。若患者状态不良，行肠管切除可给予静脉高营养，能加速患者康复。

❺ 患者状态恢复后，尽早补充化疗。

第七章

盆腔功能障碍性疾病手术

扫描此二维
码，观看本书
全部融合视频

第一节 张力性尿失禁手术

一 阴道壁尿道悬吊术（Burch手术）

适应证 适合尿道高活动性压力性尿失禁。

禁忌证
❶ 尿道内括约肌功能不全的患者不存在尿道过度活动，因此不适合Burch手术。

❷ 肥胖的患者术后容易复发；另术中腹壁脂肪太厚，操作难度增加，而且容易出血，一般不建议施行该术式。

❸ 有腹壁手术史者或仍有生育要求者。

❹ 压力性尿失禁合并阴道前、后壁膨出者，同时需要进行经阴道式手术，故应用腹腔镜行Burch手术并无优势。

术前准备 同其他腹腔镜手术，完善常规术前准备，包括血常规、尿常规、血生化、凝血酶谱、肝功能、乙肝及丙肝系列、梅毒、人类免疫缺陷病毒（HIV）、胸片、心电图、B超、尿动力学检测等。围手术期应用抗生素预防感染。术前晚行阴道冲洗，以防术中穿透阴道壁。常规灌肠和留置尿管。

手术步骤 全麻后取头低臀高位（Trendelenburg体位）。

❶ 开腹手术 充分暴露耻骨后间隙，在尿道膀胱交界处和膀胱颈底部（膀胱三角）外侧的阴道前壁至同侧的髂耻韧带——Cooper韧带，用延迟吸收或不可吸收线缝合膀胱颈旁1cm外阴道筋膜组织和同侧的Cooper韧带，每侧共缝2~3针，注意缝线不能穿透阴道黏膜层，打结的松紧以抬高尿道膀胱连接处且不能阻塞膀胱出口为度。一般主张使膀胱颈上抬2cm左右（图1-7-1-1）。

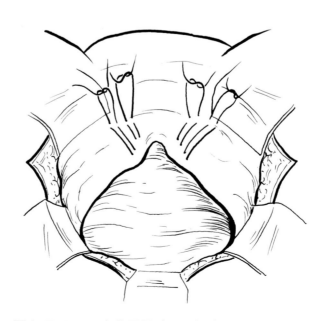

图1-7-1-1 充分暴露耻骨后间隙

❷ 腹腔镜手术　分为腹膜内和腹膜外两种。术前常规放置18号Foley导尿管（福莱导尿管）。设计4个腹腔镜穿刺通道。其中脐部通道置镜，下腹左侧2个穿刺通道（分别为10mm和5mm口径），右侧1个5mm口径穿刺通道。

1）腹膜内的步骤为：腹膜切口在膀胱底上缘2cm，采用单极电刀或超声刀切开自一侧脐动脉到另一侧脐动脉二者之间的腹膜，充分游离耻骨后间隙，对膀胱显露困难的患者宜用200～300ml液体充盈膀胱。然后继续向下游离耻骨后间隙，打开耻骨后间隙，暴露耻骨和双侧Cooper韧带，直达膀胱颈。此间隙内的血管清晰可见，应避免损伤，如有损伤可用双极电凝止血，向后内侧推开膀胱，同时对侧用抓钳抓牢阴道壁组织，将膀胱与阴道彻底分离，暴露阴道前壁。此时将一手指插入阴道通过气囊导管辨认尿道膀胱连接，用2-0号不可吸收带针缝线首先缝Cooper韧带，尽量穿过Cooper韧带全层，以增强其抗张力的能力，顺其纵轴方向出针。术者将左手中指放置阴道内，暴露尿道膀胱连接处和阴道前壁缝合进针点，避开膀胱，距膀胱颈旁开1cm处缝合，缝合时应避免穿透阴道黏膜层。出针后收紧缝线、打结。打结的松紧度以尿道膀胱连接不形成锐角为宜，也有以尿道与耻骨两指距离为宜。第1针缝合必须在尿道膀胱连接部外1cm，然后再依次缝合第2针悬吊，每针之间间隔约1cm，如悬吊不满意，行近膀胱颈的第3针缝合。先缝Cooper韧带还是引导筋膜组织，视术者习惯而定。用可吸收线间断缝合腹膜。术后静脉注射靛洋红5分钟后行膀胱镜检查，观察尿道是否通畅，以及缝合时是否误缝膀胱及尿道。Burch手术后不必常规缝合、封闭膀胱腹膜反折。术后一般盆腔内不需要放置引流。有时为了预防术后血肿形成也可在耻骨后间隙内放置引流管。

2）腹膜外的步骤以开放式腹腔镜操作达耻骨后间隙，充气后行Cooper韧带悬吊术。

术中要点

❶ 小心分离膀胱和尿道，避免损伤盆底静脉丛，如有出血则需要双极电凝止血，如果出血量较多则需要中转开腹。

❷ 缝线的固定点和松紧度必须可靠，如太松或缝线仅拉住尿道旁疏松组织而不是阴道筋膜，则悬吊作用降低，是术后复发或手术失败的因素；如果因矫枉过正使膀胱颈提升过高，则可发生持续性尿潴留。

术后处理　术后拔除导尿管后，还应测残余尿，了解有无尿潴留。

二　　　阔筋膜尿道悬吊带术

适应证　各种类型尿失禁均有效，尤其是有腹压增高的患者如肥胖、慢性呼吸道阻塞性疾病和运动员等。

禁忌证　❶ 妊娠。

❷ 计划怀孕的妇女。

❸ 未完成发育的患者。

❹ 生殖道、泌尿系统急性炎症。

❺ 抗凝治疗中。

术前准备 术前各项常规检验如血、尿、便常规，肝、肾功能，凝血，血压，血糖，胸片、心电图，消化系统、泌尿系统B超，心脏彩超，肺功能等；专科检查，如压力试验、尿垫试验、棉签试验、尿动力学检查、盆底肌功能测定等；术前备皮，阴道擦洗；禁食、灌肠；向患者及家属详细介绍手术方法、术后注意事项，以及并发症的防治和预期效果、术后膀胱收缩训练的重要性。

手术步骤 硬膜外麻醉或全身麻醉后先左侧或右侧卧位，后膀胱截石位。

❶ 阔筋膜条取法：左侧或右侧卧位，膝臀弯曲约60°，切口位于膝上4cm，纵向切开3～4cm，分离皮下达阔筋膜表面（图1-7-1-2）。

❷ 以筋膜取器沿皮下向阔筋膜方向潜行，切取一宽3.5cm、长15cm的阔筋膜条，浸入生理盐水中备用。皮下组织和皮肤常规缝合，腿外侧加压包扎（图1-7-1-3）。

❸ 将筋膜条从中剖开，一端双层折叠以获得足够的长度和厚度，确保放置所需的张力（图1-7-1-4）。

❹ 耻骨联合上方横行切开5cm，分离皮下组织，暴露出腹直肌鞘前层，在其下端两侧分别作1cm的小切口（图1-7-1-5）。

❺ 取仰卧膀胱截石位，先进行阴道前壁分离，从尿道口下方至尿道横沟正中切开，在膀胱内导尿管的指引下小心地与尿道、膀胱呈大约45°的方向进行分离，进入耻骨后间隙（图1-7-1-6）。

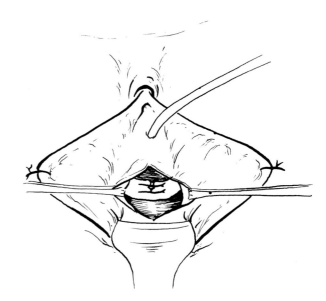

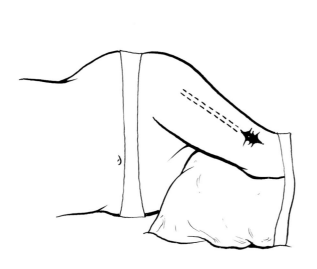

图1-7-1-2 阔筋膜条取皮体位及位置　　　　　图1-7-1-3 切取阔筋膜条

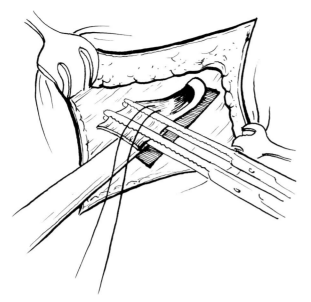

图 1-7-1-4　筋膜条从中剖开

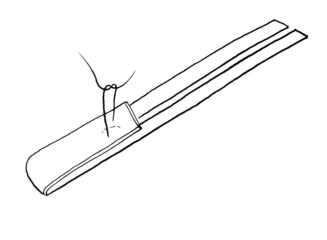

图 1-7-1-5　腹直肌鞘前层作小切口

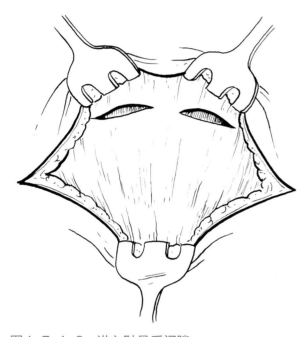

图 1-7-1-6　进入耻骨后间隙

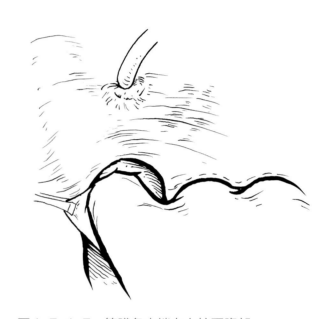

图 1-7-1-7　筋膜条末端向上拉至腹部

❻ 用大弯钳从耻骨联合上的腹直肌鞘下方小切口进入，同时以手指从阴道切口进入耻骨后引导钳尖向下打洞，钳取筋膜条末端，向上拉至腹部（图1-7-1-7）。

❼ 调整筋膜带松紧度，筋膜条应松松地、无张力地放置于膀胱颈下方。通常以颈部和筋膜之间能轻松插入一组织剪为宜，并进行2~3针固定缝合以防止滑脱（图1-7-1-8）。

❽ 行膀胱镜检查排除膀胱尿道损伤，通常易在膀胱的2点钟和10点钟处发生损伤。对悬吊带两臂施压，观察括约肌内口情况，如放置适当，施压时膀胱颈应是关闭的。

❾ 将阔筋膜两端缝合固定于腹前壁（图1-7-1-9）。

术中要点　❶ 在尿道旁分离要扩展耻骨后盆膈，使手指能进入并接触到腹部打洞的器械，以降低膀胱损伤。

❷ 筋膜带不能拉得太紧，防止术后尿潴留，要用多大的张力多由手术者经验决定。

157

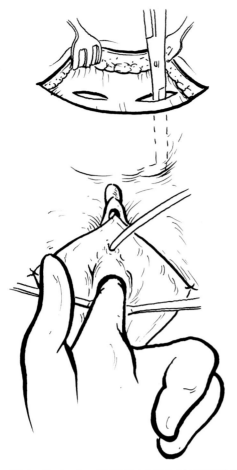

图 1-7-1-8　筋膜条无张力地置于膀胱颈下方

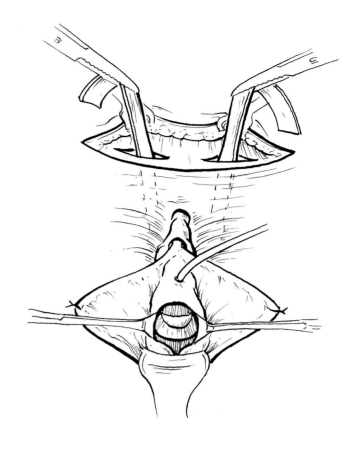

图 1-7-1-9　阔筋膜两端缝合固定于腹前壁

术后处理	❶	术后发生排尿障碍，可尽量使用保守疗法，如电刺激、生物反馈、膀胱收缩训练、间歇性导尿等治疗，多数患者可在 2～4 周内恢复正常自主排尿。如 3 个月不能自主排尿，可考虑经阴道行松解术。
	❷	术后 4 周避免性生活和重体力活动。出现膀胱不适、膀胱痉挛症状时，可用抗胆碱药或解痉药短期治疗。

三　经耻骨后路径的尿道中段悬吊术

适应证	❶	解剖型压力性尿失禁。
	❷	尿道内括约肌障碍型压力性尿失禁。
	❸	合并有急迫性尿失禁的混合性尿失禁，保守治疗无效。
禁忌证	❶	未完成发育的患者。
	❷	妊娠患者。
	❸	计划要妊娠的患者。
术前准备	❶	手术时间应选择在月经后 2～7 天。
	❷	常规外阴备皮，外阴及阴道冲洗消毒。
手术步骤		麻醉可全麻；采用椎管内麻醉或局麻，前者效果确切，麻醉范围大，患者无痛苦；后者较简便，可以术中配合咳嗽调节吊带松紧，但麻醉范围较小，患者痛苦。
	❶	患者取截石位，插入 Foley 导尿管排空膀胱，于耻骨后注入生理盐水

120ml以扩大耻骨后间隙（分左右两点注射），以防穿刺时损伤膀胱。

❷ 于阴道前壁注射生理盐水，扩大阴道尿道间隙，于尿道外口下方1cm处纵向切开阴道前壁，切口长1.5cm（图1-7-1-10）。向两侧耻骨后方向分离，深约3cm。

❸ 助手将导引杆外套12号Foley导尿管后经尿道口插入膀胱，并将膀胱扳向对侧，防止穿刺针损伤膀胱（图1-7-1-11）。

❹ 于耻骨上2cm，下腹中线左右旁开2.5cm取两个0.5～1.0cm小的腹部切口。将左手示指插入阴道，用穿刺针分别经切口于尿道下方两侧插入，穿过尿生殖膈，紧贴耻骨后向上于下腹中线左右旁开2.5cm处切口分别穿出（图1-7-1-12）。

❺ 行膀胱镜检查，明确穿刺针没有穿破膀胱后，拔除穿刺针，引出吊带，使吊带呈"U"形包绕尿道中段下方（图1-7-1-13）。

❻ 调整吊带松紧度，以尿道和吊带之间能较轻松置入一小号弯组织剪尖为宜（图1-7-1-14）。再注入生理盐水250ml充盈膀胱，嘱患者咳嗽（局麻下）或按压下腹（硬膜外麻醉下），观察尿道口溢尿1～2滴为松紧适宜。

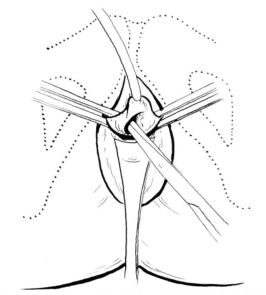

图1-7-1-10 于尿道中段阴道前壁中线切开，注意耻骨上切口位置

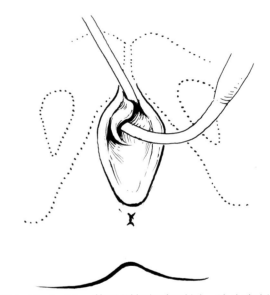

图1-7-1-11 将导引杆扳向对侧，防止穿刺针损伤膀胱

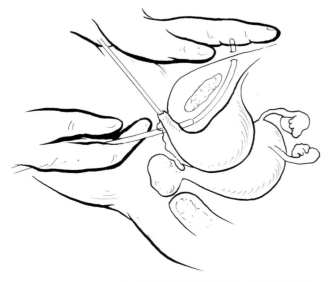

图1-7-1-12 穿刺针穿过尿生殖膈，紧贴耻骨后向上由切口穿出

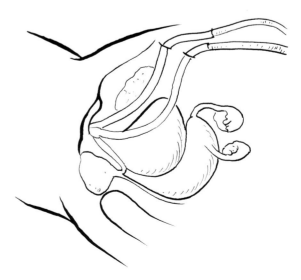

图1-7-1-13 吊带呈"U"形包绕尿道中段下方

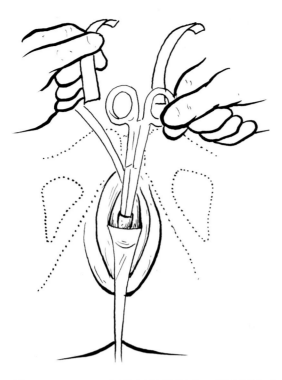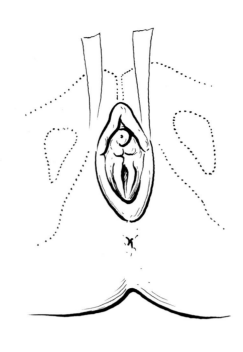

图 1-7-1-14　调整吊带松紧度，以尿道和吊带之间能较轻松置入一小号弯组织剪尖为宜

图 1-7-1-15　紧贴皮肤剪除多余吊带，关闭切口，吊带固定在尿道中段下方

❼ 紧贴下腹部皮肤剪除多余吊带，并拔除吊带外塑料套，吊带以自身网状结构的摩擦力自动固定于组织内（图1-7-1-15）。

术中要点　❶ 吊带须无张力地放置尿道中段下方
❷ 穿刺时穿刺针尽可能紧贴耻骨后，以耻骨联合上的穿刺点为引导方向，与尿道呈 45～60° 穿刺进针。

术后处理　术后阴道内置安尔碘纱布 2 块，留置尿管，24 小时后一并取出。嘱患者自行排尿 3 次后，测其残余尿量，正常即可出院。

四　经闭孔尿道中段无张力悬吊术（TVT-O）

适应证　❶ 压力性尿失禁。
❷ 混合性尿失禁保守治疗效果较差者。
❸ 中重度压力性尿失禁合并肥胖、慢性肺部疾患等。
❹ 既往有手术史、耻骨后粘连、放射治疗史而不适合做 TVT 术者。

禁忌证　❶ 急性尿路感染。
❷ 接受抗凝治疗者。
❸ 免疫系统异常。
❹ 尿道憩室。
❺ 逼尿肌不稳定，残余尿量大于 100ml，最大尿流率 < 12ml/s。
需要强调的一点是，妊娠和生育并不是 TVT-O 的绝对禁忌证。尿道中段的悬吊带抗尿失禁手术对生育并无影响。但日后的妊娠和生育过程可能会对吊带所在的位置、张力及固定点有所影响，进而进一步影响吊带

支撑的结构，破坏其存在的功能，引起尿失禁复发或症状加重、失效。这一方面的临床经验不是很多，故我们对这类有生育要求的患者选择治疗尿失禁治疗方式时应慎重。

术前准备	❶ 手术时间应选择在月经后2～7天。
	❷ 常规外阴备皮，外阴及阴道冲洗消毒。

术前准备　❶ 手术时间应选择在月经后2～7天。

❷ 常规外阴备皮，外阴及阴道冲洗消毒。

手术步骤　可采取全麻、椎管内麻醉或局麻。全麻效果确切，麻醉范围大，患者无痛苦；椎管内麻醉或局麻较简便，可以术中配合咳嗽调节吊带松紧，但麻醉范围较小，患者痛苦。

❶ 首先将麻醉好的患者取截石位，保持大腿过度屈曲状态。常规手术铺巾消毒后，Foley导尿管留置导尿。

❷ 于阴道前壁距尿道口1cm的地方作1cm的切口（图1-7-1-16），然后用电刀或精细解剖剪分离至坐骨支的上支。分离的路径角度为45°（图1-7-1-17）。

❸ 术者用左手触摸坐骨耻骨支和闭孔边缘的中点（图1-7-1-18），约于尿道口外侧5cm、尿道口水平上2cm，约在大腿皱褶外2cm处取长0.5～1cm皮肤切口（图1-7-1-19），备用。

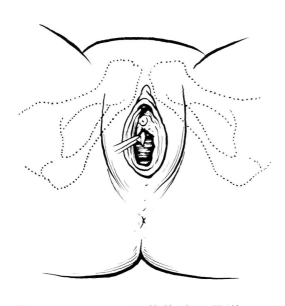

图1-7-1-16　于阴道前壁距尿道口1cm处取纵向切口1cm

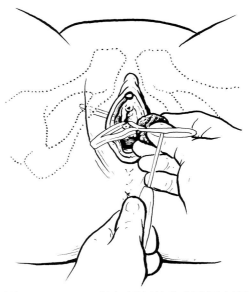

图1-7-1-17　精细解剖剪分离耻骨宫颈筋膜及尿道旁组织至坐骨支的上支

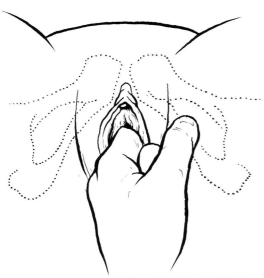

图1-7-1-18　术者左手触摸坐骨耻骨支和闭孔边缘的中点

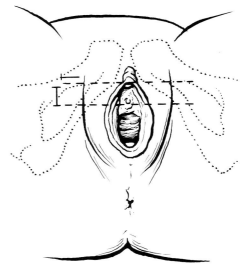

图1-7-1-19　于尿道口外侧5cm、尿道口水平上2cm，大腿皱褶外2cm处取皮肤切口0.5～1cm

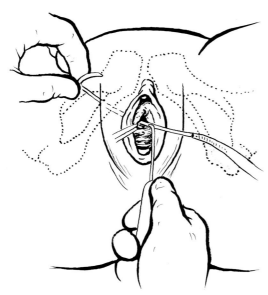

图1-7-1-20 穿刺针穿过闭孔膜，并在皮肤表面预定的切口位置穿出

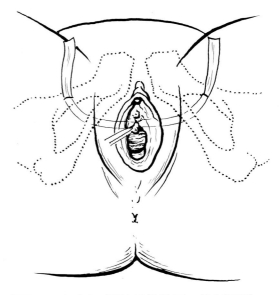

图1-7-1-21 调整吊带位置，使得尿道在吊带中央

❹ 将带有凹槽的蝶形导引器置入分离出的解剖通道中，将导引针向内推入，指导它穿过闭孔膜，并在皮肤表面预定的切口位置穿出（图1-7-1-20）。导引针穿出皮肤后，取下穿刺针。同法处理对侧。

❺ 调整吊带位置，使得尿道在吊带中央。抽紧吊带时注意尿道下端吊带松紧适度（图1-7-1-21）。

❻ 将包裹吊带的塑料鞘移除后，把裸露在皮肤外的吊带剪掉，缝合皮肤切口。

术中要点

❶ 分离阴道前壁时，应从尿道旁分离，尽量减少对尿道下方组织的损伤，保障尿道正常的血供。

❷ 术中穿刺时应注意排空膀胱，减少膀胱损伤。

术后处理

术后阴道内置安尔碘纱布2块，留置尿管，24小时后一并取出。嘱患者自行排尿3次后，测其残余尿量，结果正常即可出院。

五 单阴道切口路径尿道中段悬吊术（TVT-Secur）

适应证

主要适用于尿道高活动性所致尿失禁，U形还可适用于尿道内括约肌功能障碍所导致的尿失禁。

禁忌证

❶ 妊娠。

❷ 计划妊娠。

❸ 尚处于生长发育期。

❹ 生殖道、泌尿系统急性炎症。

❺ 抗凝治疗中。

术前准备

❶ 尿动力学评估同耻骨后路径和经闭孔路径。

❷ 术前给予适量的镇静剂。手术可以在门诊或住院完成。

❸ 术前的心理辅导应向患者进行相应的教育，告知手术相关的并发症以及手术后的效果。

❹ 患者如果有慢性咳嗽和便秘等因素，应该在术前寻找相关科室会诊并给予治疗。

❺ 患者如存在肥胖或者超重的情况，术前降低体重有助于术后的恢复。

手术步骤　可在局麻、区域阻滞麻醉或者静脉全麻下进行，取膀胱截石位。

❶ 插入尿管或者排空膀胱。

❷ 在阴道前壁尿道口开口下方约1.0cm处作一个1.5cm的纵向切口，鼠齿钳钳夹阴道壁。剪刀向两侧阴道壁平行或斜上方45°作锐性和钝性分离约1cm，达耻骨降支，不进一步深分离闭孔内肌。

❸ 用针刺夹住没有塑料保护套的一侧植入翼（图1-7-1-22），针刺钳夹的时候注意要将植入翼上的释放丝一并夹住，并保持针刺的方向与植入翼的尾部一致。另外一侧植入翼的塑料保护套先不取出。

U形和H形操作步骤有些不同，以下分别说明。

【U形手术分步解析】

❶ 持针刺在一个直立的位置（图1-7-1-23），植入翼向右侧斜向上方（与纵向保持45°的夹角）朝对侧肩部的方向穿刺。推进植入翼，直至抵触到耻骨的下缘。继续推进植入翼，穿刺尿生殖膈，保持植入翼的尖端始终与耻骨的后缘接触（图1-7-1-24）。

❷ 去掉另外一侧植入翼的保护套（图1-7-1-25），同法穿刺左侧的植入翼。

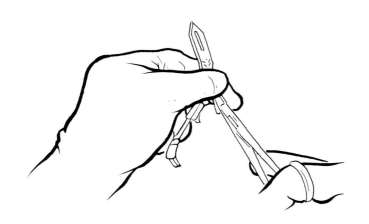

图1-7-1-22　用针刺夹住植入翼的尾部，一并夹住释放丝

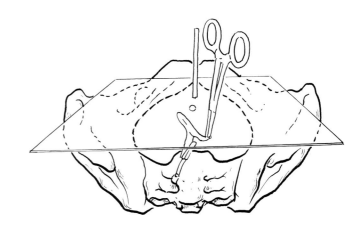

图1-7-1-23　保持针刺直立位置，植入翼向尿道旁穿刺

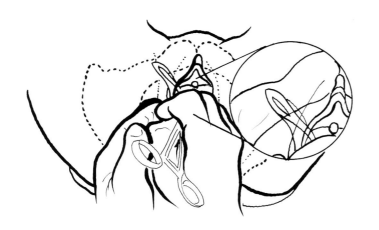

图1-7-1-24　调整针刺的位置为水平位置

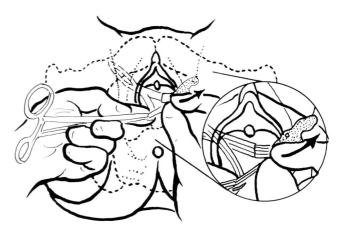

图1-7-1-25　去除左侧塑料保护套

❸ 调整在尿道中段下方的悬吊带，避免扭曲，保持一定的张力，如需调整张力，通过针刺握住植入翼以后进行（图1-7-1-26）。通过咳嗽或者其他方法评估悬吊带的张力。最后调整的位置使得植入翼和悬吊带的位置如图1-7-1-27所示，实际操作中双侧并不要一定对称。理想吊带放置的张力大于第一、二代吊带，应见吊带紧贴下方组织的"枕头"效应。

❹ 膀胱镜检查了解有无膀胱和尿道的损伤。如果发现有穿刺损伤，必须要将植入翼取出重新进行评估。

❺ 如果对悬吊带的位置满意，用针刺或止血钳夹出一侧的释放丝（图1-7-1-28）。

❻ 取出植入翼的时候需小心，用旋转倾斜的方法有助于取出植入翼。用一条形的压板有助于固定悬吊带的位置。在取出另外一侧植入翼的时候需要再次确认悬吊带的位置，避免移动。

❼ 关闭阴道黏膜的切口。

【H形手术分步解析】

❶ 针刺握住植入翼，保持针刺手柄与水平面平行（图1-7-1-29），植入翼向耻骨降支方向穿刺（图1-7-1-30），使得最终尖位于患者9点钟的位置，推进植入翼与耻骨降支保持接触，直至进入闭孔内肌。如果推进3～4cm后遇到骨的阻力，应调整方向后再穿刺。

❷ 去除第2个植入翼的保护套（图1-7-1-31），确保悬吊带没有扭曲，同法穿刺左侧，保持植入翼的尖端穿刺到3点钟方向和右侧对应的位置（图1-7-1-32）。最终植入翼的位置为图1-7-1-33所示的位置（不强求对称）。

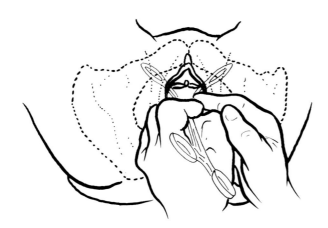

图1-7-1-26 通过针刺夹住植入翼尾部后调整悬吊带的张力

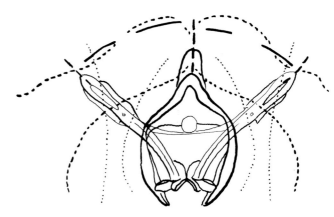

图1-7-1-27 调整好位置后的植入翼和悬吊带位置

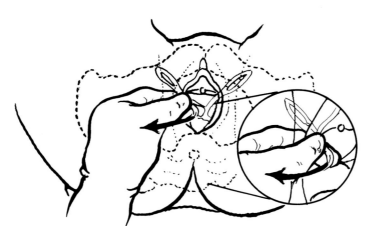

图1-7-1-28 拔出释放丝，移除植入翼

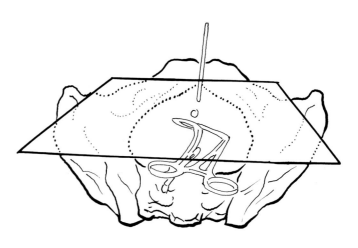

图1-7-1-29 保持针刺在与水平面平行的平面上

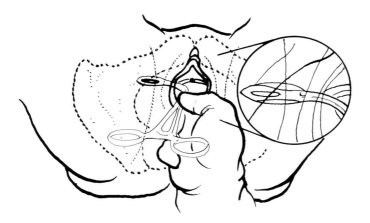

图 1-7-1-30　植入翼向耻骨降支穿刺

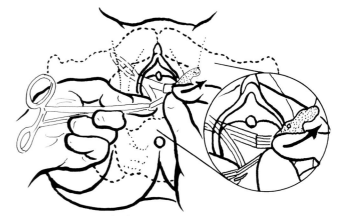

图 1-7-1-31　去除左侧植入翼的塑料保护套

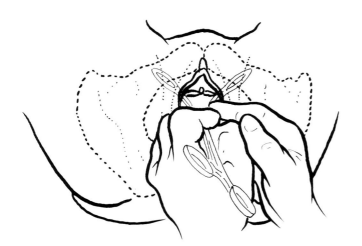

图 1-7-1-32　穿刺左侧的植入翼

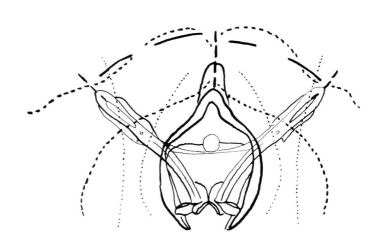

图 1-7-1-33　放置后正确的植入翼位置

❸ 同 U 形操作方法调整悬吊带的张力。

❹ 可根据医生的意愿来决定是否进行膀胱镜检查。

❺ 植入翼的去除和阴道黏膜的缝合方法同 U 形操作。

术中要点　❶ 在进行 U 形操作时，需使用金属导尿管，通过金属导尿管将整个尿道推向一侧，避免损伤。

❷ 手术前，在阴道黏膜内注射稀释的万分之一的肾上腺素可以减少手术过程中的出血。

❸ 阴道黏膜层的解剖，对于避免手术后发生的网片暴露较为重要，需仔细寻找阴道黏膜下的黄色脂肪组织，游离足够深度的阴道黏膜，减少术后网片的暴露率。经验不足的时候为了避免膀胱损伤，往往容易分离层次过浅，造成出血过多和术后补片暴露概率过高。

术后处理　❶ 手术后尿管保留 1 天即可。

❷ 可根据术者的经验预防性使用抗生素。

❸ 术后 3 个月内应该避免负重，避免存在腹腔内压增高的情况，如慢性咳嗽和便秘。

165

六 单切口免穿刺可调整尿路中段悬吊术（Ajust 吊带）

适应证　　　同 TVT-O。

禁忌证　　　同 TVT-O。

术前准备　　同 TVT-O。

手术步骤　　可采用局麻或硬膜外麻醉方式，截石位，双腿屈曲90°，适度外展。

❶ 水分离：建立尿道阴道间隙，于尿道阴道间隙内注射生理盐水或加入副肾的生理盐水。注意同时于尿道阴道间隙正中及耻骨坐骨支方向均注射生理盐水。

❷ 切开阴道前壁：距尿道外口1cm处切开阴道前壁，约1cm，分离阴道全层。切口深度要做到全层切开，保证分离时包括阴道肌层。横向分离到坐骨耻骨支，足够吊带平整穿过的空间。

❸ 置入导引器。

（1）以10点或2点方向置入导引器。注意导引器置入角度不要过高，否则可能会导致锚栓撞击耻骨联合下缘（图1-7-1-34）。

（2）推动固定锚栓，直至它略微超过闭孔降支（图1-7-1-35）。

（3）平推移动手柄，直到手柄处于对侧，从而推动固定锚栓朝向闭孔，并停留在闭孔内侧（图1-7-1-36）。

（4）推动固定锚栓穿过闭孔内肌和闭孔膜，从而使锚栓固定在闭孔膜与闭孔外肌之间。

（5）确认固定锚栓的正确位置：当固定锚栓位于正确位置后，导引器手柄应处于对侧并超过尿道中线（图1-7-1-37）。放开手柄，如其所在位置不变，则可确认位置正确。固定锚栓正确置入后，中线标记应刚好在切口处或偏离尿道0.5cm（图1-7-1-38）。

（6）释放锚栓并取出导引器：利用释放杆释放锚栓，沿置入路径反向撤出导引器（图1-7-1-39）。

（7）确认锚栓正确固定：撤出导引器后，轻微牵拉尿道下平片，如牵拉

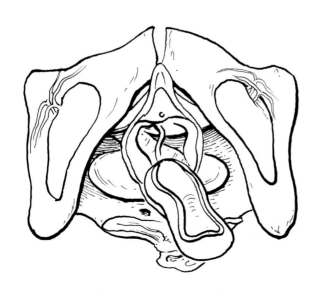

图1-7-1-34　导引器置入角度

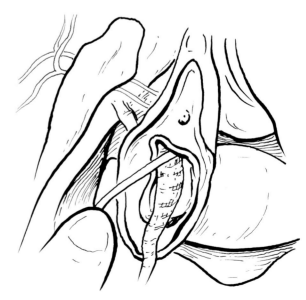

图1-7-1-35　以10点钟或2点钟方向置入导引器；推动固定锚栓，直至它略微超过闭孔降支

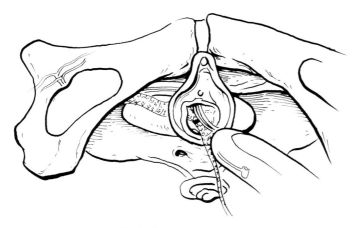

图1-7-1-36　平推移动手柄至手柄处于对侧

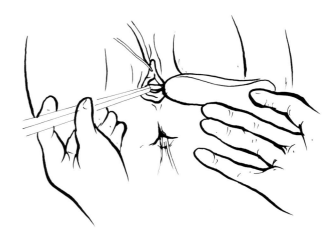

图1-7-1-37　固定锚栓的位置确认

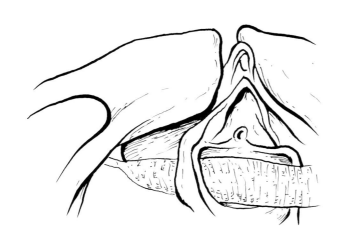

图1-7-1-38　确认固定锚栓的正确位置

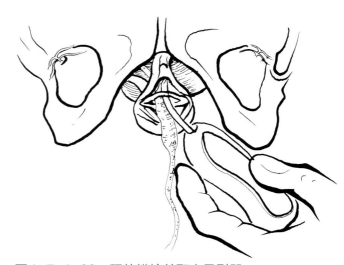

图1-7-1-39　释放锚栓并取出导引器

吊带后，吊带没有移动位置，说明固定良好（图1-7-1-40、图1-7-1-41）。若锚定栓未良好锚定于正确位置，可将其取下，再次置入网带，若用力后无法取下锚定栓可剪除部分网带，再次置入一条新的网带。

（8）装载可调锚栓：将可移动锚栓置入锚栓夹，反向搬动释放杆锁定锚栓（图1-7-1-42、图1-7-1-43）。

（9）置入可调锚栓：置入前确认尿道下平片和可调锚栓之间的管状吊带至少有4cm；同时确认吊带平展，没有翻转或扭曲（图1-7-1-44、图1-7-1-45）。重复置入固定锚栓的步骤，在对侧置入可调锚栓。

（10）确认锚栓正确固定：手持管状网片保持不动，释放可调锚栓后，先轻拉尿道下平片，然后再轻拉管状网片，确保正确固定。如果锚栓位置不正确并发生滑脱，可重新装载锚栓并根据正确操作步骤再次置入。

（11）调整吊带：该吊带具有双向调整能力，下拉尿道下平片可使网带放松，下拉管状网片可收紧网带（图1-7-1-46、图1-7-1-47），保证吊带无张力放置。

（12）放置吊带锁：调整好吊带后，将柔性探针置入吊带柄，握住柔性探针离吊带柄较近的部位，推动管状网片中的吊带锁，直至柔性探针发生轻微的弯曲，表示吊带锁已到达其应到达的位置（图1-7-1-48、图1-7-1-49）。吊带锁定后，可以进一步再收紧吊带，但无法将吊带放松。最后轻拉网片，取出探针，将组织剪插入切口，在尿道侧面约前侧沟水平剪短管状网片。

167

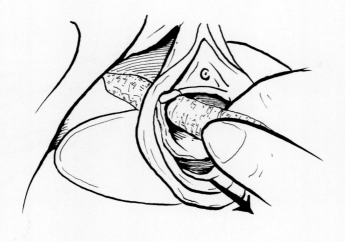

图 1-7-1-40　确认锚栓正确固定 1

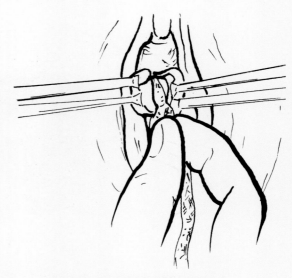

图 1-7-1-41　确认锚栓正确固定 2

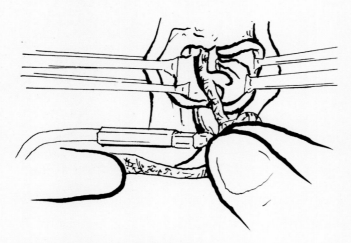

图 1-7-1-42　装载可调锚栓 1

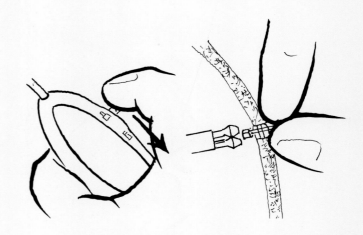

图 1-7-1-43　装载可调锚栓 2

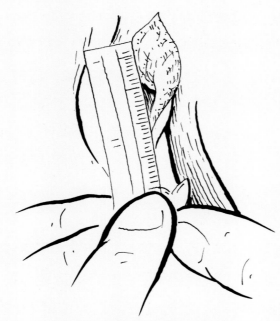

图 1-7-1-44　置入前确认可调锚栓位置

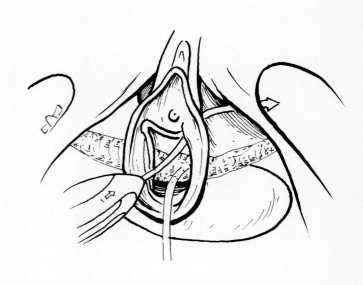

图 1-7-1-45　重复置入固定锚栓的步骤，在对侧置入可调锚栓

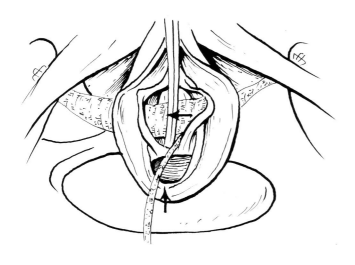

图1-7-1-46 通过反向牵拉尿道下平片可以放松吊带

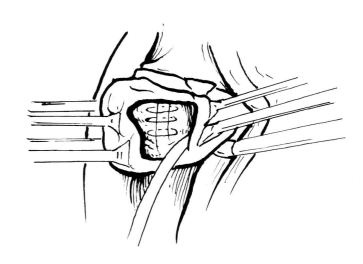

图1-7-1-47 保证吊带无张力放置

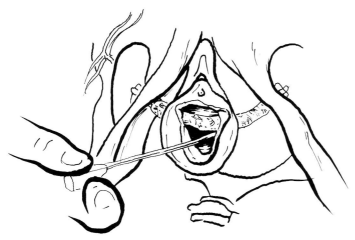

图1-7-1-48 推动吊带锁

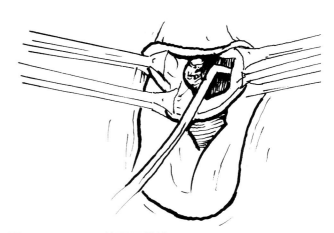

图1-7-1-49 放置吊带锁

❹ 用2-0可吸收线缝合阴道前壁，术毕。

术中要点　❶ 分离充分以保证吊带平展：尿道下平片宽约1.2cm，应保证其充分展平。

❷ 正确掌握导引器角度：以10点和2点角度置入导引器。

❸ 锚栓释放不当时，应将导引器沿原路径退出，重新放置。

术后处理　同TVT-O。

第二节　阴道前后壁修补术

适应证　❶ 单纯阴道前壁或后壁膨出有症状者，如尿频、尿失禁、排尿困难或尿潴留，下腹部坠胀感或习惯性便秘。

❷ 子宫脱垂伴阴道前后壁膨出者。

禁忌证 ❶ 全身情况不良，不能耐受手术者。

❷ 内外生殖器官的炎症或溃疡，如外阴炎、阴道炎、重度宫颈糜烂及盆腔炎等，应控制炎症后再考虑手术。

❸ 宫颈或宫体疑有恶性病变者。

❹ 月经期、妊娠期或哺乳期不宜手术。

术前准备 ❶ 心、肝、肾等脏器功能，检查评估患者是否能承受手术。

❷ 阴道准备：术前连续3天冲洗消毒阴道。若有阴道炎应先对症治疗，以防感染。

❸ 肠道准备：术前连续3天肠道准备，无渣半流或全流饮食，口服肠道消炎药，手术前晚清洁洗肠。

❹ 手术野的准备：备皮范围包括耻骨联合、外阴、大腿上1/3内侧面及肛门周围，也应同时清理腹部皮肤，以备手术困难时开腹处理。

❺ 手术选择在月经后2～7天。

手术步骤 连续硬膜外麻醉或骶管麻醉后取膀胱截石位。

一 阴道前壁修补术

❶ 消毒及暴露术野：常规消毒外阴、阴道，铺无菌巾。以金属导尿管导尿。用4号丝线将两侧小阴唇缝合于大阴唇外侧的皮肤上，充分暴露前庭。用阴道拉钩撑开阴道，暴露宫颈再以鼠齿钳向下后方牵拉宫颈前唇，暴露阴道前壁（图1-7-2-1）。

❷ 确定切口位置：用金属导尿管探测膀胱底部，下界在阴道膀胱沟稍下方，上界在阴道横沟稍下方（图1-7-2-2）。

❸ 切开阴道前壁：在阴道膀胱沟下1cm处横弧形切开阴道黏膜，深达阴道黏膜下层，两侧达侧穹隆。再于切口中点，向上纵向分离并切开阴道壁顶端达阴道横沟（尿道下沟下1cm）形成一倒"T"形切口（图1-7-2-3）。

❹ 分离两侧阴道黏膜和膀胱间隙：用组织钳夹住阴道黏膜边缘向外牵拉，钝性或锐性分离两侧阴道黏膜和膀胱之间的结缔组织，此时可见游离膨出的膀胱组织。剥离范围根据膀胱膨出的程度而定（图1-7-2-4）。

❺ 分离并上推膀胱：用无齿镊子提起脱垂的膀胱下缘，在其稍下方，用剪刀将膀胱与宫颈间的结缔组织剪断，注意止血，使膀胱自宫颈组织上开始分离，注意将剪刀尖朝向宫颈方向以免损伤膀胱。一般将膀胱推至宫颈近内口处即可（图1-7-2-5）。

❻ 修补膀胱外筋膜：用阴道拉钩向上拉开膀胱，用4号丝线由下向上间断结节缝合两侧的阴道筋膜及子宫膀胱韧带5～6针，将膨出的膀胱向内推回结扎（图1-7-2-6）。重度膀胱膨出者，在缝合两侧的阴道筋膜及膀胱韧带之前，先将膨出部位外的膀胱筋膜，用4号丝线烟包缝合1～2

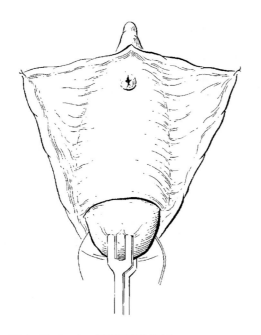

图 1-7-2-1　暴露阴道前壁

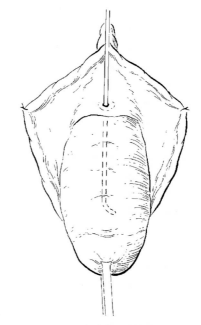

图 1-7-2-2　确定切口位置

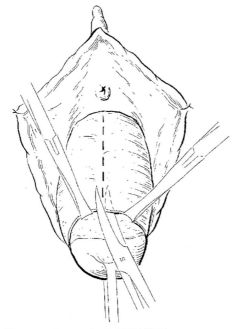

图 1-7-2-3　切开阴道前壁

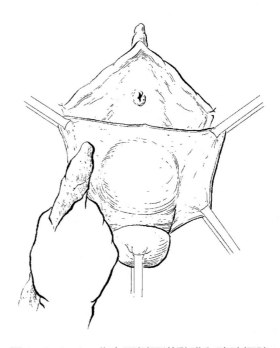

图 1-7-2-4　分离两侧阴道黏膜和膀胱间隙

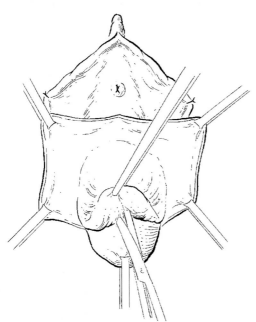

图 1-7-2-5　分离并上推膀胱

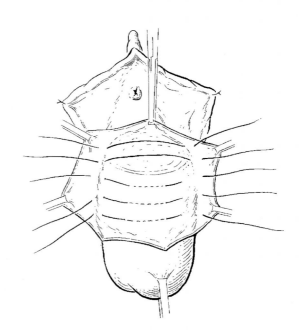

图 1-7-2-6　间断结节缝合两侧的阴道筋膜及子宫膀胱韧带

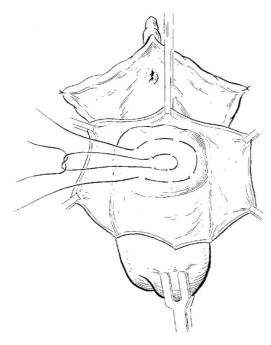

图1-7-2-7 重度膀胱膨出者烟包缝合

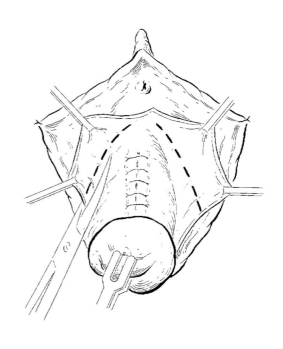

图1-7-2-8 缝合阴道下筋膜

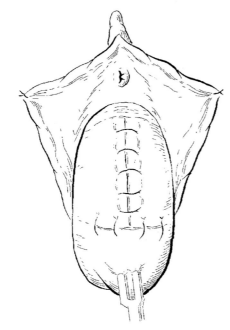

图1-7-2-9 缝合阴道黏膜

层，缝线应穿过膀胱肌层，但勿穿通膀胱黏膜（图1-7-2-7）。

❼ 剪去两侧多余的阴道黏膜用4号线结节缝合阴道下筋膜，加固膀胱（图1-7-2-8）。

❽ 缝合阴道黏膜：自尿道口下开始用0号可吸收线连续锁边缝合阴道黏膜，可带上其下方的宫颈组织，以避免阴道壁下残留死腔，最后缝合阴道横切口（图1-7-2-9）。

二　阴道后壁修补术

❶ 根据直肠膨出的程度，决定分离阴道后壁的范围及切除黏膜的多少。用两把组织钳分别夹持两侧小阴唇后部的皮肤与黏膜交界处（图1-7-2-10）。

❷ 将两钳向中线并拢，能容纳2～3横指通过阴道口为宜（图1-7-2-11）。

❸ 切开分离阴道后壁黏膜　沿两组织钳切开皮肤与黏膜交界处，夹住阴道黏膜的中点，用钝头剪刀将阴道后壁与会阴体分离（图1-7-2-12）。

❹ 再沿中线向上、外方将膨出的阴道后壁与直肠分离，可采用钝性、锐性的方法，分离时剪刀头朝向阴道后壁，以防损伤直肠（图1-7-2-13）。

❺ 这时可暴露出膨出的直肠和两侧分离的肛提肌，分离的上端达阴道上1/3。分离过程中注意随时止血，勿形成血肿（图1-7-2-14）。

❻ 缝合与修补：直肠膨出重者，在膨出的直肠筋膜上用4号丝线烟包缝合1～2圈，以缩小膨出的直肠壁（图1-7-2-15）。

❼ 然后自上而下结节缝合直肠两侧的结缔组织（图1-7-2-16）。

❽ 缝合肛提肌内缘，注意缝合时勿将缝线穿过直肠黏膜，可疑时需作肛诊检查，若已穿透，必须拆除消毒后重缝。另外缝合时注意检查阴道的宽度，勿使阴道狭窄（图1-7-2-17）。

❾ 缝合阴道黏膜：剪除多余的阴道黏膜，用0号可吸收线自阴道顶端开始间断或连续锁边缝合阴道后壁（图1-7-2-18）。

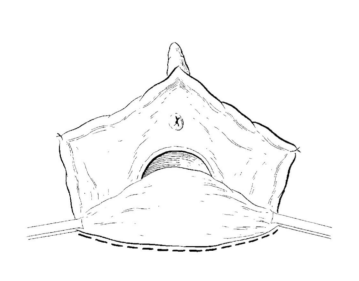

图1-7-2-10　夹持两侧小阴唇后部的皮肤与黏膜交界处

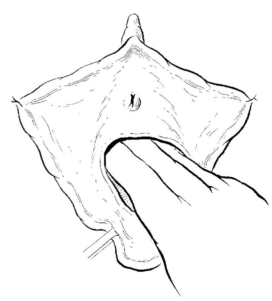

图1-7-2-11　两钳向中线并拢

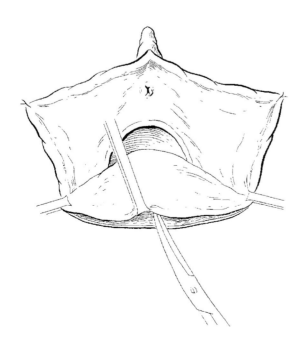

图1-7-2-12　切开分离阴道后壁黏膜

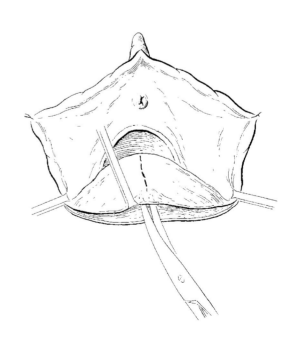

图1-7-2-13　阴道后壁与直肠分离

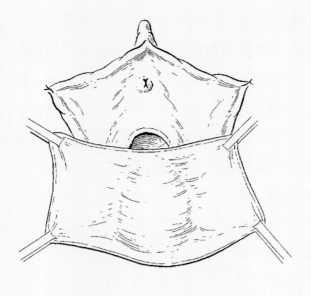

图 1-7-2-14　暴露出膨出的直肠和两侧分离的肛提肌

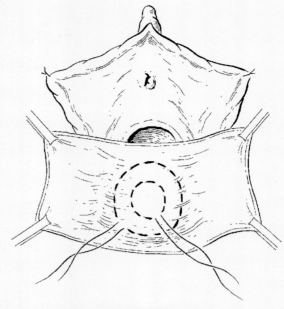

图 1-7-2-15　烟包缝合直肠筋膜

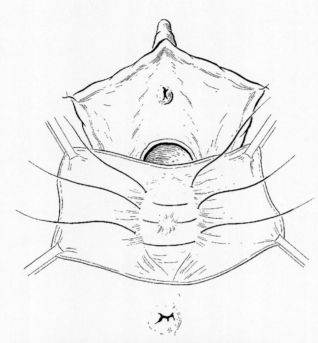

图 1-7-2-16　结节缝合直肠两侧的结缔组织

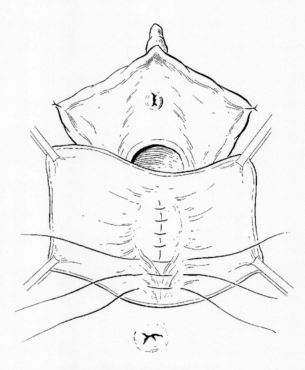

图 1-7-2-17　缝合肛提肌内缘

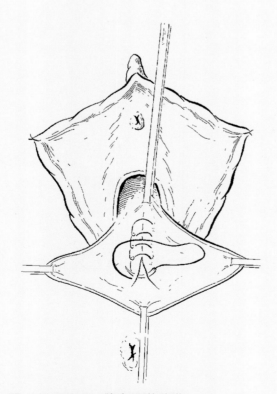

图 1-7-2-18　缝合阴道黏膜

❿ 重建会阴体：用4号丝线间断缝合会阴体（图1-7-2-19）。

⓫ 用凡士林油纱布包裹的纱布卷填塞阴道，以达到止血的目的，并且留置导尿管。

术中要点

❶ 切口的深度：切开阴道黏膜的深度要适当，切口过浅层次不清，分离困难，术中易出血，切口过深，可能损伤膀胱与直肠。切开前于阴道黏膜下注射止血用水，如稀释的缩宫素注射液或稀释成1%的肾上腺素20ml，有利于术中分离及止血。

❷ 切开、分离阴道黏膜的范围：应根据膀胱、直肠膨出的程度而定。若切除过多，可造成阴道狭窄，切除过少，则影响手术效果。

❸ 膀胱、直肠损伤：分离过程中避免损伤尿道、膀胱与直肠。若有怀疑，可向膀胱内注射亚甲蓝液体及肛诊检查。缝线不应穿过膀胱、直肠黏膜。

❹ 出血：由于阴道壁及膀胱壁有丰富的静脉丛，剥离时易渗血，故术前可向阴道壁下注射止血水。剥离时层次清楚，遇有动脉血管应结扎，若渗血可用热盐水纱布压迫止血。

术后处理

❶ 术后取平卧位或侧卧位，5~7天。注意生命体征的变化及阴道有无流血。阴道内纱布卷24小时后取出。

❷ 留置尿管5天，尿液引流通畅。拔除尿管前，夹闭尿管每4小时放尿一次，以锻炼膀胱功能。

❸ 避免大便干燥，术后第四天若无排便，可给予石蜡油30ml每日2次口服。

❹ 保持外阴清洁，外阴及会阴切口应覆无菌敷料，会阴皮肤以丝线缝合者，术后5天拆线。

❺ 术后3个月避免重体力劳动以防影响手术效果。

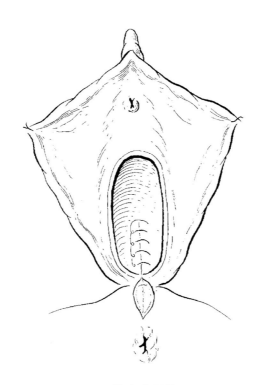

图1-7-2-19　缝合会阴体

第三节　子宫颈部分切除及阴道前后壁修补术

适应证　Ⅰ～Ⅱ度盆腔脏器脱垂伴宫颈延长，希望保留子宫者。

禁忌证
❶ 阴道炎，阴道溃疡，中重度宫颈糜烂，宫颈溃疡。
❷ 宫颈癌前病变，宫颈癌，子宫内膜癌。
❸ 妊娠或拟妊娠患者：部分宫颈截除之后，可能合并宫颈功能不全或宫颈管粘连，有生育要求者应慎重考虑。
❹ 盆腔脏器Ⅲ度以上膨出，盆腔韧带组织松弛。

术前准备　同"阴式全子宫切除及阴道前后壁修补术"及"阴道前后壁修补术"。

手术步骤　硬膜外麻醉或全身麻醉后取膀胱截石位。

❶ 诊断性刮宫术：由于手术保留了宫体，因此在行其他步骤之前先行诊断性刮宫以除外内膜恶性病变的存在非常重要。
❷ 鼠齿钳牵拉宫颈，先在阴道黏膜下注射生理盐水以便于在合适的层次上进行分离。然后，在距宫颈0.5cm阴道前壁膀胱沟水平作环形切口，分离前壁黏膜，仔细将筋膜留在膀胱剥离面（图1-7-3-1）。
❸ 将阴道向两侧分离，将膀胱从其附着于宫颈处向上分离，通常用剪刀几次锐性分离后膀胱可从子宫上游离，向上直至膀胱子宫腹膜反折（图1-7-3-2）。
❹ 游离宫颈周围后显露变薄的主韧带。包绕其中的是子宫动脉的宫颈支，紧贴宫颈钳夹侧方的主韧带，切断、缝扎。为了控制宫颈的血运，在准备切除的宫颈部位上方用1-0延迟吸收线缝扎两侧宫颈旁组织。同法处理对侧。
❺ 从后壁贯穿横行切开宫颈，完整环形切下宫颈。
❻ 充分游离阴道后壁的黏膜瓣，将黏膜瓣覆盖切除后缩短的后唇，用1-0

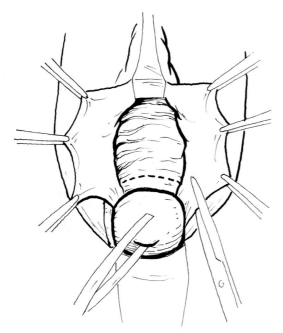

图1-7-3-1　分离阴道前壁

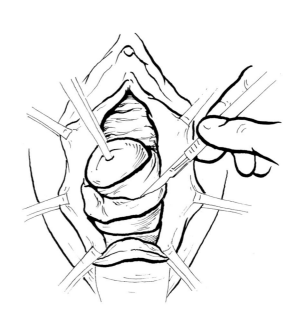

图1-7-3-2　将膀胱从其附着于宫颈处分离，游离宫颈

176

延迟吸收缝线行Sturmdorf缝合（见图1-7-3-3）。

❼ 将结扎的主韧带拉到一起，缝在缩短的宫颈前方。将缝线穿透宫颈前壁将韧带固定在此位置非常重要，有利于增强支撑结构（见图1-7-3-4）。

❽ 常规修补阴道前壁。切除多余阴道黏膜后，先以7号丝线间断缝合两侧阴道膀胱筋膜层（图1-7-3-5、图1-7-3-6）；然后用2-0延迟吸收缝线沿中线间断缝合阴道前壁（图1-7-3-7）。首先缝合宫颈末端切口，此时应将缝线穿透缩短的宫颈前唇，须用缝线侧面缝合以将阴道完全覆盖至宫颈。

❾ 常规修补阴道后壁：阴道后壁分离至阴道顶，高位结扎肠疝囊；并缝入

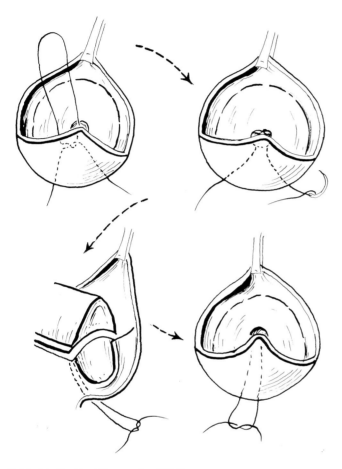

图1-7-3-3　Sturmdorf缝合

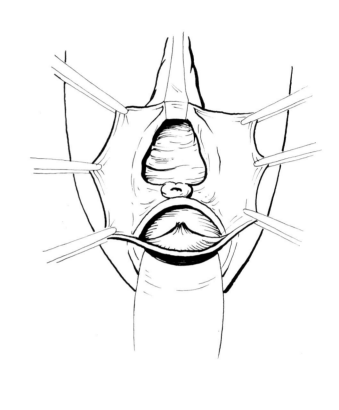

图1-7-3-4　宫颈切断，阔韧带底部缝合至宫颈表面

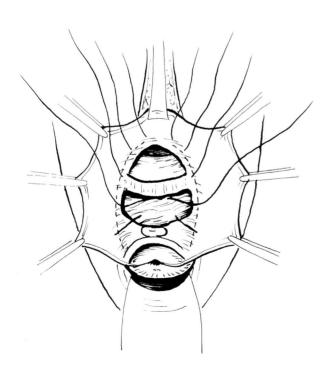

图1-7-3-5　耻骨膀胱宫颈筋膜在尿道下方和膀胱底部拉向中线

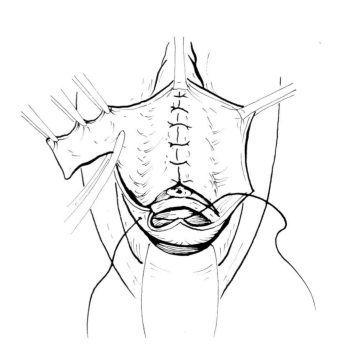

图1-7-3-6　在残留宫颈末端侧面缝合

177

子宫后壁，切除剩余的疝囊。将直肠旁筋膜、耻骨直肠肌及子宫骶韧带缝合在一起支撑阴道后穹隆和阴道后壁。关闭阴道后壁（图1-7-3-8和图1-7-3-9）。

术中要点

❶ 阴道前壁切口为三角形，三角形切口的底边在阴道壁的膀胱水平，底边的宽度视膀胱膨出的程度而定。剥离膀胱使之与阴道和宫颈分离达子宫膀胱腹膜折返处如膀胱膨出严重，可在膀胱壁上作一次或两次烟包缝合。操作时注意不要剥离或缝合过深或形成瘢痕而损伤膀胱颈及尿道括约肌，造成严重尿失禁。

❷ 切除部分宫颈后宫腔深度应在7～8cm，将两侧主韧带断端缝合在宫颈之前。

❸ 将阴道前后壁包埋宫颈残端形成新的宫颈。会阴体成形，修补阴道后壁及会阴裂伤，将两侧多余的阴道切除，缝合时注意不要留死腔，会阴部皮肤不要缝合过高以免影响性生活。

术后处理　同阴道前后壁修补术。

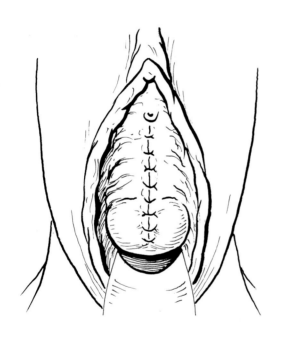

图1-7-3-7　筋膜缝合完毕，切除多余阴道

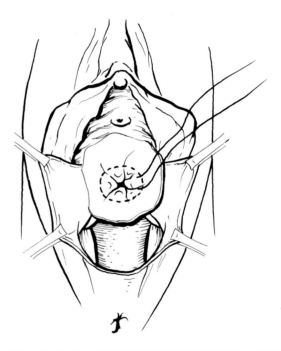

图1-7-3-8　阴道后壁分离至阴道顶，高位结扎肠疝囊并缝入子宫后壁

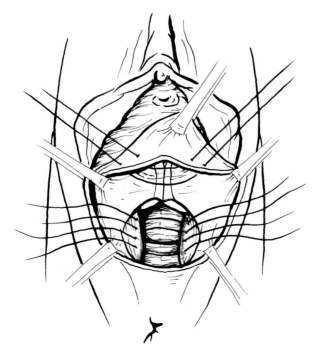

图1-7-3-9　将直肠旁筋膜、耻骨直肠肌及子宫骶韧带缝合

第四节　　阴式全子宫切除及阴道前后壁修补术

适应证	经阴道子宫切除术及阴道前后壁修补术只适合于轻-中度子宫脱垂伴轻-中度阴道前后壁膨出。对于重度子宫脱垂合并阴道壁膨出，该术式无法提供长期足够的支持。
禁忌证	包括阴道狭窄、盆腔重度粘连、可疑子宫或附件恶性肿瘤、合并严重内科疾病，无法耐受手术，以及Ⅲ-Ⅳ度的穹隆脱垂、阴道前壁或后壁膨出。

术前准备　❶　在征得患者本人同意后均行全身及妇科检查、盆腔B超，排除恶性疾病。

❷　术前3天常规阴道消毒肠道准备、适度灌肠。

手术步骤　全麻后取膀胱截石位。

❶　麻醉后，患者取膀胱截石位，安尔碘消毒外阴、阴道、宫颈。

❷　导尿后，以金属导尿管指示膀胱与阴道壁近宫颈两侧的最低点。以两把鼠齿钳钳夹作为指示点，钳夹宫颈，沿宫颈口周围注射 1∶250 肾上腺素，预防出血。用宫颈钳向下牵拉宫颈前唇，于膀胱宫颈附着处全层剪开阴道壁，从3点处至9点处。钝性分离膀胱宫颈间隙，上推膀胱，暴露膀胱子宫反折腹膜、剪开（图1-7-4-1）。

❸　将阴道前壁上的切口向宫颈后侧延长，于直肠宫颈交界的间隙处分离阴道后壁，整个阴道穹隆环形切开。紧贴宫颈分离阴道直肠间隙，直至直肠子宫陷凹反折腹膜，并剪开腹膜（图1-7-4-2、图1-7-4-3）。

❹　充分暴露子宫骶韧带、主韧带，紧贴宫颈一并钳夹、切断子宫骶韧带、主韧带，7号丝线缝扎。若宫颈长，可再次钳夹切断子宫骶、主韧带，直至子宫峡部，保留最后一道缝线（图1-7-4-4）。

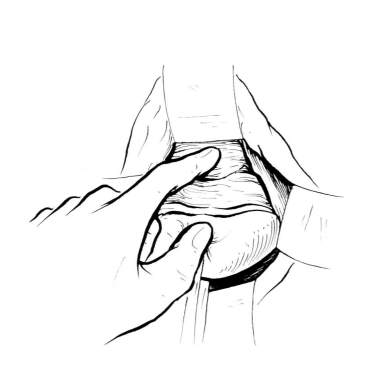

图1-7-4-1　左手示指触到光滑质薄的游离腹膜组织

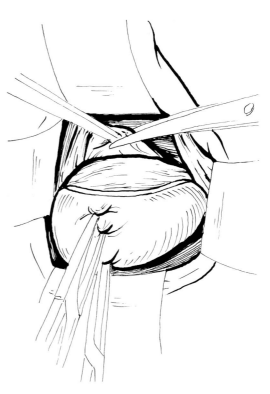

图1-7-4-2　剪开膀胱子宫反折腹膜，明确进入腹腔而非膀胱

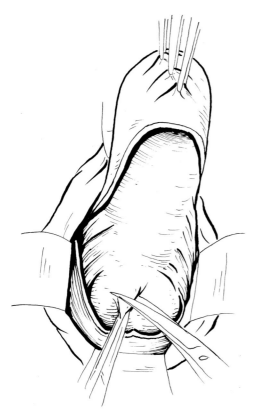

图1-7-4-3　剪开直肠子宫陷凹反折腹膜

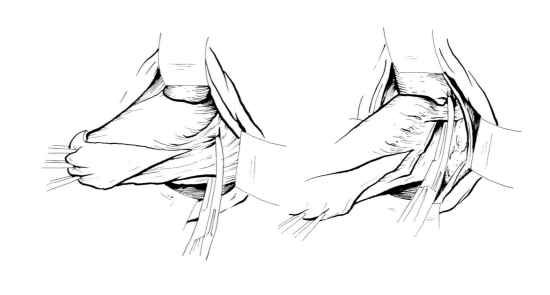

图1-7-4-4　紧贴宫颈钳夹、切断、缝扎子宫骶韧带、主韧带

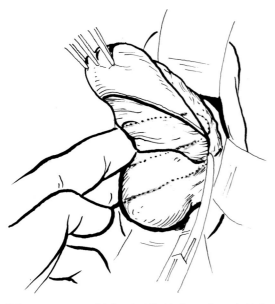

图1-7-4-5　以左手手指放在子宫后方作保护，贯穿钳夹子宫卵巢固有韧带和圆
韧带；贯穿双重缝扎子宫卵巢固有韧带及圆韧带远端

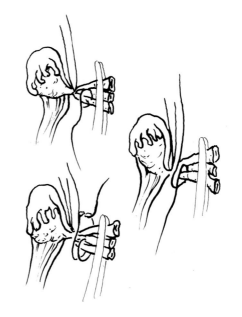

❺　松开鼠齿钳，将宫颈推进阴道；将子宫体从膀胱子宫反折腹膜切口牵
　　出。靠近宫角一并钳夹、切断卵巢固有韧带、输卵管、圆韧带，用7号
　　丝线双重缝扎，保留一道缝线。随即切除子宫，检查盆腔是否出血，查
　　两侧切除断端有无出血（图1-7-4-5）。

❻　为了预防术后的穹隆脱垂，可行后穹隆成形术（图1-7-4-6A~F）

❼　向阴道膀胱间隙注入0.01%肾上腺素生理盐水20～30ml。分离阴道与
　　其下的耻骨宫颈筋膜，垂直切开阴道壁（图1-7-4-7），顶端在尿道外口
　　下1cm左右，底部在阴道断端或宫颈外口上膀胱附着处稍下方（保留子
　　宫者），可用电刀切开，深达耻骨宫颈筋膜。向两侧分离阴道膀胱间隙
　　（图1-7-4-8）。

❽　在已游离的耻骨宫颈筋膜组织外缘，用0号可吸收线垂直褥式缝合多余

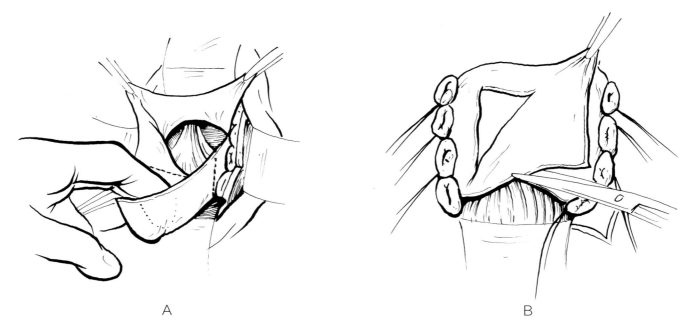

A B

A.如直肠子宫陷凹的后方即切缘的后方仍有可移动的腹膜,建议沿图中的虚线加以切除多余的腹膜;
B.切除多余的腹膜,使与直肠肌层齐平

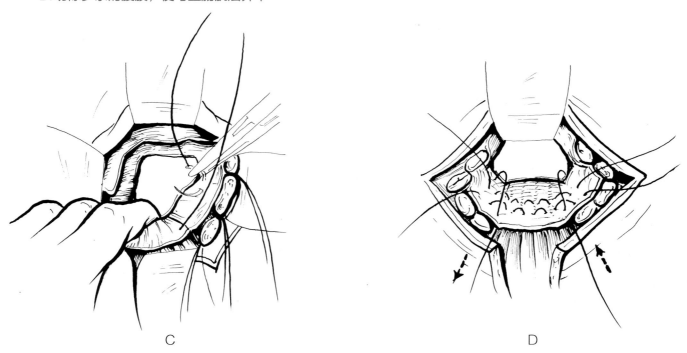

C D

C.推乙状结肠,以便使缝线能往深处穿过直肠旁筋膜;D. 2条 Mc Call 内缝合和 1条 Mc Call 外缝合,外缝合的缝线穿过阴道,以备将其越过内部的 McCall 缝线与直肠旁筋膜缝合;

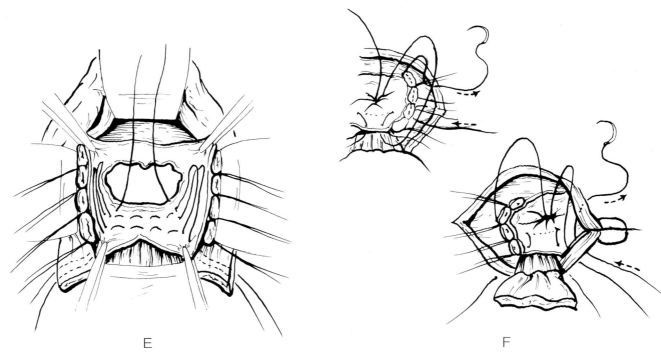

E F

E.Mc Call 内缝合和外缝合的相对位置;F.自患者左侧阴道穹隆进针,缝线穿过阴道、再穿过骶韧带和主韧带的两个部分,以及子宫卵巢固有韧带,然后自接近头侧的一端穿出,打结

图 1-7-4-6

181

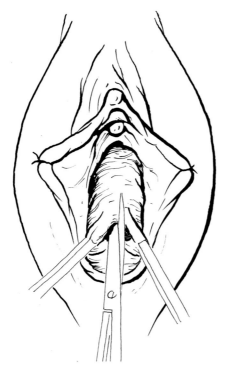

图1-7-4-7　分离阴道与其下的耻骨宫颈筋膜，垂直切开阴道壁

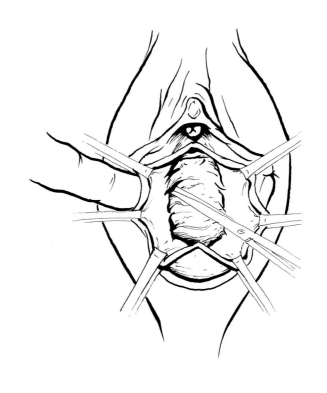

图1-7-4-8　向两侧进一步分离阴道膀胱间隙

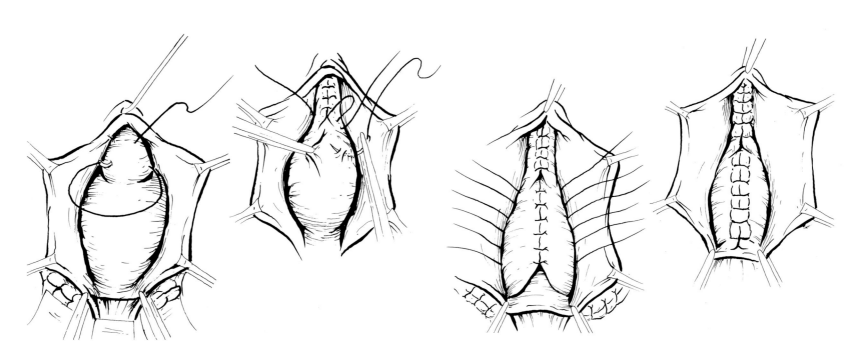

图1-7-4-9　垂直褥式缝合多余的筋膜组织修复膀胱脱垂，注意起始的尿道旁缝线应进针深

图1-7-4-10　邻近尿道和膀胱颈处加缝数针，以起到更好的支持作用

的筋膜组织，中线处打结校正多余的组织，修复膀胱脱垂。注意起始的尿道旁缝线应进针深，以包含耻骨漏斗韧带后部的基底部分，其余缝线应垂直于尿道方向，包含大部分的耻骨宫颈筋膜（图1-7-4-9）。膀胱脱垂严重者也可用4号丝线在膀胱底作烟包缝合，深度不能穿透膀胱壁（图1-7-4-10）。如膀胱比较松弛，要避免一次性大的烟包缝合，因为术后容易再次松弛。

❾ 切除多余的阴道壁组织，确保最终达到组织无张力闭合。切除的阴道壁组织一般多呈尖端指向尿道的三角形（图1-7-4-11）。

❿ 用0号缝合线连续纵向缝合阴道前壁切口。注意缝线不能穿透尿道和膀胱，也不能使阴道壁产生张力，否则会导致邻近组织的坏死和脱落（图

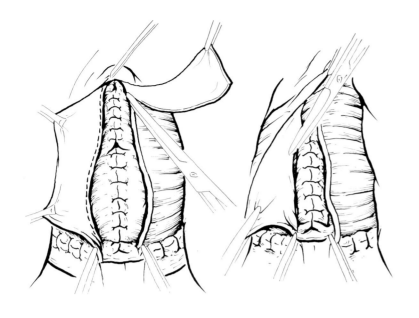

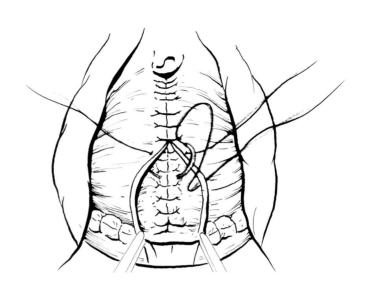

图 1-7-4-11　切除多余的阴道壁组织，确保最终达到组织无张力闭合

图 1-7-4-12　切除多余的阴道壁组织，确保最终达到组织无张力闭合

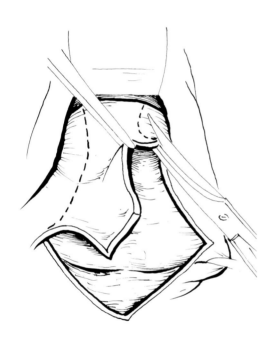

图 1-7-4-13　于阴道后壁和会阴体作菱形切口，切口尖端分别指向阴道穹隆和肛门，底边为阴道与会阴体交界处

1-7-4-12）。

⓫ 修补阴道后壁：用鼠齿钳钳夹持两侧小阴唇下端，向阴道直肠间隙注入0.01%肾上腺素生理盐水10～20ml。于阴道后壁和会阴体作菱形切口，切口尖端分别指向阴道穹隆和肛门，底边为阴道与会阴中心腱交界处（图1-7-4-13）。钝性分离阴道后壁与阴道直肠筋膜，垂直褥式缝合游离的阴道直肠筋膜外缘，缝合时注意应避免缝合成一条隆起的疤痕，否则会引起性交痛。当后壁膨出明显时，还可用4号丝线间断或呈同心圆缝合直肠表面筋膜（注意不能穿透直肠）。

目前较多应用的还有阴道后壁的"桥式缝合"修补法。即将三角形范围内的阴道电灼，破坏其分泌功能，但并不切除三角形内的阴道壁组织，

183

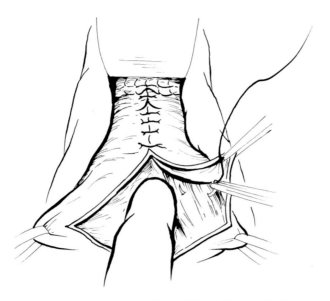

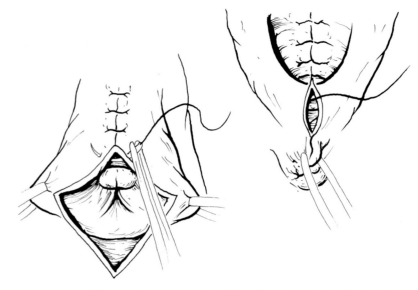

图1-7-4-14　缝合两侧肛提肌，加固盆底；在缝合过程中，每一针都应将阴道壁切缘及其下面的阴道直肠筋膜位于正中

图1-7-4-15　对合会阴肌层，皮肤行皮内缝合，完成会阴缝合术

而是在缝合两侧的阴道直肠筋膜时直接将其"卷入"其下，这样卷入的阴道壁组织起到了桥的支持作用，有利于阴道后壁脱垂的恢复。

⑫ 分离两侧肛提肌，并分别用鼠齿钳钳夹。用7号丝线缝合两侧肛提肌，加固盆底（图1-7-4-14）。

⑬ 用0号可吸收线间断缝合阴道后壁及会阴体（图1-7-4-15）。如患者仍有性生活要求，缝合后的阴道在麻醉状态下以通过两指或三指为宜。

术中要点　脱垂患者解剖变异，子宫切除的难度随脱垂程度的增加而增加，输尿管可以位于宫颈外侧＜0.5cm处。应该注意紧贴子宫钳夹。在临床中经常静脉注射黄色核黄素注射液进行膀胱镜检查，有助于确定双侧输卵管的完整性，对患有重度盆腔器官脱垂者应该进行该项检查。

术后处理　术后留置导尿管，48小时拔除导尿管，阴道内放安尔碘纱卷，48小时后取出。用广谱抗生素预防感染。

第五节　子宫/阴道骶骨固定术

适应证

❶ 阴道穹隆脱垂、阴道顶端缺陷、子宫脱垂、阴道前壁脱垂伴膀胱膨出、阴道后壁脱垂伴直肠膨出。

❷ 较年轻且完成生育的盆腔器官脱垂患者。

❸ 经阴道盆底重建手术失败，伴有阴道挛缩，同时需要行盆腔其他手术的患者。

禁忌证　❶ 严重心、肺功能不全，严重肝、肾功能不全。

❷ 过度肥胖。

❸ 生殖道急性炎症。

❹ 全身结缔组织病、凝血功能障碍。

❺ 年龄＞70岁的患者为腹腔镜手术的相对禁忌证。

术前准备　❶ 由于手术对象多数为中、老年患者，常常伴有高血压、心脏病、肺部感染、糖尿病等慢性疾病，所以术前需全面检查，除了常规的术前检查外，应详细了解各器官的功能，尤其是心、肺功能及凝血功能，必要时行心脏彩超、肺功能、D-二聚体、双下肢彩超等检查。

❷ 了解膀胱功能，评价是否存在尿失禁或隐匿性尿失禁。可还纳脱垂物，复位后进行尿垫试验。有急迫性尿失禁者术前行3天排尿日记，必要时可行膀胱镜检查。必要时可还纳脱垂物后行尿动力学检查，但也有学者认为盆腔器官脱垂患者术前尿动力检查的可信度低。

❸ 备皮、配血和备血。

❹ 肠道准备：要求术前一天服泻药，清晨清洁灌肠。

❺ 阴道准备：术前阴道冲洗3天。

❻ 术前给予抗生素预防感染。

❼ 术前充分告知患者有关病情、手术方式选择、手术前后注意事项及手术并发症的防治，让患者及家属理解，并签署知情同意书。

❽ 术前留置导尿管排空膀胱。

手术步骤　全麻后取膀胱截石位。

一　开腹子宫/阴道骶骨固定术

❶ 经下腹正中切口或横切口进入盆腹腔，尽可能推开小肠及乙状结肠，充分暴露盆腔，辨认双侧输尿管走行。

❷ 用纱布块或阴道推举器上推阴道顶端，纵向剪开阴道后方腹膜，进入直肠阴道隔，向下向两侧旁钝性分离直肠阴道隔，向下推开直肠；自后而前分离膀胱阴道间隙。如需同时子宫切除者则可先分离直肠阴道隔及膀胱阴道间隙。用皮钳或缝线从阴道两侧向上牵拉阴道顶端。

❸ 根据盆腔器官脱垂的程度裁剪网片，可裁剪成约3cm×12cm的"Y"形。"Y"形的上方网片固定在阴道前、后壁上，下方网片固定在第1骶椎椎体面的前纵韧带上。另一种网片裁剪方法为：前、后壁各一片网片，前壁网片为约3.5cm×12cm的"倒7"形，后壁网片为约3.5cm×12cm的长形（图1-7-5-1）。

❹ 将阴道前壁网片阴道端以0号不可吸收缝线平行成排地缝合固定6～8针，不穿透阴道黏膜。需根据阴道前、后壁脱垂的程度，调整网片的长度。若阴道前壁或后壁Ⅱ度或Ⅲ度脱垂者，建议网片延伸至阴道前或后下

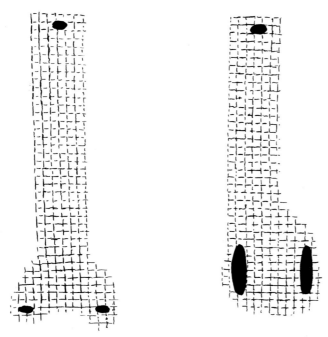

图1-7-5-1　根据盆腔器官脱垂的程度裁剪网片

1/2部位。若阴道后壁Ⅳ度脱垂者，网片应延伸至距会阴体上方2cm处，缝合固定于耻骨尾骨肌上。阴道前壁Ⅳ度脱垂者网片应延伸至阴道横沟水平。

❺ 在骶骨岬水平上2cm纵向切开后腹膜直至直肠子宫陷凹，钝性分离直肠后间隙，钝性加锐性分离腹膜下脂肪组织，仔细辨认解剖结构，根据骶正中血管的位置选择骶前区相对安全区域。以0号不可吸收线缝合固定骶骨端的网片2～3针，需全层缝合该部位的骶前纵韧带，且缝合韧带组织要足够多，以免组织撕毁造成手术失败。用阴道抬举器向上抬举阴道残端，网片的长度以调整阴道顶端恢复至适当的高度，则使阴道顶端高度≥8cm。

❻ 用可吸收线缝合关闭骶前间隙的腹膜，使腹膜完全覆盖网片，避免网片侵蚀。

二　腹腔镜下子宫/阴道骶骨固定术

腹腔镜下手术操作步骤基本与开腹手术相同。

❶ 选择气管插管静脉全麻，术前留置导尿管排空膀胱，取膀胱截石位，头低臀高位20°，脐部穿刺10mm套管针（trocar），置30°腹腔镜。

❷ 下腹部穿刺三个5mm口径套管针作为操作通道。

❸ 阴道放置填充体或绝缘的阴道抬举棒，用于暴露阴道顶端和直肠。

❹ 用剪刀打开阴道后方的盆腹膜，进入直肠阴道隔达阴道上1/2，从后向前分离膀胱阴道间隙，下推膀胱达阴道上1/2。阴道端的分离及网片缝合也可经阴道完成。

❺ 裁剪网片的方法同开腹手术。

❻ 助手用阴道抬举器向上抬举阴道残端，将阴道前壁网片阴道端以0号不

可吸收线平行成两排缝合固定6~8针，不穿透阴道黏膜。需根据阴道前、后壁脱垂的程度，调整网片的长度。若阴道前壁或后壁Ⅱ度或Ⅲ度脱垂者，建议网片延伸至阴道前或后下1/2部位。若阴道后壁Ⅳ度脱垂者，网片应延伸至距会阴体上方2cm处，缝合固定于尾骨肌上。阴道前壁Ⅳ度脱垂者，网片应延伸至阴道横沟水平。

❼ 在骶岬水平上2cm用剪刀或超声刀纵向剪开后腹膜直至直肠子宫陷凹，钝性分离直肠后间隙，用超声刀锐性分离腹膜下脂肪组织，仔细辨认右侧髂外、髂内动静脉，右侧输尿管，骶正中动脉及骶正中静脉，暴露骶骨岬、第1骶椎椎体面及骶前纵韧带，助手用阴道抬举器向上抬举阴道残端，调整网片的长度至阴道顶端高度≥8cm，避免张力过大。修剪网片后，在骶前区相对安全区域以0号不可吸收线缝合固定骶骨端的网片2~3针。

❽ 用2-0号可吸收线缝合关闭骶前间隙及盆腹膜，使腹膜完全覆盖网片，避免术后网片侵蚀。

❾ 取出腹腔镜及套管针，关闭腹腔。

术中要点

❶ 在分离阴道残端时易损伤膀胱和直肠，直肠阴道隔的层次分离比膀胱阴道间隙容易。因此，建议先分离直肠阴道隔，后分离膀胱阴道间隙，下推膀胱。

❷ 缝合固定阴道端的网片时，阴道黏膜层避免过薄，以免术后发生网片外露。如果腹腔镜下操作可内打结或外打结。注意缝线不能穿过阴道黏膜层。

❸ 骶前区骶尾前韧带缝合前应先辨认右侧髂外、髂内动静脉，右侧输尿管，骶正中动脉及骶正中静脉的位置，暴露第1骶椎椎体面的骶骨岬及骶前纵韧带，尤其要显示骶正中动脉及骶正中静脉的位置，缝合时避开该部位的血管及右输尿管。如果肥胖的患者可让患者体位向左侧倾斜，减少肠管对手术野的干扰。

❹ 骶前区的骶前纵韧带缝合需全层缝合，韧带组织缝合要足够多，以免组织撕毁造成手术失败。

❺ 关闭骶前间隙及盆腹膜时需用可吸收线缝合，避免网片外露至盆腹腔内，造成网片对肠管的侵蚀。

❻ 若患者阴道旁缺陷严重时，可在完成阴道骶骨固定术后进行腹腔镜下阴道旁修补。若患者合并有压力性尿失禁，排除了Ⅲ型压力性尿失禁，可以同时行膀胱颈悬吊术（Burch手术）。

术后处理

❶ 术后应注意让患者多翻身，改成半卧位，拍背促进痰排出，术后5天鼓励患者下床活动等。

❷ 术后疼痛的管理：术后疼痛往往不剧烈，但疼痛刺激有可能加重心脏负担，导致血压升高，有必要适当应用术后镇痛药物。

❸ 术后饮食方面：术后6小时可进食全流食，肛门排气后进半流食，术后3天改为普食，进食易消化的食物，避免进食较硬的食物。术后5天鼓励患者进食高纤维素食物，防止便秘及使用腹压。及时处理大便干结及便秘。

❹ 术后阴道填塞24~48小时，注意阴道排液及阴道出血情况。

高位骶棘韧带悬吊术

适应证	❶ 中盆腔缺陷，子宫或阴道穹隆 I ~ II 度脱垂。
	❷ 子宫直肠窝疝。
禁忌证	❶ 子宫骶韧带松弛薄弱者 III ~ IV 度。
	❷ 合并重度膀胱脱垂及直肠脱垂者
	❸ 泌尿系炎症和生殖道炎症急性期。
	❹ 合并严重内科合并症如严重心脏病、活动性肺结核等。
术前准备	❶ 常规妇科检查，还应当包括盆腔骨性和软组织的解剖评价。
	❷ 手术前评估应该包括评价绝经后妇女的雌激素状态，适度补充雌激素，每日坐浴加阴道冲洗。
手术步骤	全麻后取膀胱截石位。

高位子宫骶韧带悬吊术可经开腹、腹腔镜或阴道途径来完成。"高位"是指于坐骨棘水平缝合缩短子宫骶韧带，因此可将穹隆悬吊更高和保留更深的阴道。具体手术方法如下。

一　切除子宫者

可采用经阴道、开腹或腹腔镜途径。

对于子宫或穹隆脱垂，重要的手术步骤是悬吊、固定和修补阴道顶端，但无论将顶端悬吊于什么部位，重新建立前后阴道壁筋膜在顶端的连续性都至关重要，由此可防止以后的肠膨出。

❶ 若有子宫直肠窝疝，先予以处理，可封闭直肠子宫陷凹来解决肠膨出。

❷ 每侧子宫骶韧带对折缝合 2 ~ 3 针，并悬吊于坐骨棘水平。

❸ 拉近缝合耻骨宫颈筋膜和直肠筋膜。

❹ 用不可吸收缝线将缝合之筋膜悬吊在子宫骶韧带上，从而悬吊脱垂之阴道，以恢复阴道的正常位置及功能。

二　保留子宫者

通常采用腹腔镜途径。

❶ 在坐骨棘中点 1.5 ~ 2cm 处，以不可吸收缝线将子宫骶韧带对折缝合 2 ~ 3 针，然后拉紧（见图 1-7-6-1）。

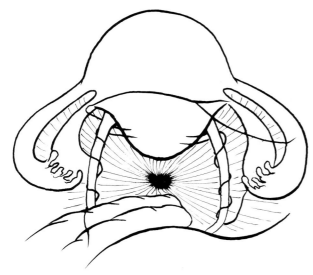

图 1-7-6-1 子宫骶韧带对折缝合

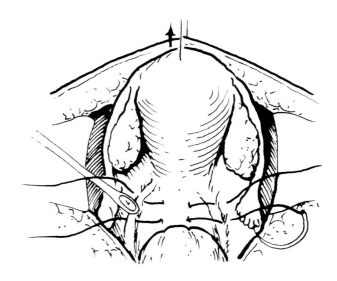

图 1-7-6-2 间断缝合穿过骶韧带及暴露宫颈后表面

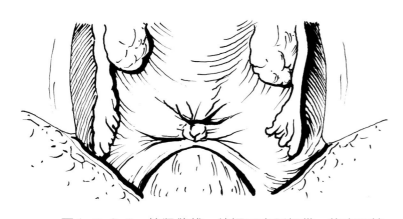

图 1-7-6-3 拉紧缝线，缩短子宫骶韧带，将宫颈拉至向后的方向

❷ 用不可吸收线将子宫骶韧带悬吊至宫颈周围环后侧（图1-7-6-2、图1-7-6-3）。

❸ 同时修复其他盆底部位特异性缺陷。

术中要点   腹腔镜途径的优势在于输尿管和子宫骶韧带的位置在经阴道手术中只能靠术者的触诊来判定，而在腹腔镜下就可以一目了然。

术后处理   ❶ 留置尿管24小时，术后尽早下床活动，避免下肢血栓形成。

❷ 3个月内避免提重物和重体力劳动，避免慢性咳嗽、便秘等增加腹压的动作。

第七节   骶棘韧带固定术

适应证   ❶ 子宫切除后的阴道穹隆脱垂。

对于骨盆韧带和结缔组织支持作用严重削弱或缺失的妇女，骶棘韧带为顶端固定提供了持续坚固的支撑点。经阴道骶棘韧带固定术的优点是在腹膜后而不是进入腹腔操作，不仅损伤小，而且还可同时对阴道内的肠膨出、直肠膨出和膀胱膨出进行修补。

❷ 子宫、阴道的中－重度脱垂，POP-Q分度（盆腔器官脱垂定量分度）为Ⅲ～Ⅳ度。

❸ 主骶韧带明显松弛、薄弱，无法利用其作为支持物。

❹ 年轻的子宫脱垂患者，要求保留子宫，也可将子宫骶韧带、主韧带固定于骶棘韧带上，达到保留子宫的目的。

禁忌证 阴道炎、阴道溃疡、盆腔急性炎性感染，阴道狭窄，严重内科合并症不能耐受手术者。

术前准备 ❶ 术前3天常规碘伏阴道擦洗。

❷ 对绝经多年、阴道有明显萎缩的妇女局部涂抹雌三醇软膏2周以上。

手术步骤 全麻后取膀胱截石位。

一   经阴道骶棘韧带固定术

❶ 按常规方法行阴式子宫切除术，需保留子宫者免除此步骤。

❷ 阴式子宫切除术后，于阴道后壁黏膜下直肠旁与盆壁间隙内注入生理盐水约200～300ml，使用长针头边进针边推注，以达液性分离其间隙，然后纵向切开阴道后壁约4cm，拉钩将直肠拉向患者左侧，钝性打孔或锐性尖头止血钳穿过直肠隔，进入右直肠旁间隙（图1-7-7-1、图1-7-7-2），即坐骨棘部位，扩大分离范围，使易于进入尾骨肌，尾骨肌位于直肠间隙的侧壁，内有骶棘韧带（图1-7-7-3）。

❸ 充分显露骶棘韧带后，用不吸收线将阴道穹隆的子宫骶韧带、主韧带残端缝合在坐骨棘内侧的骶棘韧带上，第一针缝合固定在坐骨棘内侧1.5cm～2.0cm处，第二针在第一针内侧0.5cm～1.0cm处，缝合的深度约0.3cm～0.5cm，缝合骶棘韧带时进针的深浅、距离要合适（图1-7-7-4）。

侧方悬吊缝合时应在坐骨棘内侧1～2指宽处穿过该韧带，以免损伤阴部血管。还必须注意应将缝线从韧带表面而不是其底部或周围穿过。直肠代表着缝合的内侧解剖边界。此时一定要确保所有拉钩在正确位置上：拉钩插入超过骶棘韧带所造成的创伤，过分向内侧牵拉压迫直肠和骶前区，都是手术并发症的潜在根源。从韧带内侧比从外侧缝合能使阴道穹隆向头侧悬吊的更好。

❹ 常规缝合2针，增加其接触面达到加强其支撑的效果。

❺ 改制骶棘韧带缝合器或应用Deschamps缝合器及Shut缝合打孔器（图1-7-7-5和图1-7-7-6），使得缝合简单易行，受操作习惯及左侧有乙状结肠影响，多数选用右侧骶棘韧带进行缝合。如阴道顶端组织足够宽，也可行双侧骶棘韧带固定术，操作手法正确一般不会造成严重副损伤。

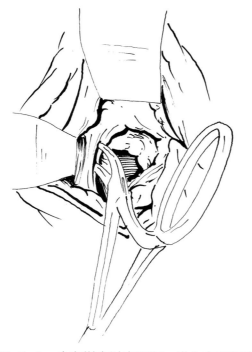

图1-7-7-1 止血钳穿过直肠隔，进入右直肠旁间隙

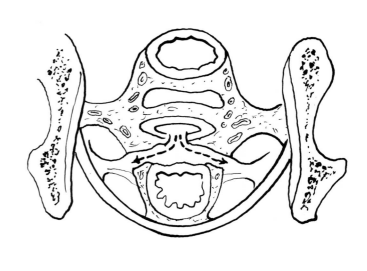

图1-7-7-2 止血钳穿过路径

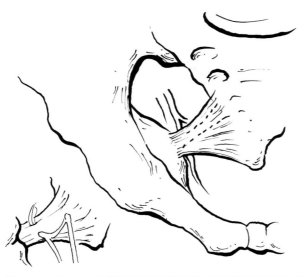

图1-7-7-3 虚线所示尾骨肌深部骶棘韧带的部位，在坐骨棘后方是坐骨神经和阴部动脉。为避免损伤这些神经和血管，穿透尾骨肌和骶棘韧带应距离坐骨棘2~3cm。缝针应穿过尾骨肌和韧带，而不要绕过它们

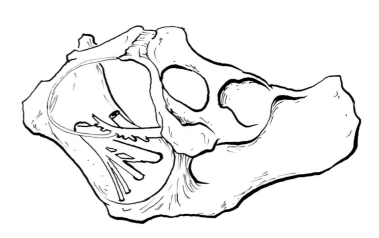

图1-7-7-4 尾骨肌和骶棘韧带的外科解剖，骶棘韧带固定缝针位置（"×"处）阴部动脉穿过坐骨棘下方，在距坐骨棘3cm处以Deschamps缝线携带器穿透韧带，由于边缘较远，可避免阴部神经血管损伤

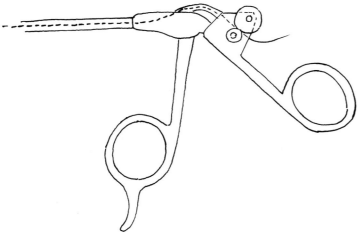

图1-7-7-5 Shut缝合打孔器，虚线所示通过这些器械的缝合途径

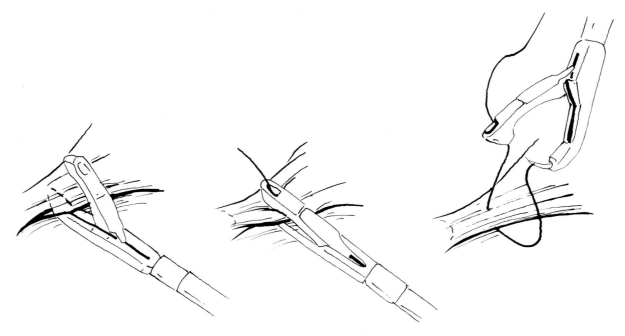

图1-7-7-6　打孔器针尖穿过骶棘韧带，打孔器闭合表明推进缝线，然后取出张开的器械，即可收回缝线的游离末端

❻ 有前壁膨出、张力性尿失禁等其他盆底器官脱垂可同时行相应的矫正术。

二　腹腔镜下骶棘韧带固定术

❶ 在脐孔部穿刺，建立人工气腹，用10mm套管针穿刺置入腹腔镜镜头，于左侧腹部各置入第2、第3套管，于右侧腹部置入第4个套管针。

❷ 膀胱内充200～300ml无菌生理盐水，辨清膀胱上缘后，在膀胱上缘上3cm处打开腹膜，两侧的腹膜打开要足够，以利于充分暴露视野。充分游离膀胱旁间隙，暴露耻骨联合，排空膀胱避免损伤膀胱，继续向下钝性分离耻骨后筋膜，暴露双侧耻骨支内面、闭孔内肌筋膜及盆筋膜腱弓，继续向背侧分离，直至坐骨棘，用分离钳可清楚触及。

❸ 钝性分离坐骨棘旁疏松组织，暴露骶棘韧带，骶棘韧带的走向为从坐骨棘走向骶骨，用分离钳轻轻牵拉进一步明确韧带。术者左手深入阴道，抬高侧穹隆和阴道顶端，用不可吸收线穿过阴道顶端（保留子宫患者穿过子宫骶骨韧带子宫颈附着处），轻轻牵引骶棘韧带，不可吸收线穿过骶棘韧带，打结，将阴道残端固定于骶棘韧带。如有出血双极电凝止血。同法缝合对侧。

术中要点　❶ 骶棘韧带靠近盆腔后壁，位置较深，暴露的途径有两种：前腹膜和后腹膜。前腹膜途径通过分离耻骨后间隙暴露骶棘韧带；后腹膜途径，阴式手术需要阴道后壁切口，穿过直肠侧窝，钝性分离韧带内侧的直肠旁间隙，暴露骶棘韧带；而腹腔镜手术则需通过打开骶前两侧的后腹膜暴露骶棘韧带。

❷ 骶棘韧带的缝合深度必须合适：过浅可造成强度不够，易发生撕裂导致手术失败；缝合过深易损伤坐骨神经和血管。缝合深度穿过骶棘韧带的

2/3厚度最为适宜，缝针穿过后可提拉缝线，此时缝线无法从骶棘韧带上撕脱。

❸ 经阴道骶棘韧带固定术往往只固定一侧骶棘韧带，有报道只进行一侧骶棘韧带固定术容易造成阴道扭曲，导致阴道轴偏向一侧并过度后偏，严重影响患者的性生活。进行左右两侧固定就会减少阴道的扭曲，但要注意尽量保持两侧同样的张力（图1-7-7-7、图1-7-7-8、图1-7-7-9）。

术后处理　　术后应常规使用抗生素预防感染，密切观察患者，重视患者主诉，及早发现出血、直肠损伤等并发症。

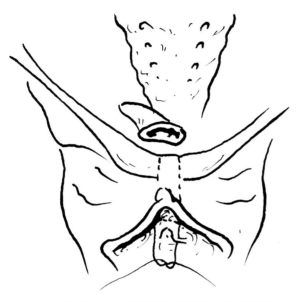

图1-7-7-7　右侧骶棘韧带固定术前面观

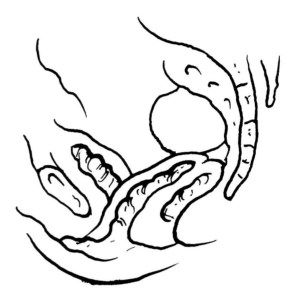

图1-7-7-8　右侧骶棘韧带固定术矢状面观

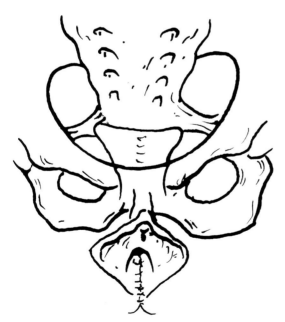

图1-7-7-9　双侧骶棘韧带固定术

适应证	❶ Ⅱ、Ⅲ度子宫脱垂，重度阴道前后壁脱垂及穹隆部脱垂的患者。
	❷ 尤其适合于子宫脱垂同时伴有主韧带、骶韧带松弛，骶棘韧带无法接近或经阴道骶前悬吊困难的年老体弱的患者。
禁忌证	❶ 阴道炎、阴道黏膜溃疡等生殖道急性感染者。
	❷ 阴道狭窄。
	❸ 严重内科合并症不能耐受手术者。
	❹ 下肢活动受限如股骨头坏死等导致下肢不能外展者。
术前准备	❶ 手术前2周阴道黏膜涂抹雌激素软膏，每日1次，增加阴道黏膜的厚度和弹性。有阴道黏膜溃疡者，延长应用时间至愈合后方可手术。
	❷ 手术前3天左右可用碘伏棉球擦洗清洁阴道。
	❸ 手术前1天晚上及当天早晨灌肠进行肠道准备。
	❹ 告知患者手术类型、手术方法、可能出现的术中并发症以及术后解剖及功能改善状况。术前应取得患者的知情同意。
手术步骤	多选用蛛网膜下腔硬膜外联合麻醉，有严重内外科合并症患者，可选择气管内插管全身麻醉。麻醉后膀胱截石位。
	❶ 消毒阴道、宫颈，导尿。
	❷ 进一步探查了解麻醉状态下盆腔缺陷部位及程度，一般情况下行经阴道全子宫切除术。
	❸ "水垫"分离后，经阴道后壁中线切口，切开阴道壁全层（保留子宫者，切口顶端达宫颈后唇骶韧带附着处；子宫已经切除者，切口顶端达穹隆最远端），进入直肠阴道隔，按解剖位置进入黏膜下疏松间隙进行分离可减少出血。
	❹ 手术者用右手示指和中指沿着患者右侧盆壁由外向内朝坐骨棘方向分离，清楚触摸坐骨棘及白线，采用头端装置有照明设备的拉钩，充分暴露和显示坐骨棘下1cm区域范围，此处为缝合点。髂尾肌筋膜悬吊术缝合点即坐骨棘前下方1cm（白色方框）的深部，有阴部内血管及阴部神经（图1-7-8-1）。
	❺ 用长持针器夹持小胖圆针（直径约1cm），最好是两端都有缝针的不可吸收线，一端缝合髂尾肌筋膜，另一端横向缝合在骶韧带宫颈附着处；全子宫切除术后的患者，另一端缝合在阴道壁断端（不可穿透黏膜表面），此断端应该为阴道壁和骶韧带、主韧带复合物。
	❻ 关闭阴道后壁黏膜，重建会阴体。
术中要点	❶ 切开阴道黏膜时一定要按解剖位置进入黏膜下疏松间隙，可以减少出血。分离间隙时，可以从阴道的中1/3以上开始，往上分离，因为从解剖结构我们可以了解，阴道下1/3与周围组织连接紧密。

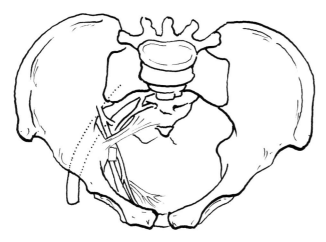

图1-7-8-1　髂尾肌筋膜悬吊术缝合点

❷ 如果不慎分离进入到主韧带位置，会引起大量出血。尤其是子宫切除术后，骶主韧带复合体往往和子宫动脉残段缝合在一起，其解剖位置因手术切除子宫后而有所改变，分离阴道黏膜更需仔细。

❸ 充分暴露盆腔手术视野，以坐骨棘为中心，缝合处上缘为骶棘韧带，其表面覆盖尾骨肌；一侧边界为白线，白线上端即为坐骨棘；另一侧边界为直肠。尽量采用头端装置有照明设备的拉钩，可以直视下进行缝合。

❹ 手术野出血影响手术操作时，可以用纱布裹住侧拉钩暴露手术野，既能够拉开结缔组织，纱布又能压迫组织及时止血，避免反复用吸引管吸血，遮挡视野。

❺ 适当掌握缝合深度，髂尾肌约3mm厚度，缝合太深，可能伤其后方阴部管，引起大出血，导致术后会阴部血肿。

❻ 用两把持针器进行缝合的操作。术者缝合髂尾肌筋膜后，不要急于拔针，助手用另一把持针器固定缝针后，术者才能松开所用持针器，由助手拔出缝针，防止缝针脱落、断裂在盆腔深处。

术后处理　　同"骶棘韧带固定术"。

第九节　　会阴体修补术

适应证　　❶ 新鲜及陈旧性的Ⅰ～Ⅲ度会阴裂伤。

　　　　　❷ 首次修补失败6个月后，待局部炎症水肿充分消退后。

禁忌证　　急性生殖道炎症等。

术前准备　❶ 控制炎症。

　　　　　❷ 老年或闭经患者，给少量雌激素，促进阴道上皮增生变厚，有利于伤口愈合。

❸ 瘢痕严重者，术前给予肾上腺皮质激素、透明质酸酶或糜蛋白酶等促使瘢痕软化。

❹ 肠道准备，所有患者入院后均先半流食，有便秘史者可每日口服缓泻剂促进肠道排空；术前3天进半流食、流食、禁食各一天，同时给予抗生素口服，抑制肠道细菌。手术前晚清洁灌肠。

❺ 外阴及阴道准备，术前3天每日外阴阴道冲洗。

手术步骤　硬膜外麻醉或全麻后取膀胱截石位。

❶ 常规消毒外阴及阴道。

❷ 切口的选择：两把鼠齿钳分别钳夹阴唇系带的5点和7点，作一"V"形切口，形成一个三角形皮片，暴露薄弱的会阴中心腱（图1-7-9-1）。仔细检查裂伤情况、看清解剖关系，沿裂痕切除瘢痕组织，靠近阴道分离阴道与直肠壁。

❸ 直肠前壁裂伤缝合：用圆针3-0可吸收线自直肠裂伤边缘顶上1cm处，内翻间断缝合直肠壁，把线结打在肠腔内，并同法加固缝合。

❹ 断裂肛门括约肌缝合：缝合的方法有断端吻合缝合法和断端交迭缝合法两种。妇科专家偏爱前者，而肛肠外科专家愿意选择后者。用鼠齿钳在直肠两侧凹陷处钳夹肛门括约肌断端，向中线拉拢，间断或"U"形缝合（图1-7-9-2）。为减少肛门括约肌缝合后的张力，可加用中或粗丝线自会阴皮肤穿过两侧肛门括约肌断端作减张缝合。

❺ 检查肛门括约肌及直肠：以手指插入肛门，嘱患者收缩肛门时，可有收缩感，提示肛门括约肌已缝合完好，也可检查直肠缝合情况。

❻ 缝合会阴体肌层：用1-0可吸收线对应间断缝合两侧肛提肌、会阴深/浅横肌以及球海绵体肌等组织（图1-7-9-3）。

❼ 缝合阴道：用1-0可吸收线间断或连续锁边缝合阴道，至处女膜痕对合处。

❽ 会阴皮下组织及皮肤：用1号丝线间断缝合，也可用可吸收线作皮下缝合。

❾ 检查直肠及阴道：阴道应可容二指，肛门通过一指略松，且有括约肌收缩感。肛门太紧可引起排便困难，术时应注意。

❿ 术毕阴道内填以安尔碘纱布，72小时后取出。

术中要点
❶ 明确解剖层次，仔细分辨肛门括约肌、肛提肌、阴道后壁等，准确对合，必要时行"8"字缝合。

❷ 尽量避免缝线穿透直肠，避免造成阴道直肠瘘，若存在穿透直肠的缝线，应在术中拆除缝线，重新缝合。

术后处理
❶ 应用抗生素防止感染。

❷ 予以抑制肠蠕动药物，如洛哌丁胺，控制延缓排便，至术后5日左右。

❸ 保持外阴清洁，术后每日常规冲洗外阴两次，并于便后及时冲洗。

❹ 给予必要的支持疗法。

❺ 排气后先流食，进而无渣半流食。

❻ 伤口未愈合前，排便忌用腹压，必要时给予轻泻药。

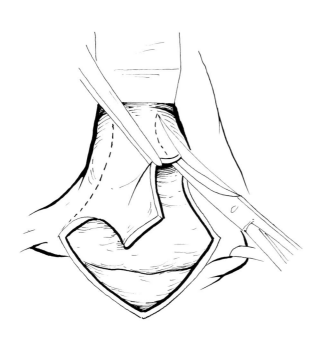

图1-7-9-1 以阴唇系带的5点和7点，作一"V"形切口，形成一个三角形皮片，暴露薄弱的会阴体

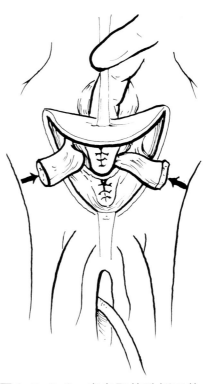

图1-7-9-2 患者取俯卧折刀位，对两端外括约肌（左侧箭头）进行折叠缝合，肛提肌（右侧箭头）也可以折叠缝合

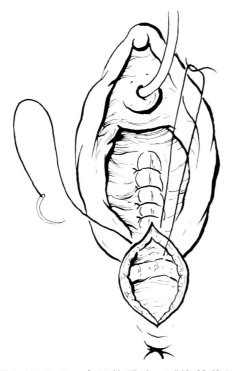

图1-7-9-3 会阴体重建，球海绵体肌和会阴浅横肌在中线部位用可吸收线折叠缝合

第十节 阴道封闭术

适应证

❶ 高龄，推荐大于75岁；或有充分理由不能行常规脱垂手术者。

❷ 盆腔脏器Ⅲ～Ⅳ度脱垂。

❸ 无性生活要求。

禁忌证	❶	有性生活要求。
	❷	未绝经。
	❸	阴道炎、阴道溃疡，中、重度子宫糜烂，宫颈溃疡。
	❹	盆腔及盆底相关肿瘤，如宫颈癌，子宫内膜癌，包括宫颈癌前病变。
	❺	严重全身合并症不宜手术者。

术前准备 同"子宫颈部分切除及阴道前后壁修补术"。

手术步骤 硬膜外麻醉或全麻取膀胱截石位。

一 阴道半封闭术

❶ 在阴道前、后壁分别切出一个狭长的长方形瓣，双侧保留约3cm孔道，注意分离均贴合阴道，保留阴道膀胱筋膜（图1-7-10-1、图1-7-10-2、图1-7-10-3）。

❷ 在宫颈前方拉近切除后的阴道创面上缘。间断缝合近宫颈口的边缘，缝针由阴道前壁创缘面进针，越过前后壁新鲜创面，由后壁创缘面出针，结扎于新创面外的面；间断缝合两侧前后壁的边缘（图1-7-10-4）。

❸ 对合新鲜创面，由内向外，可吸收线作间断褥式缝合，使前后壁创面紧贴，不留死腔（图1-7-10-5）。

❹ 最后缝合尿道口下及阴道口内边缘（图1-7-10-6）。

❺ 注意保留阴道两侧的通道，以能放入Kelly钳为度。

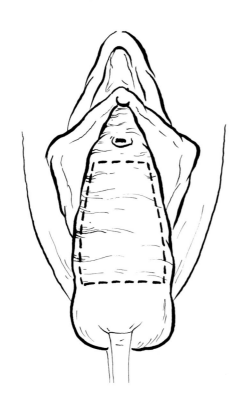

图1-7-10-1 虚线显示阴道前壁需要切除的部分

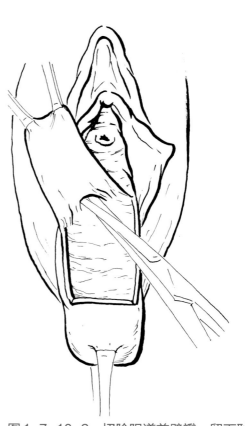

图1-7-10-2 切除阴道前壁瓣，留下耻骨宫颈筋膜在膀胱表面

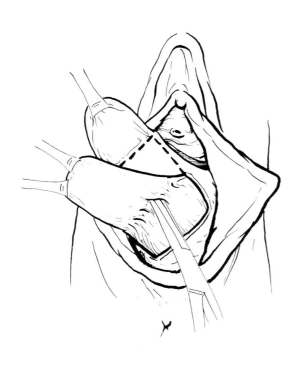

图1-7-10-3　阴道后壁切除同样的瓣

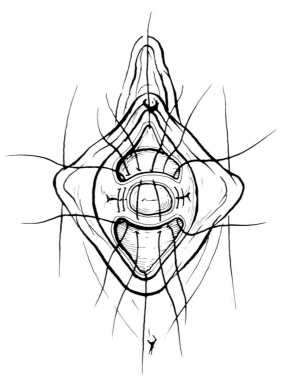

图1-7-10-4　宫颈前方拉近切除后的阴道创面上缘，间断缝合近宫颈口边缘，以及两侧前后壁边缘

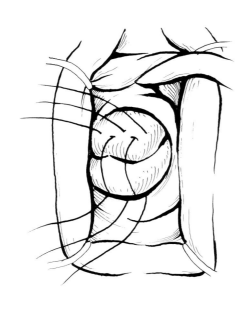

图1-7-10-5　新鲜创面由内向外用可吸收线作间断褥式缝合

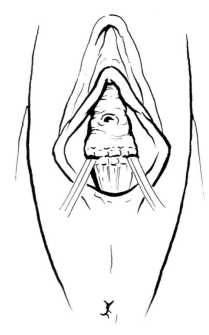

图1-7-10-6　关闭外边缘，注意保留阴道两侧通道

二　　阴道全封闭术

手术步骤详见图1-7-10-7。

术后处理　　同"子宫颈部分切除及阴道前后壁修补术"。

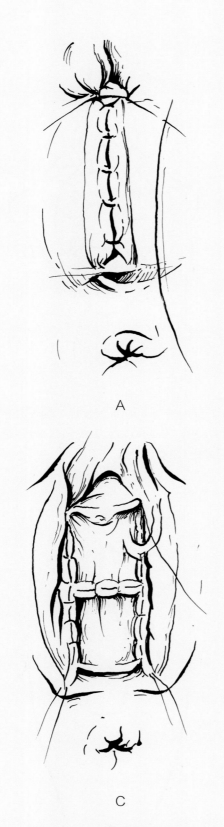

A

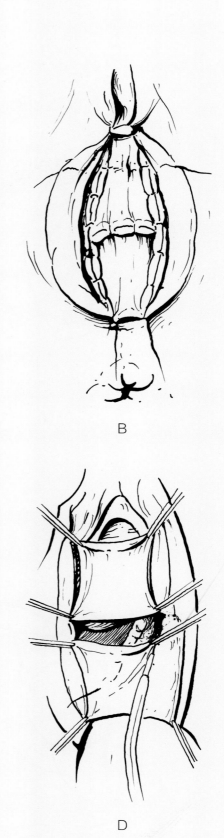

B

C

D

图1-7-10-7 阴道全封闭术

A.分离阴道前后壁；B.切除双侧小阴唇，部分切除大阴唇组织；
C.然后将阴道前后壁创面边缘缝合，其侧边与大阴唇内侧边对
齐缝合；D.双侧大阴唇缝合，完全关闭阴道外口

第八章

生殖道瘘修补手术

扫描此二维
码，观看本书
全部融合视频

阴式单纯膀胱阴道瘘修补术

适应证	膀胱阴道瘘，瘘孔直径＜3cm，离输尿管开口至少1cm，尤其是较低位瘘管者。

禁忌证

❶ 全身或局部急性炎症期。

❷ 慢性疾病，如糖尿病、心脑血管疾病未控制前。

手术时机

❶ 外伤所致膀胱阴道瘘应立即修补。

❷ 手术或产伤所致膀胱阴道瘘，因局部炎症或感染，应在术后2～6个月积极治疗局部炎症后修补。

❸ 恶性肿瘤放疗后所致膀胱阴道瘘孔，应在停止放疗6～12个月后方可修补。

❹ 有月经者应在月经干净后2～7天手术。

术前准备

❶ 术前行亚甲蓝试验、尿路造影或膀胱镜检查，了解瘘管与输尿管开口的关系及位置，必要时行输尿管插管。

❷ 已绝经的老年妇女，口服小剂量雌激素片或局部用雌激素软膏5天，促进阴道黏膜增生以利术后愈合。

❸ 有尿渍性皮炎者，1∶5000高锰酸钾溶液坐浴后外涂消炎软膏至炎症消退。膀胱阴道炎者用抗生素至炎症消退，尿细菌培养阴性。

❹ 保持外阴清洁，术前3天用1∶5000高锰酸钾溶液坐浴，每日2次。

❺ 术前肠道准备，可选择口服轻泻药。

手术步骤

❶ 连续硬膜外麻醉或骶管麻醉后取膀胱截石位。常规消毒后，用角针将小阴唇分别固定于两侧大阴唇外侧皮肤上。以阴道拉钩上下叶扩张阴道，宫颈钳向下牵引宫颈，暴露瘘孔。用金属导尿管自尿道口插入膀胱，暴露瘘孔（图1-8-1-1）。

❷ 在瘘孔外约1cm处的阴道壁上用组织钳牵拉阴道壁便于分离。距瘘孔边缘0.5cm环行切开阴道壁黏膜，锐性分离切口外侧的阴道壁与膀胱壁之间的结缔组织，范围达1.5～2.0cm（图1-8-1-2）。

❸ 提起切口内侧的瘢痕组织，向瘘口方向剥离形成新创面，充分暴露膀胱瘘孔及膀胱肌壁（图1-8-1-3）。

❹ 缝合瘘孔，用3-0可吸收线结节内翻缝合膀胱黏膜下组织，但不穿透膀胱黏膜（图1-8-1-4）。

❺ 用1号丝线结节内翻缝合膀胱肌层及筋膜层，进针应与第一层缝针错开。自导尿管向膀胱内注入无菌1％亚甲蓝溶液，检查缝合口有无漏液，如有漏液相应位置可再加缝针（图1-8-1-5）。

❻ 用0号可吸收线纵向结节或连续锁边缝合阴道壁（图1-8-1-6）。

❼ 术毕留置导尿管，如术中出血多，用无菌生理盐水冲洗膀胱。消毒阴道，置无菌凡士林油纱布卷，外阴用无菌纱布覆盖。

术中要点

❶ 分离阴道黏膜与膀胱壁，分离间隙须准确，避免加重损伤阴道壁和膀胱

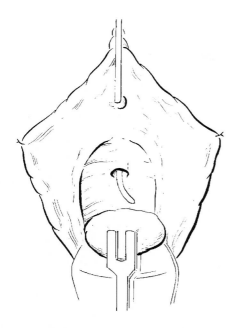

图1-8-1-1　金属导尿管自尿道口插入膀胱，暴露瘘孔

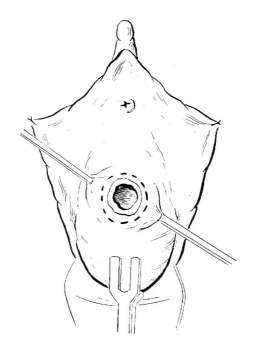

图1-8-1-2　距瘘孔边缘0.5cm环行切开阴道壁黏膜

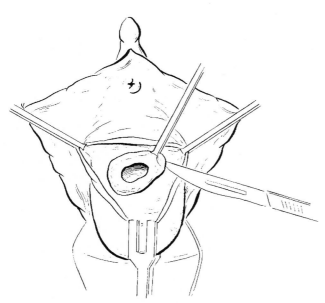

图1-8-1-3　切口内侧的瘢痕组织，向瘘口方向剥离

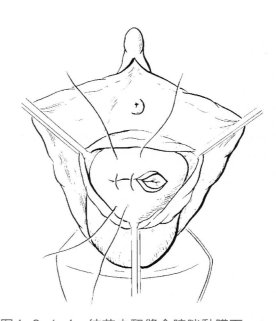

图1-8-1-4　结节内翻缝合膀胱黏膜下组织

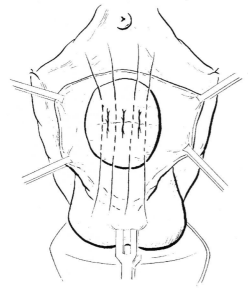

图1-8-1-5　内翻缝合膀胱肌层及筋膜层

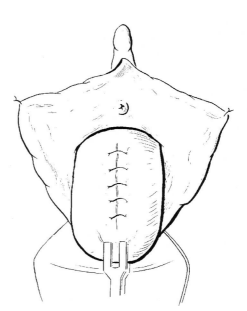

图1-8-1-6　锁边缝合阴道壁

壁造成人为瘘孔扩大。

❷ 瘘孔周围组织分离需充分，一般孔缘不需切除，以免增加缝合张力，影响愈合。缝合瘘孔的方向可选用横缝或纵缝，原则是减少瘘孔边缘的张力。

❸ 缝合膀胱黏膜下组织时，缝线不宜穿透膀胱黏膜。缝合针距不宜过密，以免影响组织血运，不易愈合。

术后处理
❶ 术后取平卧位，也可采取无瘘孔侧卧位，术后24小时取出阴道内纱布。

❷ 排气后进无渣或少渣饮食控制大便5~7天，有便意时可口服石蜡油30ml，一日2次。

❸ 多饮水增加尿量，必须保证留置导尿管通畅，如有阻塞，可用生理盐水缓慢冲洗尿管，一般尿管宜留置2周左右，同时作尿细菌培养。

❹ 术前常规预防性应用广谱抗生素，术后酌情应用，如体温平稳，可改为口服消炎药。

❺ 保持外阴清洁，每日用氯己定棉球擦洗尿道口周围及外阴2次，减少感染。

❻ 禁止性生活1~2个月。

第二节　阴式单纯直肠阴道瘘修补术

适应证　各种原因引起的陈旧性直肠阴道瘘者。

禁忌证　同"阴式单纯膀胱阴道瘘修补术"。

手术时机　同"阴式单纯膀胱阴道瘘修补术"。

术前准备
❶ 术前肠道准备，可选择口服轻泻药，必要时可加机械洗肠。

❷ 术前3天无渣或少渣饮食，术前1天全流食。

❸ 术前3天，每天冲洗阴道1次，术晨再冲洗1次。

手术步骤
❶ 连续硬膜外麻醉取膀胱截石位。暴露瘘孔，距瘘孔边缘0.5cm环行切开阴道壁黏膜，向四周充分游离阴道壁宽约2.0cm（图1-8-2-1）。

❷ 用4号丝线或3-0可吸收线沿瘘孔边缘作烟包内翻缝合，缝线不穿透直肠黏膜，在第一次烟包缝合的外围，可再作1~2次烟包缝合（图1-8-2-2）。

❸ 用4号丝线结节内翻缝合阴道黏膜下筋膜组织（图1-8-2-3）。

❹ 用0号可吸收线间断或连续锁边缝合阴道黏膜（图1-8-2-4）。

❺ 术毕留置导尿管。消毒阴道，置无菌凡士林油纱布卷，外阴用无菌纱布覆盖。

术中要点
❶ 分离阴道黏膜与直肠壁时宜锐性分离，以免造成直肠撕裂。缝合时缝线不宜穿透直肠黏膜，以免术后生长直肠黏膜息肉。

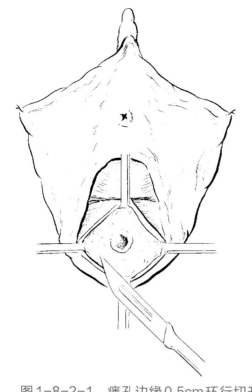

图 1-8-2-1　瘘孔边缘 0.5cm 环行切开阴道壁黏膜

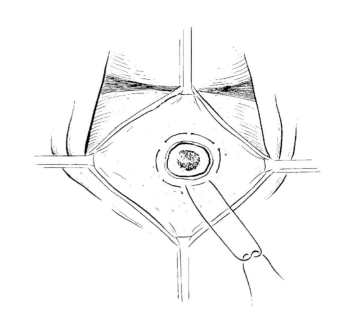

图 1-8-2-2　烟包内翻缝瘘孔边缘

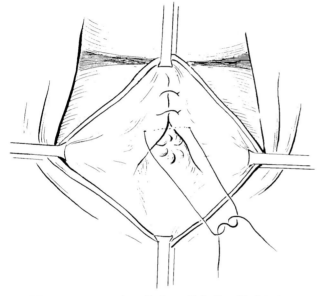

图 1-8-2-3　内翻缝合阴道黏膜下筋膜组织

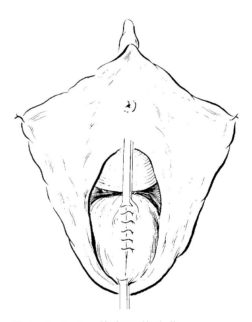

图 1-8-2-4　缝合阴道黏膜

❷　瘘孔较小的病例行烟包内翻缝合，若瘘孔较大则行间断结节缝合。

术后处理　　　　　　　同"阴式单纯膀胱阴道瘘修补术"。

第三节　　阴式膀胱阴道瘘伴张力性尿失禁修补术

适应证　　　　　　　膀胱阴道瘘伴张力性尿失禁者。

禁忌证　　　　　　　同"阴式单纯膀胱阴道瘘修补术"。

手术时机　　　　　　同"阴式单纯膀胱阴道瘘修补术"。

术前准备	同"阴式单纯膀胱阴道瘘修补术"。

手术步骤

❶ 连续硬膜外麻醉取膀胱截石位。常规消毒后，用角针将小阴唇分别固定于两侧大阴唇外侧皮肤上。以阴道拉钩上下叶扩张阴道，宫颈钳向下牵引宫颈，暴露瘘孔。用金属导尿管自尿道口插入膀胱，排空膀胱内尿液，在阴道前壁正中纵向切开阴道黏膜（图1-8-3-1）。

❷ 以组织钳提起切口边缘的阴道黏膜，将阴道黏膜向两侧分离至瘘口外侧，用3-0可吸收线在瘘孔周围作一烟包缝合（图1-8-3-2）。

❸ 将瘘孔边缘组织内翻结扎在烟包缝合内（图1-8-3-3）。

❹ 在烟包缝合的外围，再作2～3次烟包缝合，紧缩尿道及尿道膀胱交接处（图1-8-3-4）。

❺ 用0号可吸收线间断或连续锁边缝合阴道黏膜（图1-8-3-5）。

❻ 术毕留置导尿管，如术中出血多，置无菌凡士林油纱布卷，外阴用无菌纱布覆盖。

术中要点	同"阴式单纯膀胱阴道瘘修补术"。
术后处理	同"阴式单纯膀胱阴道瘘修补术"。

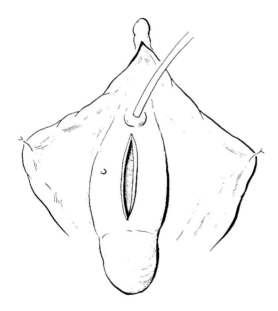

图1-8-3-1　阴道前壁正中纵向切开阴道黏膜

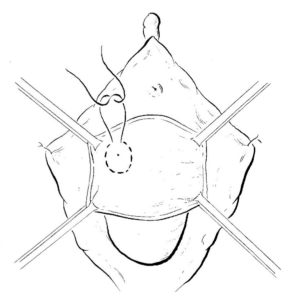

图1-8-3-2　可吸收线在瘘孔周围作烟包缝合

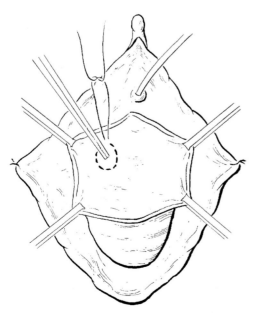

图1-8-3-3　瘘孔边缘组织内翻结扎在烟包缝合内

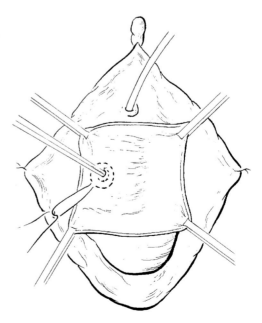

图1-8-3-4　烟包缝合的外围再作2～3次烟包缝合

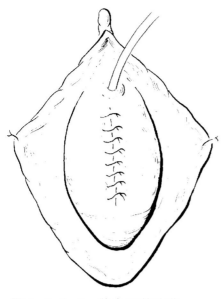

图 1-8-3-5 缝合阴道黏膜

第四节 阴式复杂膀胱阴道瘘修补术

适应证	❶ 巨大膀胱阴道瘘（瘘孔直径大于3cm）。
	❷ 高位复杂性膀胱阴道瘘。
	❸ 简单膀胱阴道瘘修补术失败。
禁忌证	同"阴式单纯膀胱阴道瘘修补术"。
手术时机	同"阴式单纯膀胱阴道瘘修补术"。
术前准备	同"阴式单纯膀胱阴道瘘修补术"。
手术步骤	❶ 连续硬膜外麻醉取膀胱截石位。常规消毒后，用角针将小阴唇分别固定于两侧大阴唇外侧皮肤上。用金属导尿管自尿道口插入膀胱，排空残尿。用大阴道拉钩扩张阴道，暴露瘘孔（图1-8-4-1）。
	❷ 在瘘孔外约0.5cm处的阴道壁上用4号丝线缝合阴道黏膜，作为支持线，牵拉阴道壁便于分离（图1-8-4-2）。
	❸ 于支持线外瘘孔边缘环行切开阴道黏膜，用小尖刀从切口边缘向外锐性分离阴道黏膜约2cm（图1-8-4-3）。
	❹ 修剪瘘孔周围坚硬的瘢痕组织，形成新创面（图1-8-4-4）。
	❺ 用3-0可吸收线结节内翻缝合膀胱黏膜下组织，但不穿透膀胱黏膜，针距约0.3cm，自导尿管向膀胱内注入1％亚甲蓝溶液120ml，检查缝合口有无漏液，如有漏液相应位置可再加缝针（图1-8-4-5）。
	❻ 游离球海绵体肌脂肪瓣：纵向切开靠近瘘孔侧大阴唇皮肤约4cm，用手指从阴道内外侧摸清如手指粗的隆起组织，即球海绵体肌及其脂肪组织。将其周围充分剥离，切断结扎其耻骨侧端，另一端保留带蒂肌瓣（图1-8-4-6）。

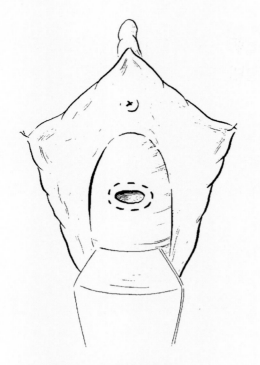

图 1-8-4-1　暴露瘘孔

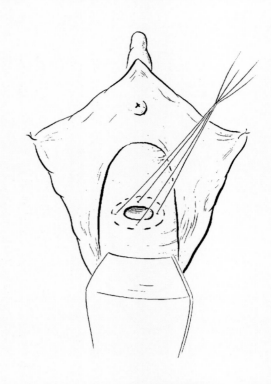

图 1-8-4-2　瘘孔外缝合阴道黏膜，作为支持线

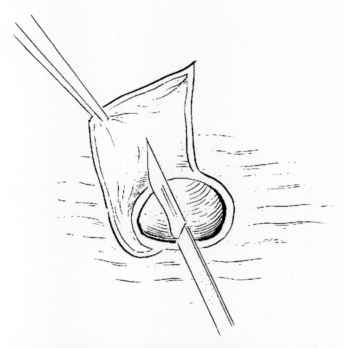

图 1-8-4-3　环形切开瘘孔边缘阴道黏膜

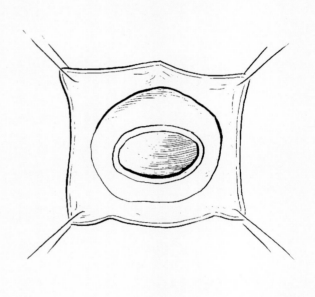

图 1-8-4-4　形成新创面

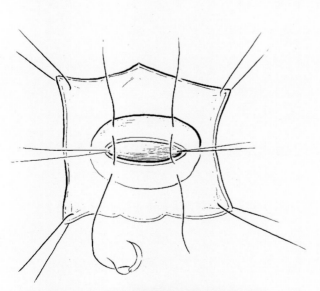

图 1-8-4-5　结节内翻缝合膀胱黏膜下组

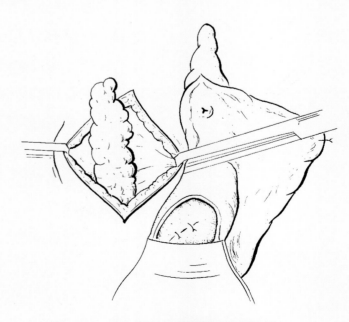

图 1-8-4-6　游离球海绵体肌脂肪瓣

❼ 用止血钳经大阴唇切口下经阴道侧壁分离出一隧道至瘘孔部位，将球海绵体肌脂肪瓣展平经隧道拉至阴道壁下覆盖在闭合的瘘孔表面（图1-8-4-7）。

❽ 用4号丝线间断缝合，固定球海绵体肌脂肪瓣于瘘孔上（图1-8-4-8）。

❾ 再用4号丝线加固缝合阴道黏膜下筋膜（图1-8-4-9）。

❿ 用0号可吸收线间断或连续锁边缝合阴道黏膜，4号丝线间断缝合大阴唇切口（图1-8-4-10）。

⓫ 术毕留置导尿管，如术中出血多，用无菌生理盐水冲洗膀胱。消毒阴道，置无菌凡士林油纱布卷，外阴用无菌纱布覆盖。

术中要点 　游离球海绵体肌脂肪瓣时应取近瘘孔侧的，如瘘孔位于正中，以取左侧为宜，便于术者操作。

术后处理 　同"阴式单纯膀胱阴道瘘修补术"。

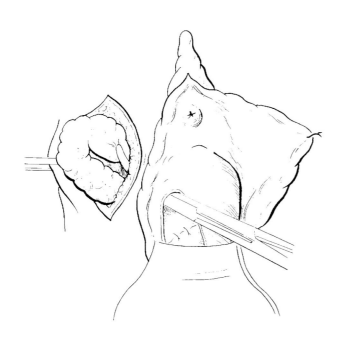

图1-8-4-7　止血钳经大阴唇切口下经阴道侧壁分离出一隧道至瘘孔部位

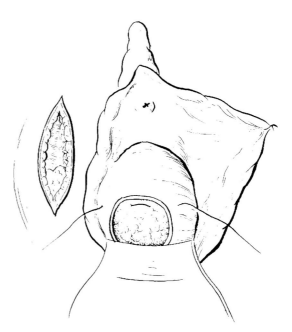

图1-8-4-8　固定球海绵体肌脂肪瓣于瘘孔上

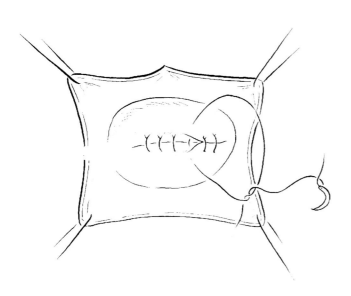

图1-8-4-9　加固缝合阴道黏膜下筋膜

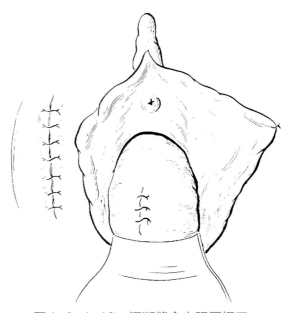

图1-8-4-10　间断缝合大阴唇切口

209

阴式尿道膀胱阴道瘘修补术

适应证	尿道膀胱阴道瘘者。
禁忌证	同"阴式单纯膀胱阴道瘘修补术"。
手术时机	同"阴式单纯膀胱阴道瘘修补术"。
术前准备	同"阴式单纯膀胱阴道瘘修补术"。

手术步骤

❶ 连续硬膜外麻醉后取膀胱截石位。术前放置输尿管导管，用大阴道拉钩扩张阴道，暴露瘘孔。距瘘孔边缘0.5cm环行切开阴道黏膜（图1-8-5-1）。

❷ 向四周充分游离阴道壁宽约1.5～2.0cm，暴露膀胱底及尿道，使膀胱瘘孔创面与尿道瘘孔创面连接（图1-8-5-2）。

❸ 用3-0可吸收线结节内翻缝合膀胱黏膜下及尿道黏膜下组织，但不穿透黏膜，针距约0.3～0.5cm（图1-8-5-3）。

❹ 用3-0可吸收线结节内翻缝合阴道黏膜下筋膜，加固瘘孔壁，进针应与第一层缝针错开（图1-8-5-4）。

❺ 用0号可吸收线间断或连续锁边缝合阴道黏膜（图1-8-5-5）。

❻ 术毕留置导尿管，如术中出血多，用无菌生理盐水冲洗膀胱。消毒阴道，置无菌凡士林油纱布卷，外阴用无菌纱布覆盖。

术中要点

❶ 术前需放置输尿管导管，除可充分排空膀胱外，还可避免缝合输尿管开口和尿道。

❷ 第二层缝合时，在相当于内括约肌处紧缩膀胱壁肌层1～2针，以代替括约肌功能。

术后处理

❶ 保持输尿管导管通畅，减少膀胱内压力，以利瘘口愈合，输尿管导管于术后2周拔除。

❷ 其余同"阴式单纯膀胱阴道瘘修补术"。

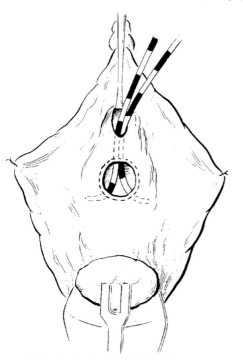

图1-8-5-1 距瘘孔边缘0.5cm环行切开阴道黏膜

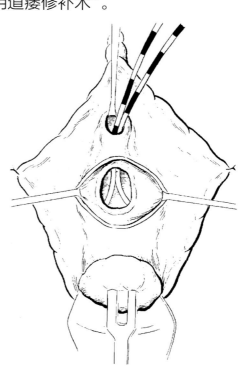

图1-8-5-2 四周充分游离阴道壁

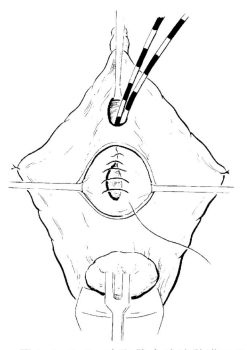

图1-8-5-3 内翻缝合膀胱黏膜下及尿
道黏膜下组织

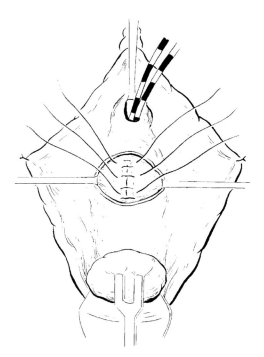

图1-8-5-4 结节内翻缝合阴道黏膜下筋膜

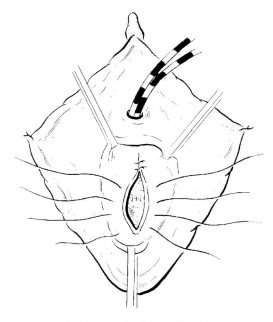

图1-8-5-5 缝合阴道黏膜

第六节　经腹膀胱阴道瘘修补术

适应证	❶	膀胱阴道瘘经阴道显露有困难，如瘘孔位置高等。
	❷	阴道修补术一次或多次失败者。
禁忌证		同"阴式单纯膀胱阴道瘘修补术"。
手术时机		同"阴式单纯膀胱阴道瘘修补术"。
术前准备		同"阴式单纯膀胱阴道瘘修补术"。
手术步骤	❶	连续硬膜外麻醉取膀胱截石位。常规消毒后，取下腹部正中切口，切开腹壁，分离腹直肌即可见腹横筋膜及腹膜，于腹膜外显露膀胱部分，切

开膀胱前壁（图1-8-6-1）。

❷ 看清膀胱内两侧输尿管开口，尿道内口及瘘孔，距瘘孔约0.5cm处缝合4针丝线作为牵引（图1-8-6-2）。

❸ 用刀围绕瘘孔边缘切开，将膀胱壁全层与阴道壁分离。剪去瘘孔周围的膀胱壁瘢痕（图1-8-6-3）。

❹ 用1-0可吸收线间断全层缝合阴道瘘孔（图1-8-6-4、图1-8-6-5）。

❺ 用3-0号可吸收线间断或连续缝合膀胱肌层及黏膜（图1-8-6-6）。

❻ 切开的膀胱前壁用3-0可吸收线连续缝合（图1-8-6-7）。

❼ 第二层用1-0可吸收线间断褥式缝合，并于膀胱内放置引流条，然后逐层缝合腹壁（图1-8-6-8）。

术中要点　　同"阴式单纯膀胱阴道瘘修补术"。

术后处理　　❶ 同"阴式单纯膀胱阴道瘘修补术"。

❷ 膀胱内侧引流条术后4~5日取出。

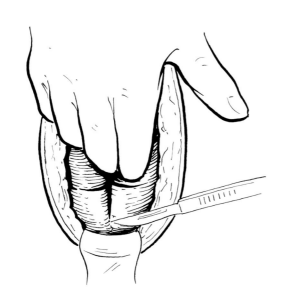

图1-8-6-1　切开膀胱前壁

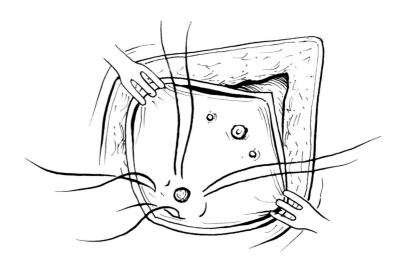

图1-8-6-2　距瘘孔约0.5cm处缝合4针丝线作为牵引

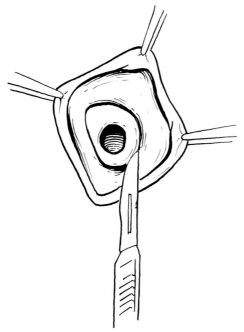

图1-8-6-3　瘘孔边缘切开

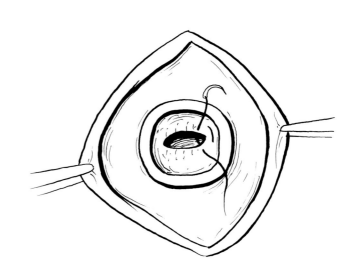

图1-8-6-4　间断全层缝合阴道瘘孔

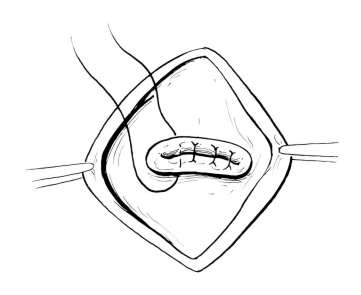

图 1-8-6-5　间断全层缝合阴道瘘孔

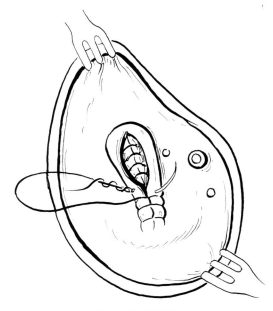

图 1-8-6-6　缝合膀胱肌层及黏膜

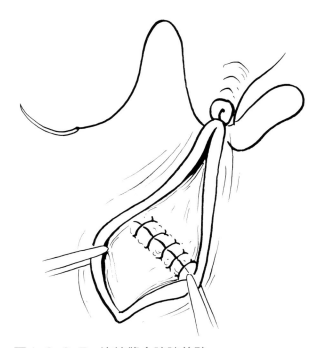

图 1-8-6-7　连续缝合膀胱前壁

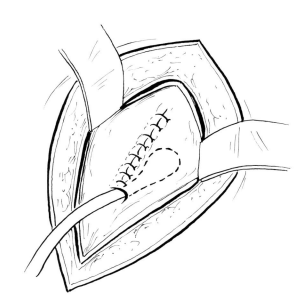

图 1-8-6-8　膀胱内放置引流条

第七节　经阴道及经腹膀胱阴道瘘联合修补术

适应证	复杂或巨大的膀胱阴道瘘。
禁忌证	同"阴式单纯膀胱阴道瘘修补术"。
手术时机	同"阴式单纯膀胱阴道瘘修补术"。
术前准备	同"阴式单纯膀胱阴道瘘修补术"。
手术步骤	❶　连续硬膜外麻醉后取膀胱截石位。阴道手术组及腹部手术组相互配合，

视瘘孔的位置与周围的解剖关系进行分离及缝合。

❷ 手术步骤同"阴式单纯膀胱阴道瘘修补术"及"经腹膀胱阴道瘘修补术"（图1-8-7-1和图1-8-7-2）。

术中要点　　　　　同"阴式单纯膀胱阴道瘘修补术"。

术后处理　　　　　同"阴式单纯膀胱阴道瘘修补术"。

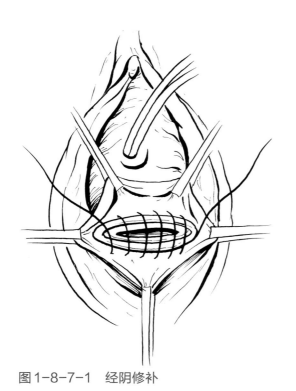

图1-8-7-1　经阴修补

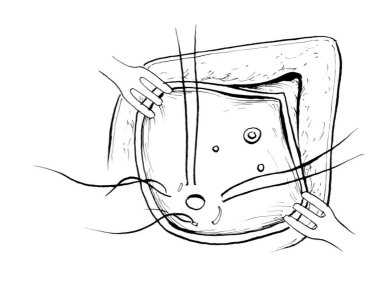

图1-8-7-2　经腹修补

第二篇

产科部分

第一章
宫颈环扎术

第一节

MacDonald 宫颈环扎术

第二节

改良 Shirodkar 宫颈环扎术

第三节

经腹宫颈环扎术

扫描此二维码，观看本书全部融合视频

MacDonald 宫颈环扎术

适应证	❶ 孕前确诊为宫颈功能不全的孕妇。
	❷ 已有先兆流产或先兆早产征象（宫颈缩短、宫口开大）的孕妇。
禁忌证	❶ 孕妇有阴道炎症。
	❷ 孕妇有妊娠并发症或妊娠合并症：妊娠期高血压疾病、胎儿畸形、胎膜破裂、凝血功能异常、血小板减少等。
术前准备	❶ 于术前 1 ~ 3 天阴道消毒，术前行阴道分泌物检查。
	❷ 预防性宫颈环扎术手术日期应在妊娠 13 ~ 16 周。
	❸ 与患者和家属进行沟通交流并获得知情同意。
	❹ 术前做超声排除胎儿畸形、胎盘前置状态等。
	❺ 急诊手术可在手术时取分泌物作微生物化验。
麻醉	骶管或硬膜外麻醉。
体位	膀胱截石位。
手术步骤	❶ 暴露宫颈：阴道拉钩充分暴露宫颈，用宫颈钳或卵圆钳钳夹宫颈前后唇并轻轻向下牵拉（图2-1-1-1）。
	❷ 导尿：金属导尿管进行导尿并协助判断膀胱子宫反折处。
	❸ 缝合：以小胖针10号丝线或尼龙线于宫颈前壁近内口处相当于11点进针，穿入肌层而不透过内膜，于10点处出针，继续环绕宫颈作环形缝合数针，至1点处出针（图2-1-1-2）。缝合时，可根据宫颈的粗细、长度、软硬程度等适当调整针距和缝合深度，尽量避开3点和9点血运丰富的位置进出针，缝合线也可选择慕斯线。
	❹ 打结：于1点出针后拉紧缝线两端，扎紧后于前侧穹隆反复打结形成辫子状，线尾留3cm，便于拆线。
术中要点	❶ 缝合深度要适当，太深易穿透内膜，太浅丝线易滑脱撕裂宫颈。
	❷ 缝合深度要一致，使缝线的张力一致，宫颈受力均匀。
	❸ 拉紧缝线两端，宫颈外口达到以小指轻触轻松握拳后尺侧小指形成的凹陷感即可。不能过松，达不到预防早产的目的，也不能过紧导致宫颈闭锁、颈管内分泌物流不出，造成感染（图2-1-1-3）。
	❹ 孕期宫颈易出血，子宫易激惹，动作要轻柔。
	❺ 对于宫颈已经展平或开大者，针距适当调整，大约1.5cm左右，进针要深浅适度，不能过深，避免穿透宫颈，伤及胎膜，导致胎膜破裂。也不能过浅，避免线脱落。
	❻ 对于胎囊脱出于宫颈口者，可取头低位，应用宫缩抑制剂，减轻胎囊张力，应用湿纱布覆盖胎囊，逐步暴露宫颈各个部分，逐个部分依次缝合，直至环状缝合宫颈后，轻推胎囊，轻轻牵拉缝线，将胎囊还纳入宫

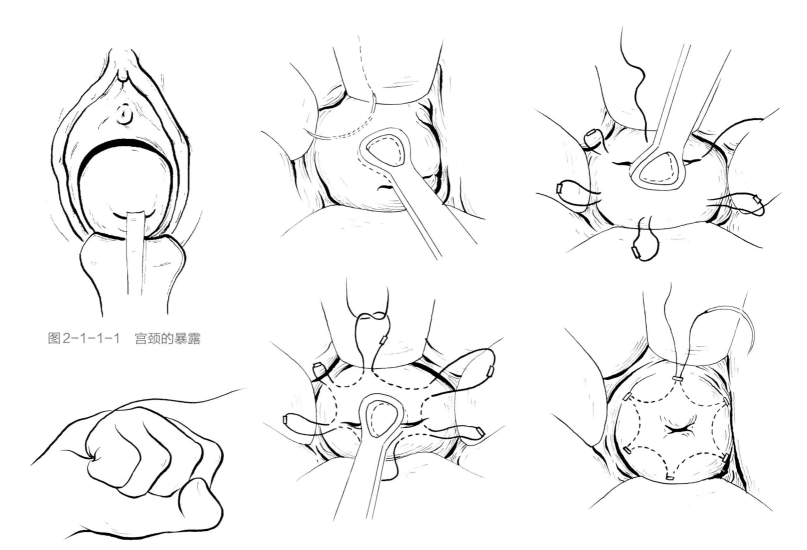

图 2-1-1-1 宫颈的暴露

图 2-1-1-3 宫颈结扎后宫颈外口的松紧程度

图 2-1-1-2 MacDonald 宫颈环扎术

腔后打结。如缩紧后宫颈短，可在其上方再环扎一道。

术后处理

❶ 卧床休息，保胎治疗 1 ~ 2 天至无宫缩感。

❷ 预防感染，预防便秘。

❸ 定期随访，超声监测宫颈长度，如缝线移位或脱落，可补救性缝合。

❹ 如缝合后出现流产、早产或临产症状，应及时拆线，以免造成颈管撕裂。

❺ 监测胎儿情况。

❻ 监测母体感染指标。

第二节　改良 Shirodkar 宫颈环扎术

适应证、
禁忌证、
术前准备、
麻醉、体位

同"MacDonald 宫颈环扎术"。

219

手术步骤	❶ 阴道拉钩充分暴露宫颈，用宫颈钳或卵圆钳钳夹宫颈前后唇并轻轻向下牵拉。

手术步骤 ❶ 阴道拉钩充分暴露宫颈，用宫颈钳或卵圆钳钳夹宫颈前后唇并轻轻向下牵拉。

❷ 于宫颈前唇膀胱沟下约0.5cm处，于阴道黏膜处作横切口，上推膀胱，到宫颈内口水平，切开宫颈后唇的黏膜（图2-1-2-1A）。

❸ 从切开的黏膜下以小胖针慕斯带由宫颈右侧从前向后进针，宫颈左侧从后向前进针，在切开的黏膜下出针后打结（图2-1-2-1B、C）。

❹ 1号可吸收线连续缝合黏膜并包埋线结（图2-1-2-1D）。

术中要点 ❶ 切开黏膜前可在黏膜下打适量生理盐水使层次更清楚，切开深度既不能太深，导致出血多，也不能太浅，导致层次不清。

❷ 孕期宫颈易出血，子宫易激惹，动作要轻柔。

❸ 其他同"MacDonald宫颈环扎术"。

术后处理 同"MacDonald宫颈环扎术"。

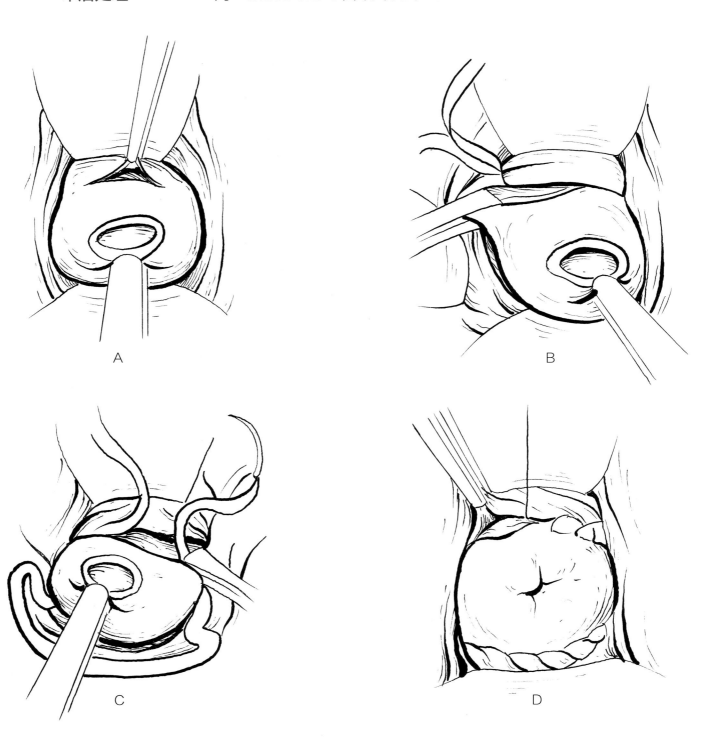

图2-1-2-1 改良Shirodkar宫颈环扎术
A.切开宫颈后唇；B.由宫颈右侧从前向后进针；C.宫颈左侧从后向前进针；D.包埋缝合。

第三节　　经腹宫颈环扎术

适应证	确诊为宫颈功能不全的备孕妇女或早孕期孕妇。

禁忌证
❶ 有阴道炎症。
❷ 孕妇有妊娠并发症或妊娠合并症：妊娠期高血压疾病、胎儿畸形、胎膜破裂、凝血功能异常、血小板减少等。

术前准备
❶ 孕前手术在月经干净后3～5天。
❷ 余同"MacDonald宫颈环扎术"。

麻醉
全麻或硬膜外麻醉。

体位
平仰卧位。

手术步骤
❶ 常规消毒、铺巾、上尿管。
❷ 开腹或腹腔镜入腹。
❸ 打开子宫膀胱前筋膜，稍下推膀胱，暴露宫颈峡部。
❹ 在子宫峡部或相当于子宫内口水平，在子宫动脉下方，应用5毫米慕丝线，贴近宫颈组织从一侧宫颈前方入针，后方出针，在另一侧宫颈后方入针，前方出针，丝带放平顺后拉紧打结（图2-1-3-1）。
❺ 常规关腹。

术中要点
❶ 丝带要抚平顺，避免在宫缩时丝带割裂组织。
❷ 操作要轻柔，准确，避免损伤胎膜，引起胎膜早破。
❸ 待有流产先兆或足月时需拆除缝线。
❹ 改良的经腹宫颈环扎术：可以将缝线穿出后穹隆打结，拆除缝线更简单。
❺ 分清解剖结构，避免伤及血管和尿管。

术后处理
同"MacDonald宫颈环扎术"。

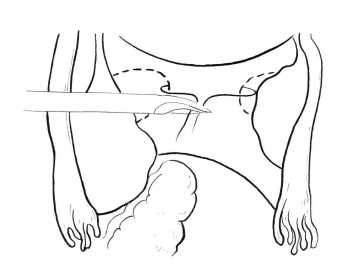
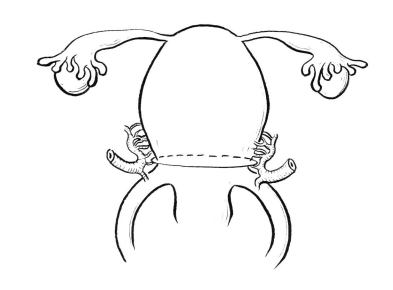

图2-1-3-1　经腹宫颈环扎术
左：于子宫颈峡部水平缝合；右：避开血管和尿管。

第二章
会阴切开术

第一节

会阴后－斜切开术

第二节

会阴正中切开术

扫描此二维码,观看本书全部融合视频

会阴后-斜切开术

适应证	❶ 估计会阴裂伤不可避免时，如会阴坚韧、会阴体短、炎症、水肿、瘢痕等。
	❷ 需缩短第二产程，如胎儿宫内窘迫、第二产程延长、孕妇合并心脏病、妊娠期高血压疾病等。
	❸ 需阴道助产，如产钳、臀牵引、胎头吸引。
	❹ 早产儿，宫内发育迟缓等，耐受阴式分娩能力差。
禁忌证	❶ 不经阴道分娩者。
	❷ 难以控制的出血倾向。
	❸ 拒绝手术干预者。
	❹ 胎儿严重畸形难以成活的。
术前准备	常规外阴消毒、铺巾。
麻醉	阴部神经阻滞或会阴部浸润麻醉。
体位	仰卧屈膝位或膀胱截石位。
手术步骤	❶ 麻醉：将左手示、中指伸进阴道触及坐骨棘，并作指引，右手持长针头注射器，从肛门与坐骨结节中点进针至坐骨棘下1cm左右，回抽无血后，注射0.5%利多卡因5～10ml，后边退针边注射，逐步退回至皮下，沿拟切开的切口作扇形注射。如需助产，可行双侧会阴神经阻滞麻醉。（图2-2-1-1）
	❷ 切开会阴：多选会阴左侧切口，左手示中指伸入阴道，挑起预定切开部位的阴道壁，右手持剪刀，在宫缩时在小阴唇下方开始向左斜向45°剪开3～5cm，会阴高厚时角度应取60°～70°，并用纱布压迫止血（图2-2-1-2）。
	❸ 保护会阴，娩出胎儿。
	❹ 缝合：胎盘娩出检查完整后，阴道内置带尾纱布，仔细检查产道有无裂伤和血肿。按层次缝合，用2-0可吸收线自切口顶部上方0.5cm向下间断或连续缝合阴道黏膜及黏膜下层至处女膜环处（图2-2-1-3），再间断缝合会阴体肌层及皮下（图2-2-1-4），最后3-0可吸收线皮下包埋缝合会阴皮肤（同会阴裂伤）。
	❺ 检查：取出阴道内纱布，再次检查阴道有无出血或血肿，肛诊检查有无可吸收线穿透直肠黏膜，如有，需拆除重新缝合。
术中要点	❶ 缝合前要注意检查软产道有无严重裂伤存在，如裂伤严重请上级医师会诊。
	❷ 缝合前后注意核对纱布数目，阴道内不要填塞不带尾纱布，缝合后记得及时取出。
	❸ 要在切口尖端上0.5cm处开始缝合，以免漏缝回缩血管。
	❹ 缝合时不留死腔，止血确切，避免形成血肿。
	❺ 缝合时注意组织对合，恢复解剖结构。

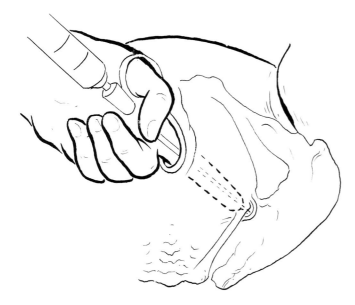

图2-2-1-1　会阴神经阻滞麻醉

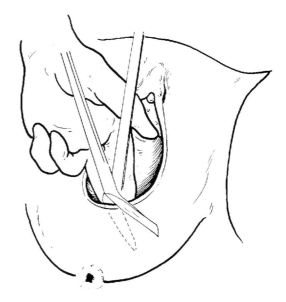

图2-2-1-2　会阴后-斜切开术

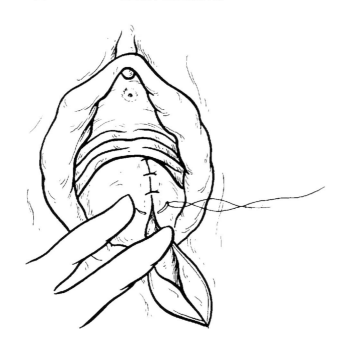

图2-2-1-3　阴道黏膜和黏膜下层缝合

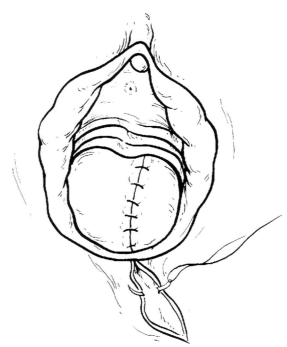

图2-2-1-4　会阴体肌层缝合

术后处理　　❶　应用氯己定会阴擦洗，每日二次。

❷　用广谱抗生素预防感染。

❸　如有会阴水肿，可应用50％硫酸镁湿敷。

第二节　　会阴正中切开术

适应证、
禁忌证、
术前准备、
麻醉及体位　　同"会阴后-斜切开术"。

225

手术步骤	❶ 麻醉　会阴体局部浸润麻醉，余同"会阴后－斜切开术"
	❷ 切开　将左手示中指伸入阴道，挑起预定切开部位的阴道后壁，右手持剪刀剪开阴道后壁中线2.5～3cm，勿损伤肛门括约肌和直肠前壁（图2-2-2-1）。
	❸ 缝合　缝合方法同"会阴后－斜切开术"，参照（图2-2-1-3、图2-2-1-4）。
术中要点	❶ 同"会阴后－斜切开术"。
	❷ 注意检查肛门括约肌是否完整。
术后处理	同"会阴后－斜切开术"。

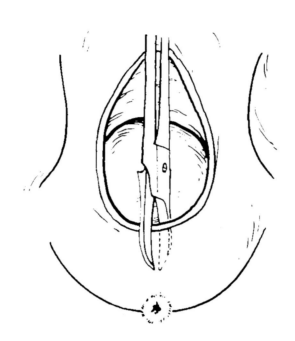

图2-2-2-1　会阴正中切开术

第三章

人工破膜术

扫描此二维码，观看本书全部融合视频

适应证	临产后宫缩乏力，产程停滞，但无明显头盆不称者。

禁忌证	❶ 明显头盆不称，产道阻塞。
	❷ 胎盘功能严重减退、胎儿宫内窘迫。
	❸ 胎位异常，如横位、臀位。
	❹ 前置胎盘，胎盘早剥者。

术前准备　外阴消毒和阴道。

麻醉　不需麻醉。

体位　仰卧屈膝位或膀胱截石位。

手术步骤
❶ 听胎心是否正常，并阴道检查了解宫口情况，及是否触及胎盘组织或脐带。

❷ 以一手持长有齿钳，钳端在另一只手示、中指指引下进入宫颈管，钳夹前羊膜囊，在宫缩间歇期钳破或撕破羊膜囊，称钳破胎膜法（图2-3-0-1）；也可以右手夹持针头伸入宫颈管内，在宫缩间歇期刺破胎膜，称刺破胎膜法（图2-3-0-2）。观察羊水形状。

❸ 当羊水过多时，应以稍高位，小孔刺破胎膜，或用手堵住宫口，使羊水缓慢流出。若羊水流出不畅，可上推胎头，羊水随即流出（图2-3-0-3）。

术中要点
❶ 破膜前后均应听胎心。

❷ 破膜后手不要立即从阴道内取出，以防止羊水流出过快，并了解有无脐带脱垂或胎儿肢体脱出。

❸ 在宫缩间歇期破膜，减少羊水入血的机会。

❹ 要掌握指征，需患者知情同意。

❺ 注意无菌操作，监测感染指标。

❻ 观察宫缩情况，若不能有效加强宫缩，应及时加用缩宫素。

术后处理
❶ 先露未完全入盆者，禁止下地活动。

❷ 一般破膜后1~2小时内即可有宫缩，如1小时仍无宫缩，应加用催产素静脉滴注。

❸ 破膜后12小时尚未结束分娩者，须用抗生素预防感染。

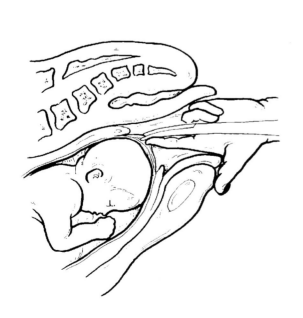
图2-3-0-1　钳破胎膜法

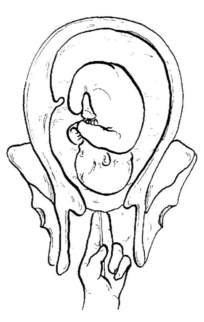
图2-3-0-2　刺破胎膜法

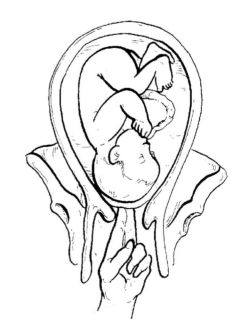
图2-3-0-3　上推胎头后刺胎膜

第四章

胎头吸引术

第一节

普通胎头吸引器助产

第二节

KIWI 一次性使用胎头吸引器助产

扫描此二维
码，观看本书
全部融合视频

第一节　普通胎头吸引器助产

适应证

❶ 需缩短第二产程，如产妇合并心脏病、妊娠期高血压疾病、瘢痕子宫时。

❷ 第二产程延长，因宫缩乏力、持续性枕横位、枕后位、轻度头盆不称。

❸ 胎儿宫内窘迫。

禁忌证

❶ 明显头盆不称，骨盆狭窄，软产道畸形、梗阻。

❷ 胎位异常：臀位、面先露、胎位判断不清、胎头未入盆。

❸ 严重胎儿窘迫。

❹ 巨大胎儿。

❺ 子宫脱垂或尿瘘修补术后。

❻ 早产（小于34周），怀疑胎儿有凝血功能障碍。

❼ 宫口未开全。

❽ 产钳助产失败。

术前准备

❶ 常规消毒铺巾，阴道检查宫口开全，双顶径达坐骨棘以下，骨质最低点达坐骨棘以下2cm，将胎头转为枕前位，无骨盆狭窄及头盆不称。

❷ 未破膜者予以破膜。

❸ 导尿。

❹ 保持良好宫缩。

❺ 检查胎头吸引器及负压装置是否损坏、漏气。

❻ 监测胎心。

❼ 行会阴侧切，如外阴条件良好，可不侧切。

麻醉

单侧或双侧阴部神经阻滞麻醉。

体位

膀胱截石位。

手术步骤

ER2-4-1-1
头位自然分娩

❶ 放置胎头吸引器：将胎头吸引器大端外面涂以润滑剂，以左手示、中指撑开阴道后壁，右手持吸引器将大端后缘自阴道后壁送入并抵达胎儿顶后部。再依次同法拨开阴道右、前、左侧壁，吸引器大端滑入阴道内并与胎头顶部紧贴（图2-4-1-1）。

❷ 检查胎头吸引器紧贴情况：一手固定吸头器，另一只手示中指伸入阴道内，沿吸引器大端边缘触摸以了解是否有阴道壁、宫颈组织夹入吸引器与胎头之间（图2-4-1-2），同时确认胎头吸引器中心位于胎头俯屈点，调整吸引器小端拉柄使之与胎头矢状缝一致，作为旋转胎头的标记。

❸ 连接抽吸器，形成负压：用橡胶导管连接吸头器与抽吸器，用电动吸引器抽气法或注射器抽气法缓慢均匀的形成负压（图2-4-1-3），一般300～450mmHg。

❹ 负压形成后，胎头顶部形成先锋头，术者再次检查吸引器与胎头之间是否有组织存在（图2-4-1-4）。

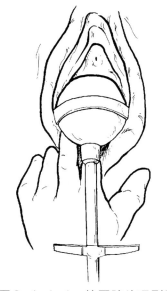

图 2-4-1-1　放置胎头吸引器

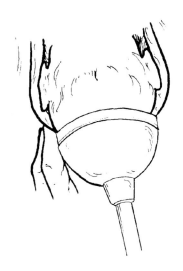

图 2-4-1-2　调整胎头吸引器

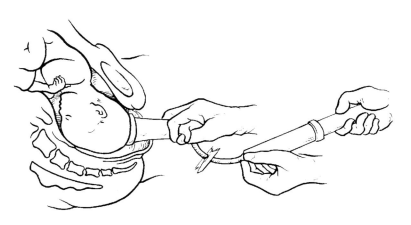

图 2-4-1-3　吸引器内形成负压

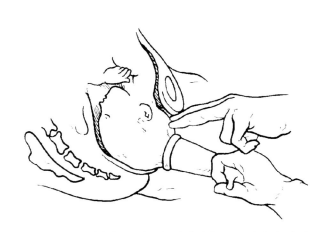

图 2-4-1-4　检查吸引器与胎头之间是否有组织存在

❺ 牵拉吸引器：先轻轻试牵以了解吸引器与胎头是否衔接或漏气，于宫缩及产妇屏气时开始按产轴方向用力牵引，先向下向外牵引协助胎头俯屈，当胎头枕部达耻骨弓下缘时，再向上向外牵引协助仰伸（图2-4-1-5）。

❻ 取下胎头吸引器：胎头双顶径超过耻骨弓时，解除负压，取下胎头吸引器，胎额、鼻及颏相继娩出（图2-4-1-6）。

❼ 后续同自然分娩（ER2-4-1-1）。

术中要点　❶ 胎头吸引器位置必须安放正确，不能覆盖胎儿囟门，负压要达到要求，形成先锋头后再牵引（图2-4-1-7）。负压不能过大，导致颅内出血。

❷ 牵引时间超过10分钟或滑脱3次，改为产钳助产或剖宫产。

❸ 牵引滑脱的原因：负压不足或牵引过早负压尚未形成；牵引力过大或牵引方向不当。头盆不称、胎位不正、先露过高或产力不足；如连续滑脱两次应改用其他方式助产。

❹ 术前与患者和家属交代相关风险并签字。

❺ 术前请新生儿科保胎，做好抢救新生儿的准备。

术后处理　❶ 新生儿生后要少搬动，并肌内注射维生素 K_1 10mg，预防颅内出血。

❷ 新生儿先锋头较大、头皮损伤、头部血肿或颅内出血要及时处理。必要

231

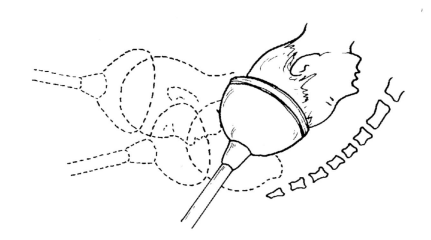

图2-4-1-5 牵引胎头吸引器

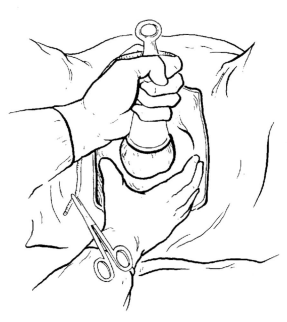

图2-4-1-6 取下胎头吸引器

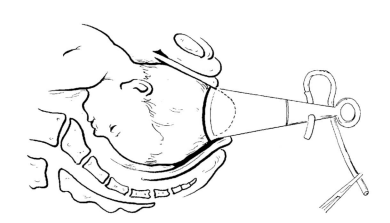

图2-4-1-7 胎头吸引器正确放置位置

时送新生儿治疗。

❸ 产后检查软产道，有损伤应及时修补。

❹ 如操作时间长，母、儿均应用抗生素预防感染。

❺ 新生儿注意观察黄疸情况，必要时给予光疗。

❻ 产后嘱患者及时排尿，注意尿潴留。

❼ 注意观察产后出血量，预防产后出血。

第二节　KIWI一次性使用胎头吸引器助产

| 适应证、禁忌证、术前准备、麻醉、体位 | 同"普通胎头吸引器助产"。 |

手术步骤　❶ 放置胎头吸引器：阴道检查再次确认胎位及囟门位置，不用必须将胎头

转至枕前位（根据胎位选择合适的罩杯）。以左手示中指撑开阴道后壁，右手持吸引器头端沿阴道后壁送入并抵达胎儿顶后部（图2-4-2-1）。

❷ 检查胎头吸引器紧贴情况：一只手固定吸头器，另一只手示、中指伸入阴道内，沿吸引器边缘触摸以了解是否有阴道壁、宫颈组织夹入吸引器与胎头之间，同时确认胎头吸引器中心位于胎头俯屈点（矢状缝、小囟前方两横指），旋转吸引器使之凹槽与胎头矢状缝一致，作为旋转胎头的标记。再次检查吸引器与胎头之间是否有组织存在。

❸ 形成负压：单手连续按压手柄形成负压（图2-4-2-2），至450～600mmHg（压力指示条绿色区域）。

❹ 牵拉吸引器：先轻轻试牵以了解吸引器与胎头是否衔接或漏气，于宫缩及产妇屏气时开始按产轴方向牵引（图2-4-2-3、图2-4-2-4、图2-4-2-5）。

❺ 取下胎头吸引器：胎头着冠时，解除负压，取下罩杯。

❻ 后续同自然分娩。

术中要点

❶ 胎头吸引器位置必须安放正确，不能覆盖胎儿囟门，负压达到指示的绿色区域就可。

❷ 牵引时间超过10分钟或滑脱3次，改为产钳助产或剖宫产。

❸ 牵引滑脱的原因：负压不足或牵引过早负压尚未形成；牵引力过大或牵引方向不当；头盆不称、胎位不正、先露过高或产力不足。

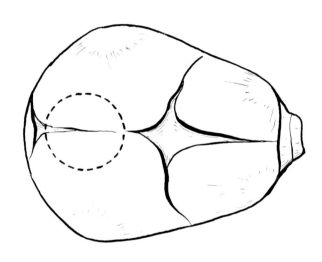

图2-4-2-1　KIWI一次性使用胎头吸引器的正确放置位置

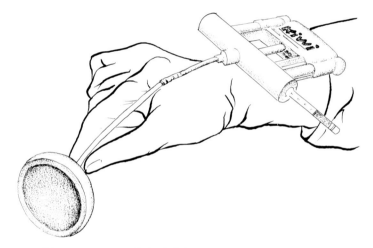

图2-4-2-2　手动形成负压

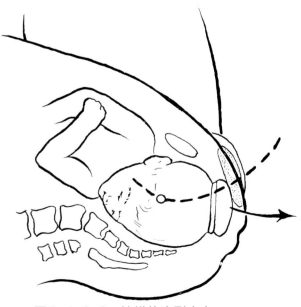

图2-4-2-3　枕横位牵引方向

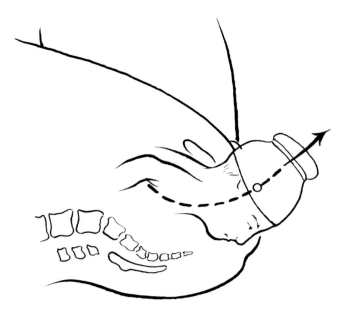

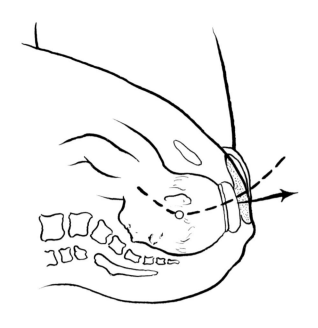

图2-4-2-4 枕前位牵引方向

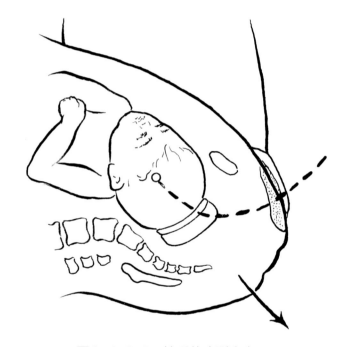

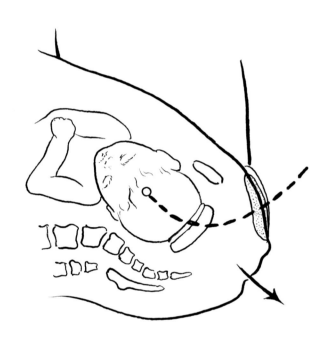

图2-4-2-5 枕后位牵引方向

❹ 术前与患者和家属交代相关风险并签字。

❺ 术前请新生儿科保胎，做好抢救新生儿的准备。

术后处理　　　　　　同"普通胎头吸引器助产"。

第五章

产钳术

扫描此二维
码，观看本书
全部融合视频

第一节　　出口、低位产钳术

适应证　　　　❶ 同"胎头吸引术"。

❷ 胎头吸引失败，胎儿存活者。

❸ 臀位后出头困难者。

禁忌证　　　　同"胎头吸引术"。

术前准备　　　❶ 阴道检查，看是否具备产钳条件，将胎头转至枕前位或枕后位。

❷ 检查产钳并涂以润滑剂。

❸ 其他同"胎头吸引术"。

麻醉　　　　　双侧阴部神经阻滞麻醉。

体位　　　　　膀胱截石位。

手术步骤　　　❶ 置左叶产钳：应用Simpson产钳，术者左手持左叶钳柄，钳叶垂直向下，钳匙凹面向前（图2-5-1-1），右手掌面向上伸入胎头与阴道后壁之间，将左叶钳匙沿右手掌向胎头下插入（图2-5-1-2），并在右手指引下慢慢向胎头左侧滑行，钳柄向下并稍向逆时针方向旋转，将左叶钳匙置于左侧顶颞部，钳叶与钳柄同一水平（图2-5-1-3），由助手扶持固定。

❷ 置右叶产钳：术者右手持右钳柄，左手伸入胎头与阴道后壁之间，按下左叶产钳方法放置右叶产钳使之达到与左叶钳匙相称位置（图2-5-1-4）。

❸ 合拢钳柄：两叶产钳均放好后，扣合二叶锁扣，钳柄自然对合（图2-5-1-5），若不能扣合，说明位置不当，应重新检查。

❹ 再次检查胎方位，钳匙与胎头之间是否有阴道、脐带等夹入（图2-5-1-6）。

❺ 试牵：术者右手握钳柄，左手掌固定在右手背上，并以左手示指尖抵于胎头先露部，向下轻轻试牵（图2-5-1-7）。

❻ 牵引产钳：试牵成功后，在宫缩时按产轴方向徐徐牵引（图2-5-1-8），

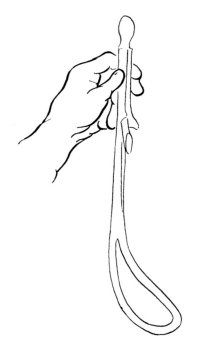

图2-5-1-1　手持产钳方法

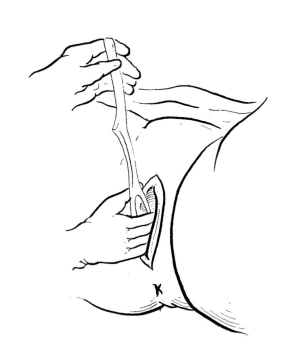

图2-5-1-2　放入产钳左叶

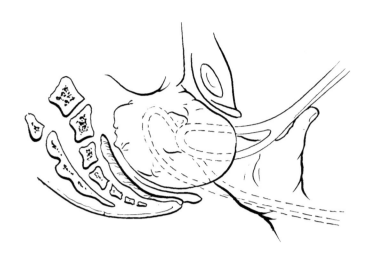

图2-5-1-3　调整产钳左叶

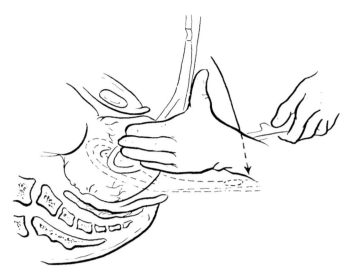

图2-5-1-4　放置右叶产钳

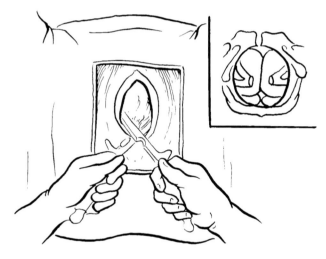

图2-5-1-5　合拢产钳

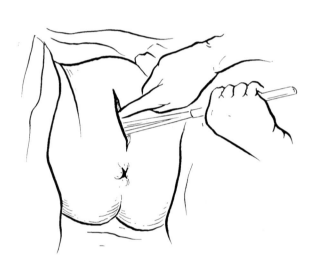

图2-5-1-6　检查产钳的放置位置

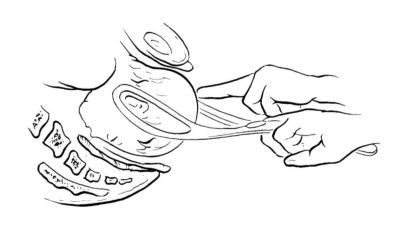

图2-5-1-7　试牵产钳

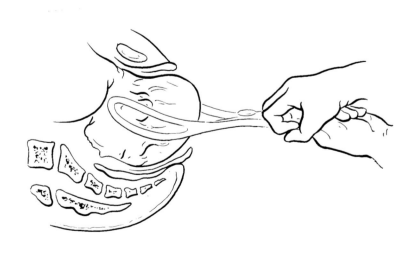

图2-5-1-8　牵引产钳

237

当胎头枕骨结节越过耻骨弓下方时，则逐渐将钳柄向前提，使胎头仰伸而娩出，并注意保护好会阴（图2-5-1-9和图2-5-1-10）。如为枕后位产钳，牵引产钳应顺产轴下牵，首先向下向后，当胎头大囟门牵至耻骨弓下方时，以前额与大囟门之间作支点，按枕下前囟径向上向外牵出胎头（图2-5-1-11），或将胎头前额牵引至耻骨弓下方时，以鼻根部作支点，将胎头顶部、枕部自会阴部娩出，然后向下向外牵引使胎头面部自耻骨弓下仰伸娩出。

❼ 撤下产钳：当胎头双顶径超过耻骨弓后，按放置产钳相反顺序分别取下右叶及左叶产钳（图2-5-1-12和图2-5-1-13）。

❽ 按分娩机转娩出胎儿。

术中要点
❶ 术前仔细阴道检查确定胎方位，先露高低、骨盆有无异常。
❷ 放置产钳后若钳柄不易合拢，应查明原因后再作适当调整及处理。
❸ 牵引产钳用力要均匀适当，速度不宜过快，钳柄不能左右摇摆。
❹ 要按产轴方向牵引。

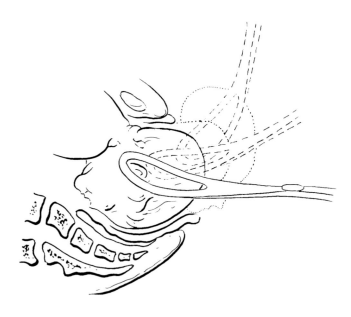

图2-5-1-9　上提钳柄

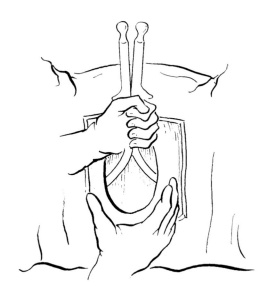

图2-5-1-10　保护会阴

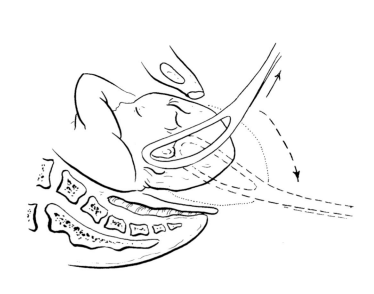

图2-5-1-11　枕后位产钳

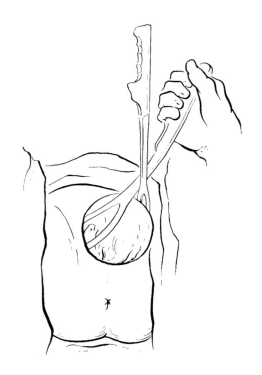

图2-5-1-12　撤产钳右叶

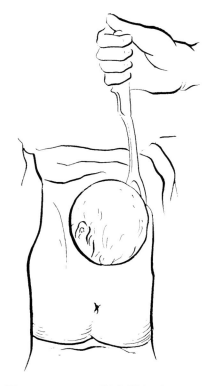

图2-5-1-13　撤产钳左叶

❺ 当胎头大径线即将娩出时应减慢牵引，并与助手合作保护会阴，防止会阴撕裂。

❻ 如牵引2～3次先露仍不下降，应检查原因，适时改为剖宫产术。

❼ 术后仔细检查软产道有无裂伤。

术后处理　　　　同"胎头吸引术"。

第二节　枕横位产钳术

适应证、
禁忌证、　　　　同"出口、低位产钳术"。
术前准备、
麻醉与体位

手术步骤　　　　（以枕右横位为例）

❶ 产钳定叶：Kielland's 产钳仅左叶有钳锁，术前先合拢两叶产钳，将钳胫上的小钮对向胎儿枕骨方向（图2-5-2-1），此时钳匙在上的那一叶，就是左前叶产钳。

❷ 放置左前叶产钳：术者左手持钳，右手伸入阴道侧后壁作导引，产钳钳匙凹面向前，顺手掌滑入胎头后侧方（图2-5-2-2），钳柄向后向中，在右手引导下，钳匙沿胎头顺时针滑行180°，最后达耻骨联合下，胎头左顶颞部（图2-5-2-3），由助手扶持。

239

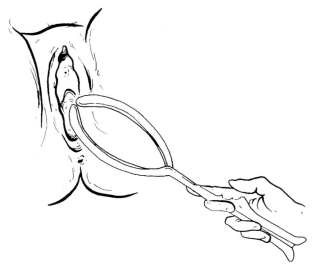

图2-5-2-1　产钳定叶

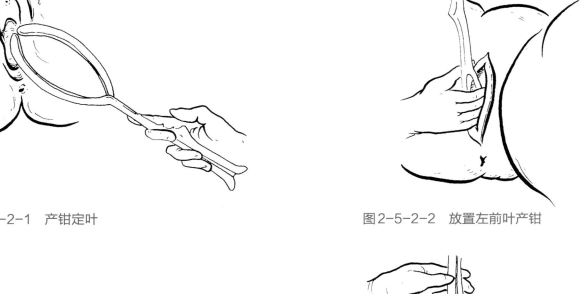

图2-5-2-2　放置左前叶产钳

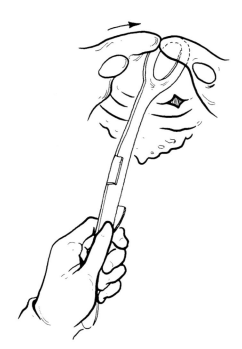

图2-5-2-3　滑到胎头左顶颞部

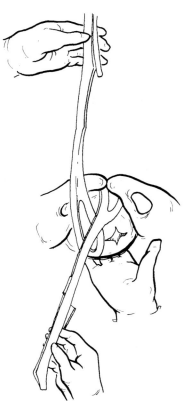

图2-5-2-4　放置右后叶产钳

❸　放置右后叶产钳：左前叶产钳放妥后，按低位产钳放置方法，将右后叶产钳置于前叶产钳相对应位置（图2-5-2-4）。

❹　扣合钳锁：两叶产钳就位后，即扣合钳锁（图2-5-2-5）。

❺　再次确认钳叶位置，并检查钳叶与胎头之间有无脐带及宫颈组织。

❻　牵引及旋转胎头：按低位产钳牵引方法，可以先将胎头转成枕前位（图2-5-2-6），再向下牵引，也可边牵引边旋转牵出胎头（图2-5-2-7）。

❼　撤取产钳　同"出口、低位产钳术"

术中要点、术后处理

同"出口、低位产钳术"。

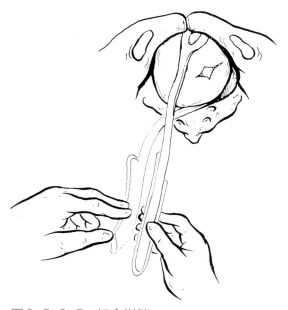

图 2-5-2-5　扣合钳锁

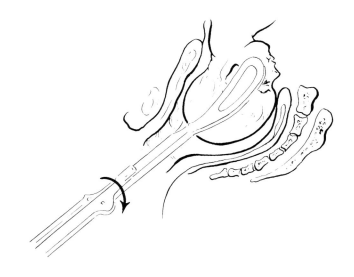

图 2-5-2-6　胎头转成枕前位

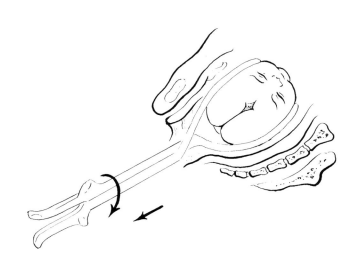

图 2-5-2-7　牵引并旋转牵出胎头

第三节　臀位后出头产钳术

适应证、 禁忌证、 术前准备、 麻醉与体位	同"出口、低位产钳术"。

手术步骤	❶ 做较大会阴切开术。
	❷ 暴露术野：由助手将胎体向前提起或用治疗巾协助兜起，暴露会阴（图 2-5-3-1），并迅速作内诊检查，查清胎头与产道的情况。

❸ 置左叶产钳：应用Piper产钳，右手示、中指伸入胎头右侧与阴道左侧壁之间，左手持左叶产钳，沿右手示指轻轻将钳叶插入胎头右侧与阴道左侧壁之间，使钳匙置于胎头右侧顶颞部（图2-5-3-2）。

❹ 同法置右叶产钳与左叶产钳相对应位置（图2-5-3-3）。

❺ 合拢及牵引产钳：合拢钳柄，助手继续向前向上提起胎体，另一只手保护会阴，术者向下向外牵拉胎头，当胎头枕骨结节牵至耻骨弓下方时，再向前牵引胎头（图2-5-3-4），使胎头按颏、颜面及前额部相继自会阴部娩出（图2-5-3-5）。

术中要点、
术后处理

同"出口、低位产钳术"。

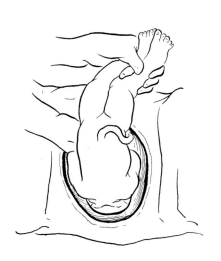

图2-5-3-1　暴露术野

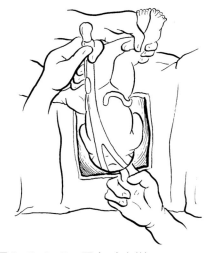

图2-5-3-2　置左叶产钳

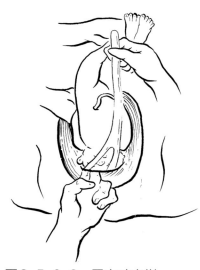

图2-5-3-3　置右叶产钳

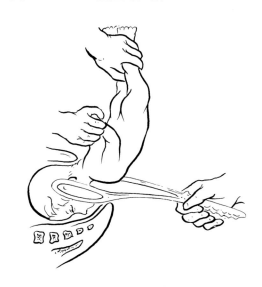

图2-5-3-4　合拢产钳

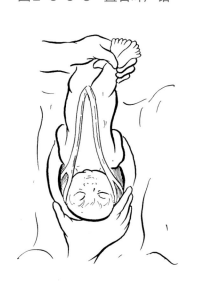

图2-5-3-5　娩出胎头

第六章

软产道裂伤修补术

扫描此二维
码，观看本书
全部融合视频

第一节　会阴I度裂伤修补术

适应证	I度裂伤有出血或深及黏膜下或皮下组织。
术前准备	❶ 明确裂伤部位、深度。
	❷ 皮肤、黏膜消毒。
麻醉	局部浸润麻醉。
体位	膀胱截石位。
手术步骤	❶ 用2-0号可吸收线连续或间断缝合止血，恢复组织结构（图2-6-1-1）。
	❷ 用3-0可吸收线行会阴皮肤皮内缝合（图2-6-1-2）。

ER2-6-1-1
会阴裂伤缝合

术中要点	❶ 确切止血，不留死腔。
	❷ 注意恢复原来的解剖结构。
术后处理	❶ 擦洗会阴，每日二次。
	❷ 预防感染。

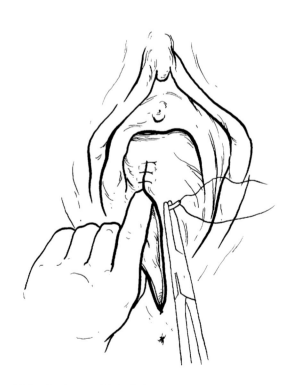

图2-6-1-1　缝合止血

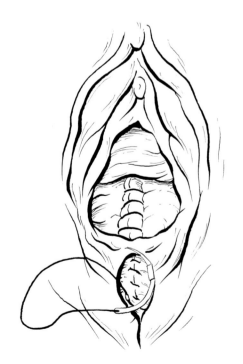

图2-6-1-2　会阴皮肤皮内缝合

第二节　　会阴Ⅱ度裂伤修补术

适应证	会阴Ⅱ度裂伤导致会阴浅横肌、深横肌甚至肛提肌及其筋膜撕裂，常沿两侧阴道沟向上延伸，甚至达阴道穹隆。
术前准备	同"会阴Ⅰ度裂伤修补术"，阴道内填塞带尾纱布。
麻醉	会阴神经阻滞麻醉及局部浸润麻醉。
体位	膀胱截石位。

手术步骤

❶ 暴露裂伤：术者将左手示、中指置于裂伤部位两侧，向后下压阴道后壁，暴露裂伤顶部（图2-6-2-1）。

❷ 若裂伤顶端较高不易暴露，可与顶端下方先缝一针，向下牵引缝线，以协助暴露裂伤顶端（图2-6-2-2）。

❸ 2-0可吸收线间断或连续缝合撕裂的会阴体肌层（同"会阴切开术"）。

❹ 2-0可吸收线缝合撕裂的阴道壁黏膜，缝合部位应超过裂口顶端0.5cm；缝合会阴皮下组织（同"会阴切开术"）。

❺ 3-0可吸收线行会阴皮肤皮内缝合（同"会阴Ⅰ度裂伤修补术"）。

❻ 取出阴道内纱布，常规行直肠指检，检查直肠黏膜的完整性及有无缝线暴露，并感觉肛门括约肌的收缩力及有无血肿形成，必要时拆了重缝。

术中要点

❶ 确切止血，缝合不留死腔。

❷ 不能穿透直肠黏膜，如裂伤较深，可以左手示指置于创底（图2-6-2-3），或在肛诊指示下缝合。

术后处理　同"会阴Ⅰ度裂伤修补术"。

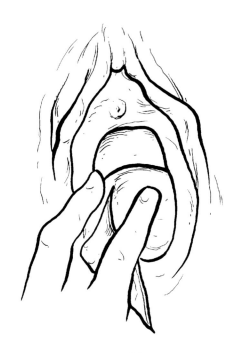

图2-6-2-1　暴露裂伤

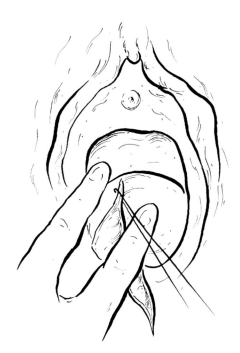

图2-6-2-2　缝线固定协助暴露裂伤部位

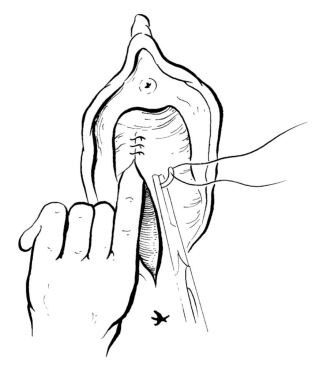

图2-6-2-3　不留死腔也不能穿透直肠黏膜

第三节　会阴Ⅲ、Ⅳ度裂伤修补术

适应证	产后发现会阴Ⅲ、Ⅳ度裂伤若无禁忌需修补。
禁忌证	局部感染严重或病情危重需全力抢救生命时，可局部处理，待感染控制或病情好转后再予修补。

术前准备
❶ 充分清洗消毒伤口。
❷ 辨清解剖结构。
❸ 阴道顶端填塞大块带尾纱布。

麻醉　局部神经阻滞麻醉加局部浸润麻醉或硬膜外麻醉。

体位　膀胱截石位。

手术步骤
❶ 缝合直肠前壁裂伤：细圆针和3-0可吸收线自裂口顶端间断或连续缝合直肠黏膜及肌层，针距＜1cm，缘距约0.5cm，直至肛门边缘（图2-6-3-1），不穿透黏膜。再间断内翻缝合直肠肌层及筋膜加固（图2-6-3-2）。
❷ 寻找肛门括约肌断端：用鼠齿钳沿肛门裂口皮下达隐窝处夹取肛门括约肌断端（图2-6-3-3）。尽可能完整拉出。
❸ 缝合肛门括约肌：用7号丝线距断端0.5cm处贯穿缝扎括约肌两针或"8"字缝合（图2-6-3-4）。
❹ 修复会阴体：用鼠齿钳自会阴裂口的两侧深部抓取肛提肌的耻骨直肠肌，用2-0可吸收线间断缝合2～3针，覆盖在直肠壁上，缝合其他会阴肌层，修复盆底（图2-6-3-5）。

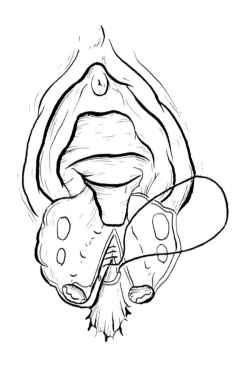

图2-6-3-1　缝合直肠黏膜及肌层

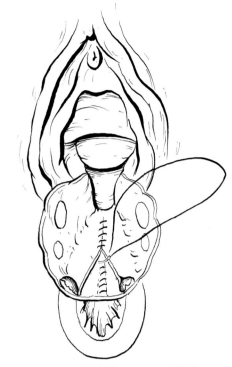

图2-6-3-2　缝合直肠肌层及筋膜

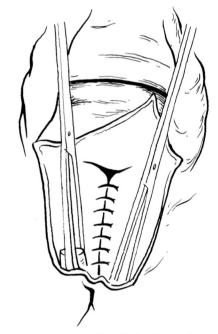

图2-6-3-3　寻找肛门括约肌断端

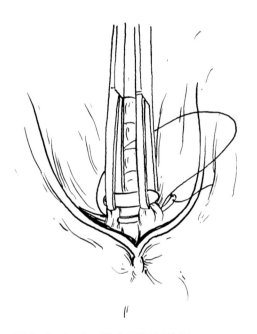

图2-6-3-4　缝合肛门括约肌

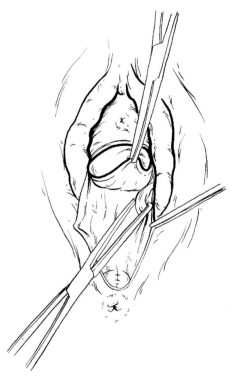

图2-6-3-5　修复会阴体

⑤ 余缝合同"会阴Ⅱ度裂伤修补术"。

⑥ 肛查：右手示指轻轻伸入肛门，检查肛门有无收缩感，直肠、肛管黏膜有无缝线穿过。

术中要点
❶ 严格无菌操作。

❷ 确切止血。

❸ 缝扎肛门括约肌必须确切。

❹ 缝合肛提肌时，不要过高或过低，以免造成阴道口狭窄或会阴体功能不良而发生阴道壁膨出。

术后处理
❶ 注意会阴清洁，足量抗生素预防感染。

❷ 无渣饮食3天。

❸ 3天内口服盐酸洛哌丁胺（易蒙停）2mg，每日2次。3天后改服液状石蜡油15ml，每日2次。

❹ 若能控制稀便及排气，表示肛门功能恢复良好，否则观察6个月，如无改善需再次修补。

第四节　宫颈裂伤修补术

适应证
产后宫颈裂伤超过1cm或有活动性出血者。

术前准备
检查宫颈裂伤部位、深度。

麻醉
不需。

体位
膀胱截石位。

手术步骤
❶ 暴露裂口：阴道拉钩暴露宫颈，两把卵圆钳钳夹裂口两端轻轻外拉（图2-6-4-1）。

❷ 缝合：用2-0可吸收线自裂口顶端0.5cm开始间断或连续全层缝合，最后1针距裂口缘0.5cm（图2-6-4-2）。如为环形裂口则应以2-0可吸收线连续横向缝合（图2-6-4-3）。

术中要点
自裂口顶端上0.5cm开始缝合，以防漏缝血管，最后1针距裂口缘0.5cm，以防颈管狭窄。

术后处理
❶ 预防感染。

❷ 术后一个月复查，以判断有无宫颈狭窄。

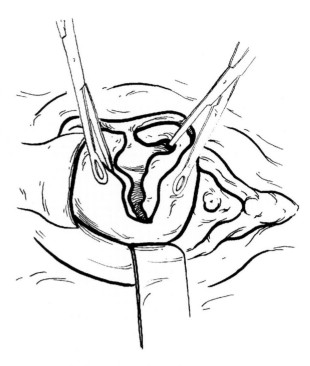

图2-6-4-1　暴露宫颈裂口

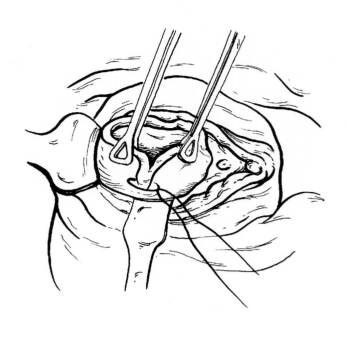

图2-6-4-2　纵向裂口缝合

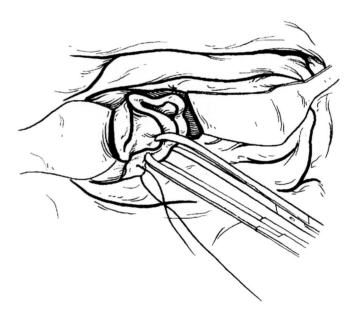

图2-6-4-3　横行裂口缝合

第七章

肩难产助产术

扫描此二维码，观看本书全部融合视频

适应证	胎头娩出时，发生娩肩困难者。
术前准备	❶ 除胎儿口鼻腔黏液，准备新生儿抢救，请新生儿科医生到场。
	❷ 作足够大的会阴切开。
	❸ 阴道检查，查清：①胎头枕部方向与胎背方向是否一致，如不一致应予以回转胎头；②双肩方位及高低；③骨盆是否狭窄。
麻醉	双侧阴部神经阻滞。
体位	膀胱截石位。
手术步骤	肩难产的发生机制有：

前肩高位：胎头娩出时肩峰间径不能经骨盆横径或斜径入盆，而与骨盆入口前后径一致，使前肩嵌顿于耻骨联合上方（图2-7-0-1）。

胎儿头颈部被拉长，下半部龟缩于阴道内，枕骨朝向一侧，后肩可能已进入髂窝。亦可能仍高踞于骶骨岬之上（图2-7-0-2）。

双肩深横位：即双肩经骨盆入口横径入盆后，因骨盆狭窄或胎儿较胖，双肩不能内旋转，儿头娩出后也不能相应外旋而保持枕部向前，双肩深嵌骨盆，不能通过出口横径。但儿头回缩不明显，胎儿颈所受拉力也不大（图2-7-0-3）。

❶ 屈大腿法（McRoberts法）　令产妇或两位助手抱双腿使极度屈曲并外展，大腿贴近腹部，称双腿极度屈曲位（图2-7-0-4）。这可使骨盆倾斜角度减小，出口横径增长，促使前肩自然松解后入盆。此法是下述方法的基本体位。

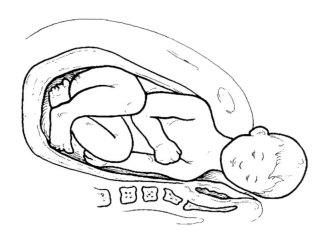

图2-7-0-1　前肩高位肩难产

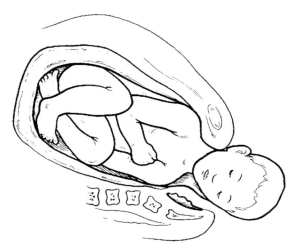

图2-7-0-2　后肩高位肩难产

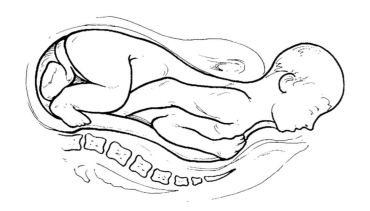

图2-7-0-3　双肩深横位肩难产

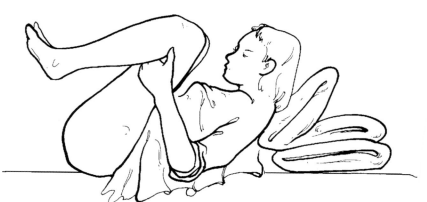

图2-7-0-4　屈大腿法

❷ 压前肩法：在前肩高位时，由助手在耻骨联合上方按压胎肩使其内收（从胎肩背侧向腹侧按压），同时术者向下后方缓缓牵引胎儿头以娩前肩（图2-7-0-5）。注意牵引力不可过大，以免发生副损伤。

❸ 旋肩法：Rubin法——接产者手指伸入阴道后从前肩或后肩的背侧向胸腹侧按压，松解嵌顿的胎肩（图2-7-0-6）。Woods法——接产者手指伸入胎儿后肩的前表面施加压力使其外展（图2-7-0-7）。单法不能奏效时，可两手联合采用Rubin法和Woods法，使胎肩旋转接触嵌顿。

❹ 牵后臂法：压前肩法失败而后肩已进入髂窝者，术者伸手经胎儿胸部向上探后肘（图2-7-0-8）。以示中指压肘窝，使之屈曲，再抓取胎手（图2-7-0-9）。沿前胸缓慢牵出阴道（图2-7-0-10）。稍向上向前牵引娩出后肩（图2-7-0-11）。

❺ 手膝位法：孕妇从截石位改为双手和双膝着床，背部朝上，呈趴在床上的姿势，靠重力轻轻牵拉娩出后肩（图2-7-0-12）。

❻ 断锁骨法：若各种手法皆失败，胎儿濒临死亡时，术者可试用手指钩住锁骨，由上向下用力折断。若不成功则直视下先切开锁骨表面皮肤，再用剪刀剪断锁骨，此法只在万不得已的情况下使用。

❼ 各种娩肩方法失败，特别是双肩高位不能入盆，有人试在深麻醉下将胎头推回阴道，再经剖宫产而获成功。

术中要点 ❶ 无论采用哪种方法，动作要轻，一种方法失败可改用其他方法，切不可勉强。

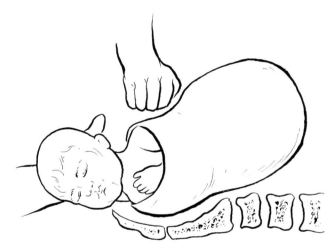

图2-7-0-5　压前肩法

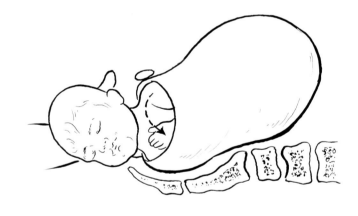

图2-7-0-6　Rubin法

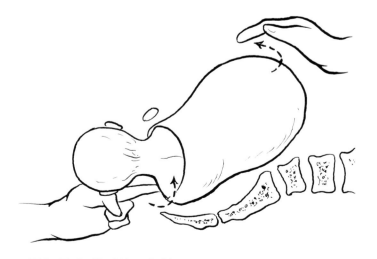

图2-7-0-7　Woods法

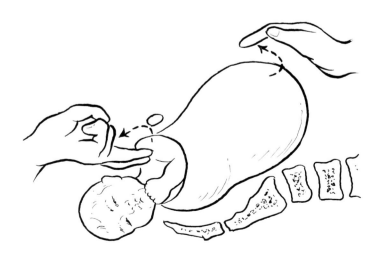

❷ 娩头时用力的大小和方向要根据胎肩的旋转和倾斜情况而进行，不可暴力。

❸ 不要忽略产道损伤。

术后处理　❶ 按正常分娩机转娩出胎体。

❷ 积极抢救新生儿。

❸ 预防产后出血。

❹ 缝合侧切口或裂伤口。

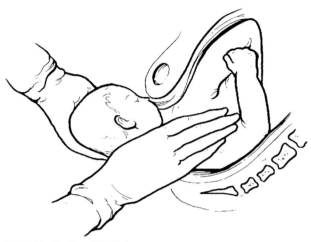

图2-7-0-8　探后肘

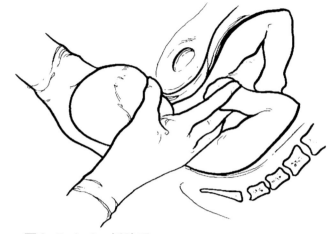

图2-7-0-9　抓胎手

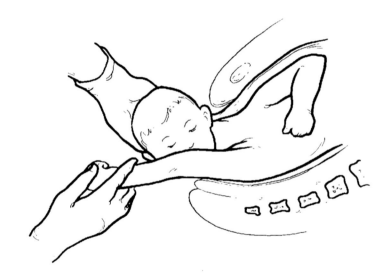

图2-7-0-10　牵胎手

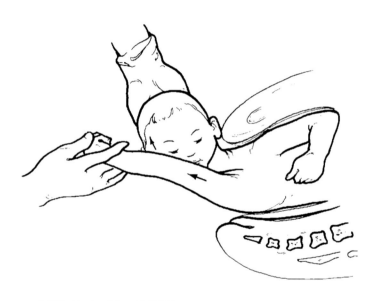

图2-7-0-11　娩后肩

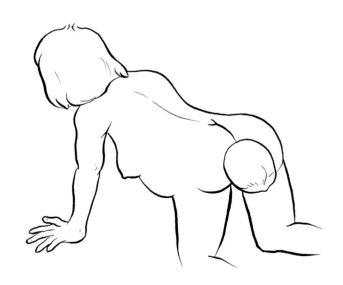

图2-7-0-12　手膝位法

第八章

臀位助产术

第一节

臀位助产术

第二节

臀位牵引术

扫描此二维码，观看本书全部融合视频

臀位阴道助产术包括臀位助产术和臀位牵引术。臀位胎儿分娩时需要接生者协助完成部分机转才能经阴道分娩称其为臀位助产术。助产前首先要明确是哪一种臀位，完全或不完全臀位需用臀位第一助产法（压迫法）助产，单臀位用臀位第二助产法（扶持法）助产。而极少部分臀位分娩时，胎儿由下肢开始直至胎头全部由接生者手法牵引娩出者称臀位牵引术，对胎儿损伤极大。

第一节　　臀位助产术

适应证	❶	产妇一般情况良好，产力及胎心正常。
	❷	孕龄≥34周、单臀或完全臀位、估计胎儿体重2000～3500g，胎头无仰伸、骨软产道无异常、无其他剖宫产指征。
	❸	死胎或估计胎儿出生后难于存活者。
禁忌证	❶	骨盆狭窄或软产道异常。
	❷	子宫口未开全及近开全。
	❸	估计胎儿体重超过3500g。
	❹	胎头仰伸。
	❺	脐带先露或脱垂。
	❻	严重的妊娠合并症和并发症，如子痫前期重度，先天性心脏病、心衰等。
术前准备	❶	全面产科检查，除外头盆不称。
	❷	准备阴部神经阻滞麻醉、局麻或全麻。
	❸	准备后出头产钳和急诊剖宫产准备。
	❹	做好新生儿抢救准备工作。
	❺	胎心监护。
	❻	外阴消毒、导尿，内诊检查宫口开大及胎先露情况。
	❼	保持良好宫缩。
麻醉		局麻或阴部神经阻滞或全麻。
体位		膀胱截石位。
手术步骤	❶	压迫法，要点是"堵"。

（1）堵臀：单足或双足先露分娩时，在宫口未开全时胎足即能娩出，但不能充分扩张软产道，因此，不能见胎足即行牵引，必须采用压迫法（堵臀法）。如在阴道口见到胎足即消毒外阴，然后以无菌纱布覆盖外阴，术者将手放在敷巾外面，每次宫缩时堵住阴道口，随着宫缩的进展，使下肢逐渐屈曲，臀位下降成混合臀先露（图2-8-1-1）。直到胎臀

及双足同时显露于阴道外口，则停止堵挡（图2-8-1-2）。在宫缩间歇期，作会阴切开，术者一手握住胎儿单足或双足踝部，宫缩时向下牵引，使足跟朝向母体侧方并与胎背方向一致，继续牵出两下肢（图2-8-1-3）。

（2）娩出胎臀：当宫口开全，宫缩时胎儿粗隆间径达坐骨棘下，会阴膨起，产妇有强烈的屏气用力感，手掌感到冲力强时，行会阴切开，放开堵住会阴的手，使胎臀和下肢顺利娩出（图2-8-1-4）。

（3）牵出胎肩及上肢：牵出胎臀后继续向下牵引并使胎背逐渐转向原来的侧方，相当于胎肩通过骨盆斜径。当脐轮处露出后，应轻轻将脐带向下牵出一段，以防脐带被拉紧影响血液循环（图2-8-1-5）。继续下牵至两肩胛下角，达阴道口（图2-8-1-6），则开始娩出胎肩及上肢。关于娩出胎肩的顺序，先娩出前肩或后肩皆可。其基本方法有钩取上肢沿前胸娩出的滑脱法，和以旋转胎体娩出的旋转法。实际上两者是相互配合的。

1）娩前肩以旋转法为主：当肩胛外露后，继续向下向后牵出胎体，到露出腋窝时将胎背向侧后方旋转，则前肩及前臂自耻骨弓下方娩出（图2-8-1-7）。如前肩未娩出，则用另一手自耻骨弓下伸入阴道，以滑脱法帮助娩出（图2-8-1-8）。再将胎背内旋转，则娩出后肩及后臂。

2）先娩后肩以滑脱法为主：术者以一手握住胎儿双足向前上方提起胎体，使后肩及后腋窝自会阴部露出（图2-8-1-9）。另一手沿会阴伸入阴道，钩住肘窝，向下拨动，使前臂顺胎儿面部胸前以洗脸样动作娩出（图

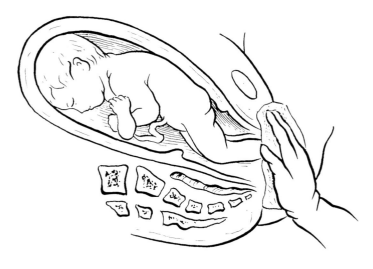

图2-8-1-1　堵臀

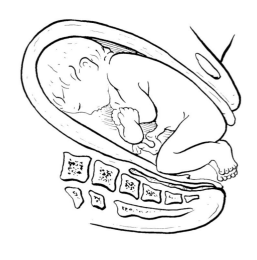

图2-8-1-2　停止堵臀

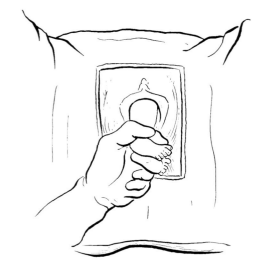

图2-8-1-3　牵出下肢

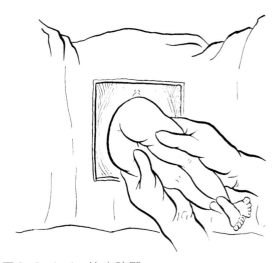

图2-8-1-4　娩出胎臀

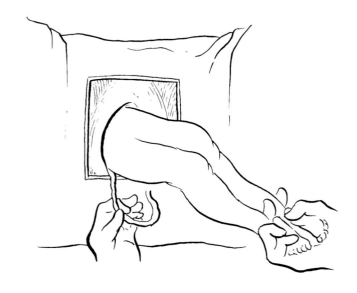

图2-8-1-5 松解脐带

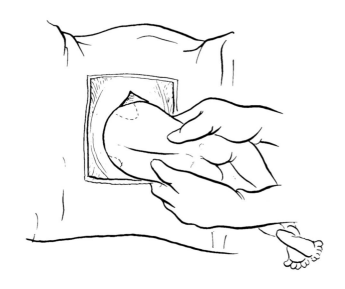

图2-8-1-6 牵拉胎体

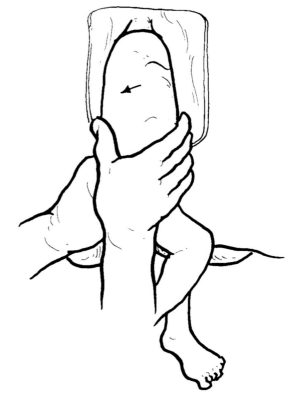

图2-8-1-7 旋转法娩前肩

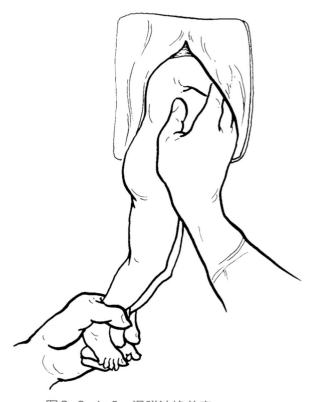

图2-8-1-8 滑脱法娩前肩

2-8-1-9）。然后胎体下垂并向后旋转胎背，则娩出前肩，继之娩出前臂。

3）臂上举的牵出：有时因牵引过急或未按臀先露分娩机转操作等原因，可使胎儿（或两）臂上举或弯向枕骨后方，一般有三种不同上举情况（图2-8-1-10）。

其解脱方法为：以解脱前上肢为例，将胎体稍向上推动（图2-8-1-11）。同时将胎背向后旋转（胎背在右按逆时针方向；反之按顺时针方向），则枕部也随胎背一同旋转（图2-8-1-12）。则上举的上肢即可滑向胎儿面部，然后术者一手伸入阴道钩取肘窝而以滑脱法娩出上臂（图2-8-1-13）。同法娩出另一上肢。

（4）娩出胎头：胎肩和上肢娩出后，将胎背转向前方。此时胎头矢状缝与骨盆出口前后径一致。然后将胎儿两下肢骑跨在自己左前臂上，以示、中两指压住胎儿鼻两侧或示指伸入胎嘴钩住下齿槽使胎头俯屈，右手示、中指从胎颈两侧钩住胎肩和锁骨，两手协力向后牵引，同时助手在耻骨联合上下压胎头，使胎头俯屈，下降（图2-8-1-14、图2-8-1-15）。

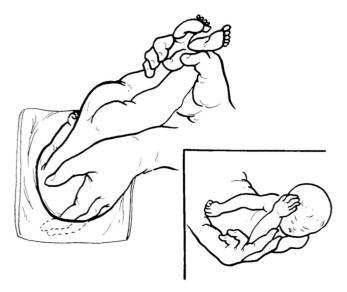

图2-8-1-9 娩后肩

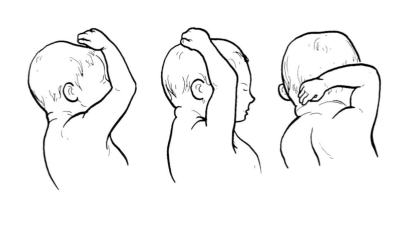

图2-8-1-10 三种不同的臂上举情况

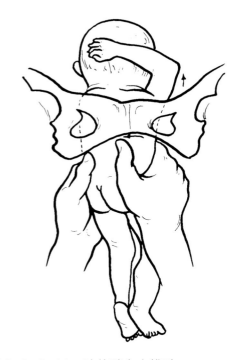

图2-8-1-11 胎体稍向上推动

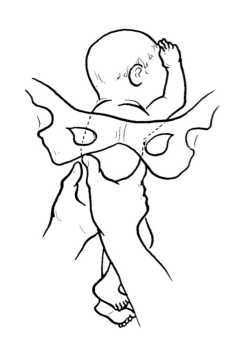

图2-8-1-12 旋转胎体

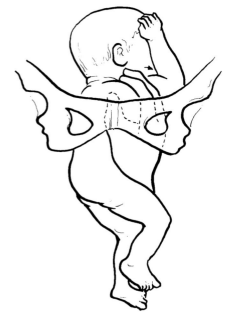

图2-8-1-13 滑脱法娩出上臂

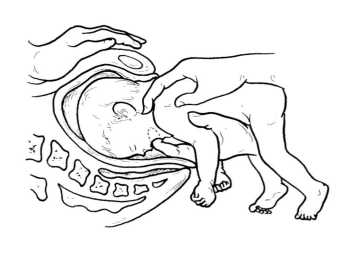

图2-8-1-14 协助胎头俯屈

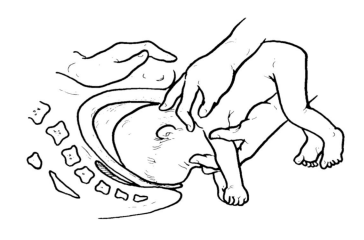

图2-8-1-15 协助胎头下降

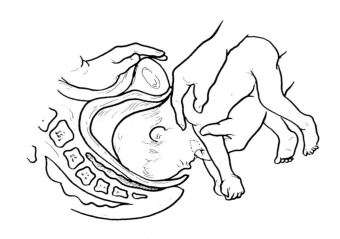

图2-8-1-16 娩出胎头

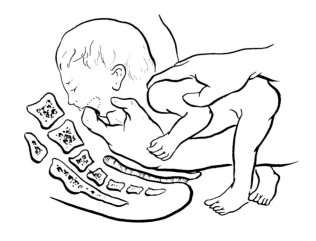

图2-8-1-17 胎头娩出困难时，胎头卡在骨盆入口

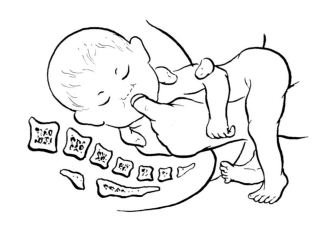

图2-8-1-18 旋转至枕横位娩出胎头

当胎头枕骨结节牵至耻骨弓下方时，将胎体前提，则胎儿口、鼻、额相继娩出（图2-8-1-16）。

牵出胎头发生困难时，多因宫口未开全，头盆不称或未按臀位分娩机转牵引。后两种情况常因胎头矢状缝与骨盆入口前后径一致，而卡在骨盆入口不能牵出（图2-8-1-17）。此时需将胎体稍上推，使胎背转向母体侧方，使胎头矢状缝与骨盆入口横径一致（图2-8-1-18），再按牵引胎头的方法从侧面牵出胎头。如为轻度头盆不称，胎头已达盆底，方位正确，可适用后出头产钳助产。如宫口未开全，可迅速以全麻或静脉注射地西泮10mg，使宫口开全试牵。

❷ 扶持法：用于单臀位。其操作要点为当胎臀娩出至阴道口，宫口已开全，在保护会阴的情况下，使其自然娩出（图2-8-1-19）。

当胎臀娩出后，术者采取助产手法。两手拇指放在胎儿两大腿上，其余四指放在胎儿骶部，握住胎儿，伴随胎臀的自然娩出将胎背转向前上方（图2-8-1-20）。以适应双肩径通过骨盆入口横径（图2-8-1-21）。

术者将两手适当上移，并将胎儿两腿及胎体一并握住，以防两臂上举。

当胎肩通过骨盆入口后，术者逐渐将胎背转向母体侧方（骶左前转向

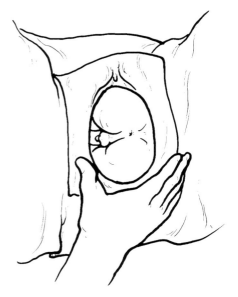

图2-8-1-19　单臀位应用扶持法

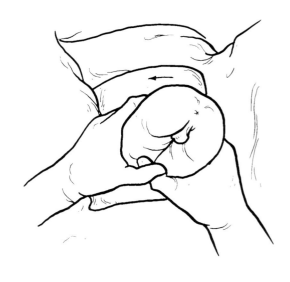

图2-8-1-20　扶持法娩出胎儿身体

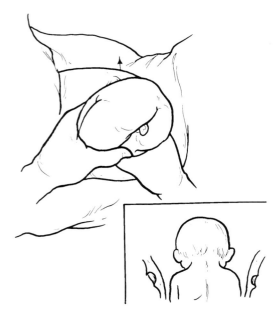

图2-8-1-21　双肩径通过骨盆入口横径

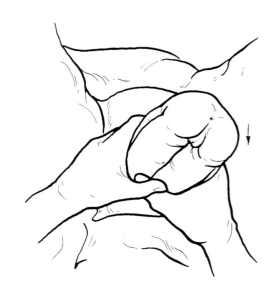

图2-8-1-22　旋转胎体使胎背转向母体侧方

左，反之则向右）（图2-8-1-22）。使胎肩通过中骨盆前后径，胎头通过骨盆横径（图2-8-1-23）。

然后，术者握住并后压胎体，使胎儿前肩及前上肢在耻骨联合下方娩出（图2-8-1-24）。随即前提胎体，使后肩及后臂自会阴前缘娩出（图2-8-1-25）。最后将胎背转向前上方，按臀位助产压迫法牵出胎头。

术中要点	❶ 压迫法：要掌握好堵的时机，既要使宫口完全开全，避免造成胎儿损伤和后出头困难，又不能堵的时间过长，造成宫缩过强，胎儿缺血缺氧，胎儿窒息。
	❷ 胎儿下肢娩出后要及时用无菌巾裹住胎儿，避免因冷空气刺激导致胎儿呼吸，导致羊水和黏液吸入。
	❸ 操作要轻柔，避免暴力。
	❹ 扶着法：在胎臀牵引过程中，为避免发生胎臂上举应注意：胎体牵引不宜太快；随着胎臀下降，术者两手适当上移；保持腿直臀位。
术后处理	❶ 胎儿如有窒息给予积极抢救。
	❷ 检查软产道有无损伤，如有损伤及时修补。
	❸ 余同胎头吸引术。

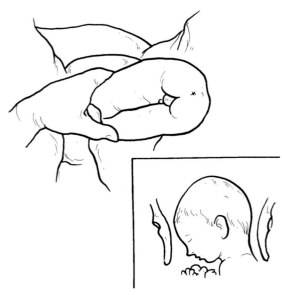

图2-8-1-23 胎肩通过中骨盆前后径

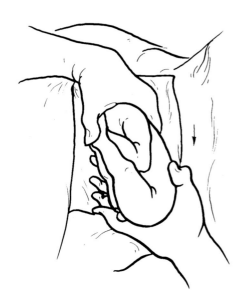

图2-8-1-24 娩出前肩和前臂

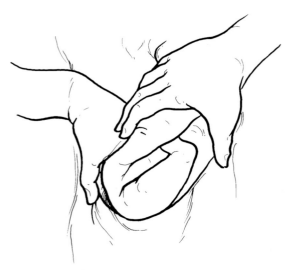

图2-8-1-25 娩出后肩和后臂

第二节 臀位牵引术

适应证   宫口开全或近开全时，母儿出现以下情况，适合作完全臀牵引术。

❶ 双胎妊娠第二胎臀位娩出。

❷ 产妇有妊娠并发症，需缩短第二产程者，且存在剖宫产禁忌证或无剖宫产条件。

❸ 胎儿因脐带脱垂或其他原因发生宫内窒息。

❹ 第二产程停滞，且存在剖宫产禁忌证。

❺ 横位内倒转术后。

❻ 胎儿死亡或估计出生后存活可能性小。

禁忌证   ❶ 骨盆狭窄或软产道异常。

❷ 子宫口未开全及近开全。

❸ 麻醉不充分。

术前准备

❶ 全面产科检查，除外头盆不称。

❷ 准备阴部神经阻滞麻醉、局麻或全麻。

❸ 准备后出头产钳。

❹ 做好新生儿抢救准备工作。

❺ 胎心监护。

❻ 外阴消毒、导尿，内诊检查宫口开大及胎先露情况。

❼ 保持良好宫缩。

麻醉　　局麻或阴部神经阻滞或全麻。

体位　　膀胱截石位。

手术步骤

❶ 牵出下肢。根据臀先露的不同常采用单或双足牵引法和腹股沟牵引法。

（1）足先露牵出下肢法：同臀位助产压迫法。

（2）混合臀先露牵出下肢法：胎臀与胎足一起降至阴道口时（图2-8-2-1），无须进行堵臀法，直接进行臀位牵引术。

（3）单纯臀先露牵出下肢法：当胎儿部分胎臀和外阴露于阴道外口时，说明宫口已开全，术者即可以腹股沟牵引法行臀位牵引术。即以一手示指钩住腹股沟按产轴向下牵引（图2-8-2-2）。当后腹股沟也能钩到时则另一只手同时钩取，双手一起牵引，则两下肢伴随胎臀下降娩出（图2-8-2-3）。如胎臀位置较高而急需娩出胎儿，宫口近开全时，若一手伸入阴道能钩到前腹股沟者，则向下牵引。如牵引困难，另一手可握持于腕部以助其力（图2-8-2-4）。

如钩后腹股沟困难时，可在全麻下，将手伸入宫腔稍轻轻上推胎臀，将前臀的大腿稍向外展，使示中两指尖达大腿腘窝处（图2-8-2-5）。按压腘窝的膝后肌腱，使膝关节屈曲，小腿即可下降（图2-8-2-6）再以示中两指夹住胎足向下牵引（图2-8-2-7）。当取出前腿后，如有可能再按同法取出后腿，以两足牵引出下肢，否则即作单足牵引。

❷ 牵出胎臀。牵出胎儿两下肢后，当前臀露出阴道口时，稍向前牵引，则胎臀娩出。

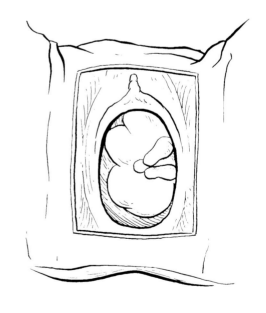

图2-8-2-1　混合臀先露

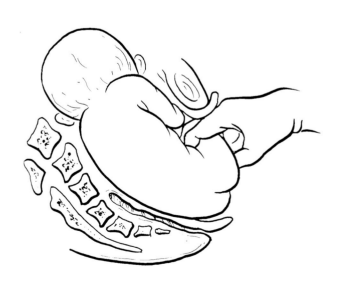

图2-8-2-2　一手示指钩住腹股沟并稍用力牵引

263

③ 牵出胎肩及上肢，同臀位助产术。

④ 牵出胎头，同臀位助产术。

术中要点　❶ 足先露时，必须通过堵臀法充分扩张软产道。

❷ 单纯臀先露如胎臀位置较高而急需娩出，且通过牵引前、后腹股沟均无法娩出时，需加深麻醉（最好全麻下），改手入宫腔牵引胎足继续进行臀牵引术。

❸ 随着胎肩娩出而上肢未顺利娩出，首先要想到臂上举，按臂上举的解脱法娩出上肢。

❹ 整个牵引过程中，避免暴力操作，以免发生胎儿及产妇产伤。

术后处理　同"臀位助产术"。

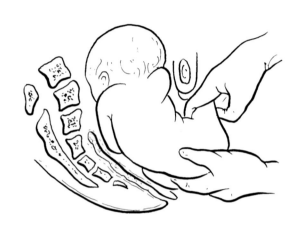

图2-8-2-3　两手同时钩住腹股沟牵引

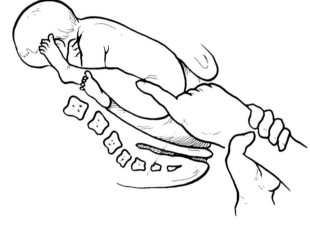

图2-8-2-4　如牵引困难，可另一只手协助用力

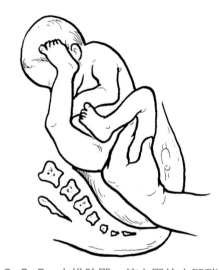

图2-8-2-5　上推胎臀，使上臀的大腿稍外展

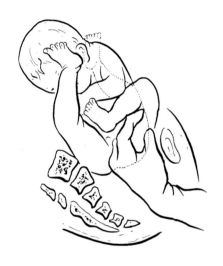

图2-8-2-6　使膝关节屈曲

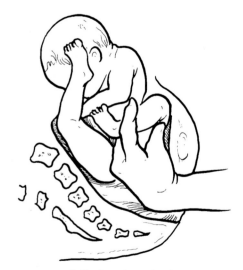

图2-8-2-7　夹住胎足向下牵引

第九章

剖宫产术

扫描此二维码，观看本书全部融合视频

第一节　经腹子宫下段剖宫产术

适应证

❶ 骨盆狭窄、软产道异常、头盆不称、横位、巨大胎儿、臀位等。

❷ 脐带脱垂、胎儿宫内窘迫等。

❸ 妊娠并发症、合并症等致产妇不能耐受阴道分娩。

❹ 前置胎盘、胎盘早剥、阴式分娩可能危及母儿生命者。

❺ 珍贵儿及社会因素。

禁忌证

❶ 死胎、畸胎一般应阴式分娩。

❷ 子宫下段无法充分暴露者（如既往有腹腔手术史，子宫下段粘连重；子宫下段形成不良；子宫极度前倾等）。

术前准备

❶ 纠正产妇全身情况，积极治疗妊娠并发症、合并症。

❷ 备皮。

❸ 备血。开通静脉通路。

❹ 留置尿管。

❺ 做好抢救新生儿准备。

麻醉

❶ 首选双阻滞麻醉。

❷ 情况紧急时可局麻。

❸ 特殊情况下可全麻。

手术步骤

ER2-9-1-1
子宫下段剖宫产术

❶ 体位：仰卧位。切口选择：常用下腹正中纵切口、中线旁切口和横切口（图2-9-1-1）。

❷ 切开腹壁进入腹腔（本次以横切口为例）：切开皮肤，于中线处切开脂肪层约5厘米，在中线两侧筋膜各切开一个小口，用钝头剪刀沿皮肤弧度向两侧剪开筋膜稍微超过皮肤长度，撕开脂肪层和筋膜层，术者和助手分别用鼠齿钳提起筋膜上切缘中线两侧，示指钝性向脐孔方向行筋膜下游分离两侧腹直肌，并剪开筋膜和腹白线的粘连；同法处理筋膜下缘中线两侧，将锥状肌从筋膜下游离。用Kelly钳沿中线分离两侧腹直肌，向两侧钝性拉开腹直肌，如有锥状肌阻挡，从中间剪开，钝性分离腹直肌，暴露腹膜外脂肪，钝性分离腹膜外脂肪，暴露腹膜。Kelly钳轻轻提起腹膜，用剪刀剪个小洞，再横向剪开1～2厘米，然后左右撕开腹膜。主刀和助手两手放入腹腔，提起腹壁和腹膜，向两侧牵拉扩大腹部切口到可以娩出胎儿大小。

❸ 检查子宫旋转程度、圆韧带及子宫下段形成情况并扶正子宫（图2-9-1-2）。

❹ 暴露子宫下段，放置腹壁拉钩及膀胱拉钩，充分暴露子宫下段，其上缘以膀胱子宫反折腹膜为标志（图2-9-1-3）。

❺ 切开子宫，保证切口居中。

（1）横切口：取膀胱子宫腹膜反折缘下2～3厘米横切口，弧形切开浆膜和肌层3～4厘米（图2-9-1-4），应用Kelly钳钝性打开胎膜，吸净羊水，缓慢向两侧弧形撕开子宫切口至10～12厘米左右（图2-9-1-5）。如有瘢痕，可在瘢痕上1～2厘米取横切口。

（2）纵切口：只有在下段充分扩张而其两侧有静脉曲张时用（图2-9-1-6），必要时向宫体部延长即下段－宫体纵切口（图2-9-1-7），具体操作同横切口，下段距膀胱游离缘2厘米。

（3）应急切口：横切口不够大，向两侧又不能延长时用，如"⊥""L""∪"形切口等（图2-9-1-8、图2-9-1-9和图2-9-1-10）。

❻ 娩出胎头：取下膀胱拉钩，术者右手进入宫腔，四指越过头顶到达胎头后方，将胎头托于手掌心，将胎头挽出盆腔，助手推压宫底，利用杠杆原理，将胎头娩出宫腔（图2-9-1-11）。

❼ 用手挤出或吸管吸出胎儿口鼻腔内液体（图2-9-1-12和图2-9-1-13）。

❽ 娩出胎体：按阴式分娩机转娩出胎肩及胎体，断脐交台下处理（图2-9-1-14）。

❾ 四把组织钳钳夹切口上下缘及左右角，宫体注射缩宫素（图2-9-1-15）。

❿ 娩出胎盘：待胎盘自行剥离后，牵拉脐带协助胎盘胎膜娩出完整（图2-9-1-16、图2-9-1-17和图2-9-1-18）。

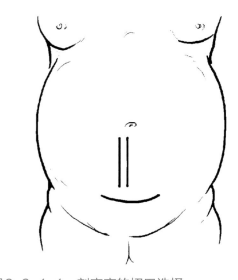

图2-9-1-1　剖宫产的切口选择

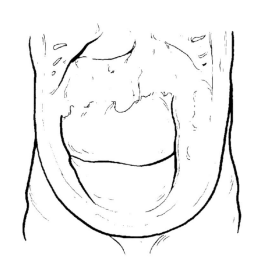

图2-9-1-2　探查子宫下段的形成情况

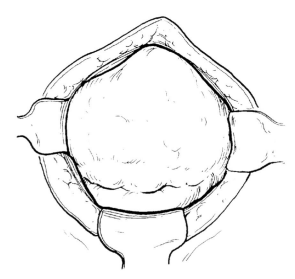

图2-9-1-3　暴露子宫下段

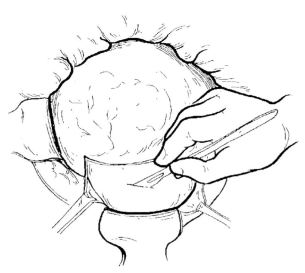

图2-9-1-4　切开子宫下段

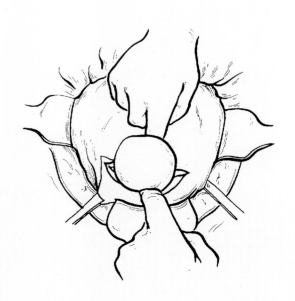

图2-9-1-5 撕开子宫切口

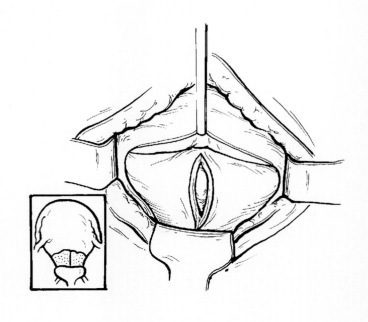

图2-9-1-6 子宫下段纵切口

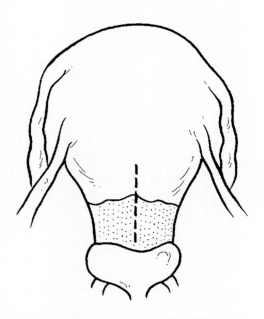

图2-9-1-7 子宫下段-宫体纵切口

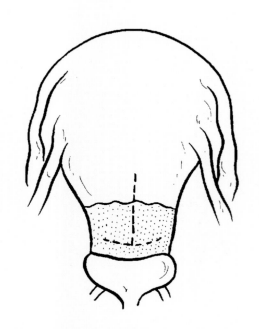

图2-9-1-8 "⊥"形切口

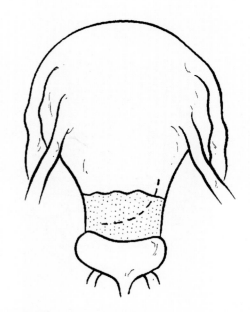

图2-9-1-9 "L"形切口

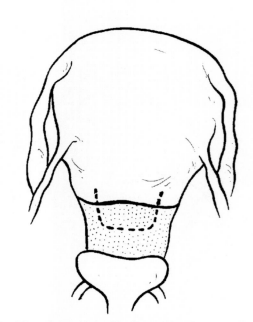

图2-9-1-10 "∪"形切口

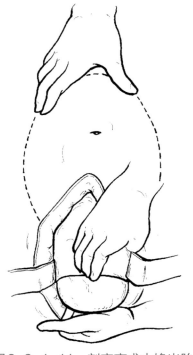

图2-9-1-11　剖宫产术中娩出胎头

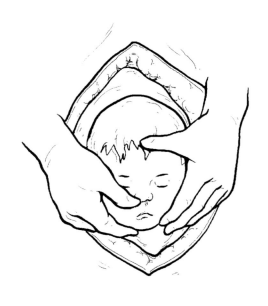

图2-9-1-12　用手挤出口鼻内液体

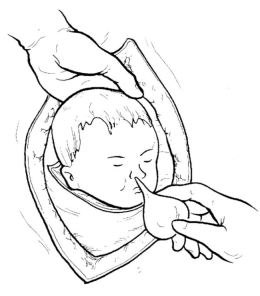

图2-9-1-13　吸出口鼻腔液体

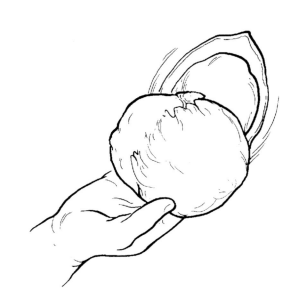

图2-9-1-14　娩出前肩

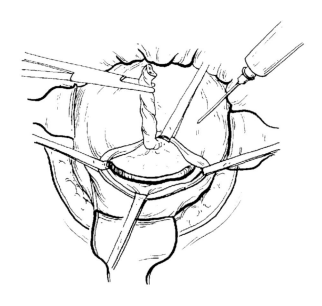

图2-9-1-15　注射催产素

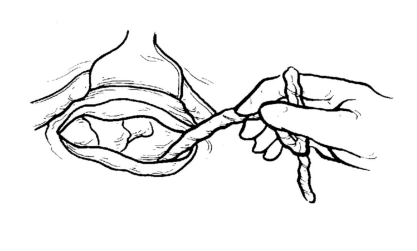

图2-9-1-16　牵拉脐带

⑪ 用干纱布擦拭宫腔（图2-9-1-19）。如蜕膜厚，先钳出蜕膜后，擦拭宫腔，后检查是否有胎膜残留。

⑫ 缝合子宫切口：用1号可吸收线连续缝合。分两层缝合，第一层为内2/3肌层或全层（图2-9-1-20），第二层为外1/3浆肌层（图2-9-1-21）。第一针在切口顶部外侧0.5～1厘米缝合，最后一针锁边缝合，也要超过角部0.5～1厘米。

⑬ 缝合腹壁切口：探查子宫、双附件，清理腹腔，清点器械纱布后逐层关腹。

术中特殊情况娩出胎儿方法

❶ 胎头高浮

取较高切口，娩头前先固定宫底，若仍不能娩出，用胎头吸引（图2-9-1-22），也可用产钳钳拉胎头。

❷ 胎头深嵌

（1）牵拉胎肩：一手示中指置于胎肩部向上牵拉，另手协同娩出胎头

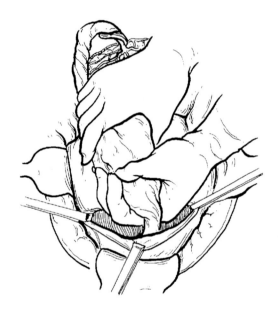

图2-9-1-17 旋转胎盘娩出胎膜

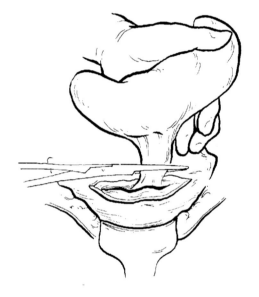

图2-9-1-18 器械协助娩出胎膜

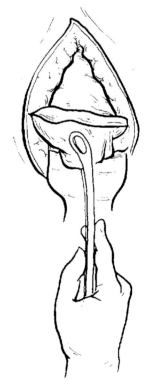

图2-9-1-19 擦拭宫腔

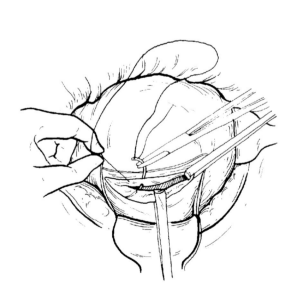

图2-9-1-20 缝合子宫肌层

（图2-9-1-23）。

（2）台下助手无菌条件下经阴道上推胎头（图2-9-1-24）。

（3）产钳娩头：一般用单叶产钳，术者左手持产钳，在右手掌引导下徐徐插入胎头前方（图2-9-1-25），杠杆作用将胎头撬出至子宫切口后娩出。

❸ 臀位

（1）单臀：术者右手插入胎臀前下方提拉胎臀或双手示指钩取胎儿腹股沟外牵胎臀（图2-9-1-26）。

（2）足先露：使胎膝、髋关节屈曲，娩出双足，再行臀牵引（图2-9-1-27）。

（3）混合臀位：牵引胎足按臀牵引娩出胎儿。

术中要点　　❶ 切开腹壁要充分估计腹壁厚度，以免一刀直入腹腔，甚至误入子宫，损伤胎儿。

❷ 防止损伤肠管、膀胱，尤其产程长者。

❸ 破膜后要吸净羊水，以免羊水栓塞。

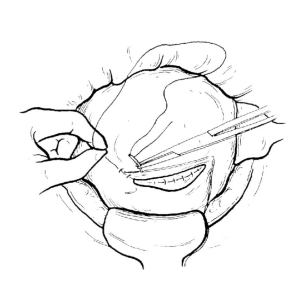

图2-9-1-21　缝合子宫浆肌层

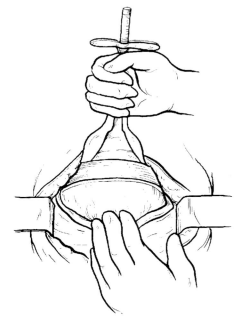

图2-9-1-22　胎头吸引器协助娩出胎头

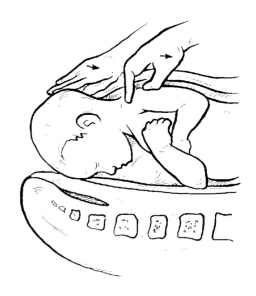

图2-9-1-23　牵拉胎肩协助娩出胎儿（动作一定轻柔）

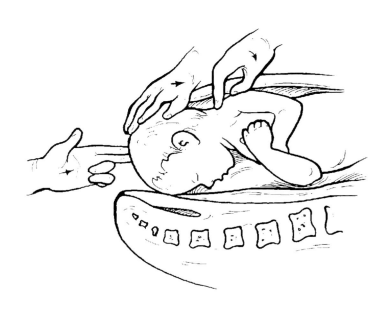

图2-9-1-24　经阴道上推胎头协助娩出胎头

271

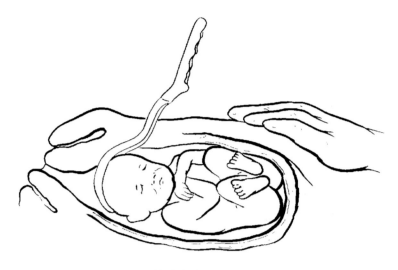

图2-9-1-25 单叶产钳协助娩出胎头

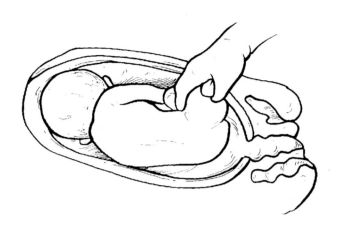

图2-9-1-26 钩取胎儿腹股沟外牵胎臀

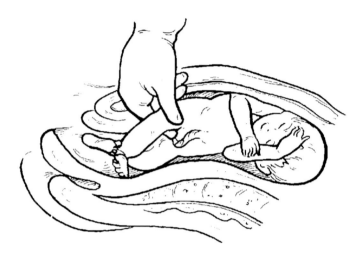

图2-9-1-27 牵引胎足娩出胎儿

❹ 缝合子宫下段横切口时辨清解剖关系，严防将宫颈后唇或宫体后壁与下段交界处皱襞误认为子宫切口缘而错误缝合，一旦发生后果十分严重。

术后处理

❶ 促进子宫收缩，应用宫缩剂。

❷ 预防感染。

❸ 适当补液。

❹ 留置尿管24小时。

❺ 血栓高危人群应用低分子肝素预防血栓。

第二节　古典式剖宫产术

适应证

❶ 子宫下段形成不良或粘连严重、子宫极度前倾无法暴露者。

❷ 前置胎盘、胎盘附着于子宫前壁避免打洞者。

❸ 子宫下段有肌瘤或被肿瘤侵蚀。

❹ 横位胎背向下者便于取胎。

禁忌证　　　　死胎及畸胎。

术前准备、　　同"经腹子宫下段剖宫产术"。
麻醉与体位

手术步骤　　❶ 切开腹壁：下腹正中纵切口11～13cm，切口位置一般比"经腹子宫下段剖宫产术"高，常需超过脐部。

❷ 探查腹腔：先扶正子宫，探查双附件，然后于腹壁与子宫壁之间填塞纱布排垫肠管（图2-9-2-1）。

❸ 切开子宫：于子宫前壁正中，先作一4～5cm纵向小切口深达胎膜前（图2-9-2-2），向上下扩口至长约10～12cm（图2-9-2-3）。

❹ 娩出胎儿：破膜吸净羊水，以臀牵引娩出胎儿（图2-9-2-4和图2-9-2-5）。

❺ 娩出胎盘、胎膜、清拭宫腔。

❻ 缝合子宫切口：1号可吸收线连续缝合3层，第一层肌层的内2/3（图2-9-2-6），第二层缝合肌层外2/3，进针、出针在第一层两针距之间（图2-9-2-7），第三层浆肌层（图2-9-2-8）。

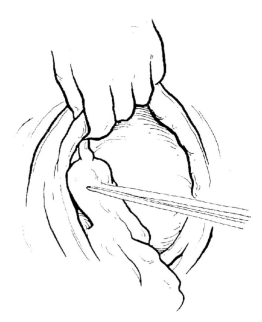

图2-9-2-1　腹壁与子宫壁之间填塞纱布

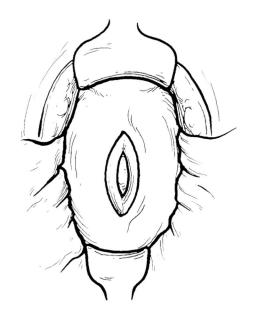

图2-9-2-2　子宫体正中切口

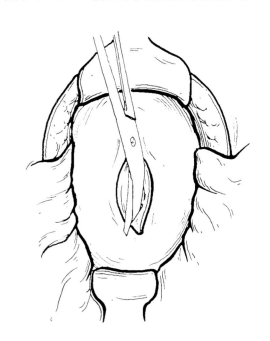

图2-9-2-3　扩大切口

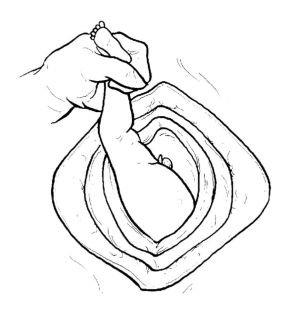

图2-9-2-4　臀牵引（骶左后）

273

术中要点 ❶ 扩大子宫切口用圆头或绷带剪刀，以防损伤胎儿。

❷ 子宫切口下段应与反折腹膜保持 1～2cm 以防损伤膀胱。

❸ 宫体肌壁厚，切开时注意两侧肌层等厚，缝合时由厚到薄，否则影响愈合。

术后处理 同"经腹子宫下段剖宫产术"。

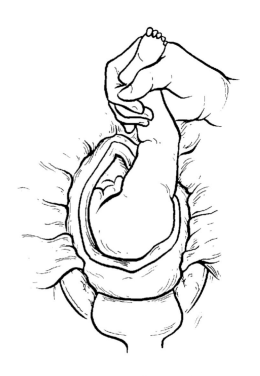

图 2-9-2-5 臀牵引（骶右后）

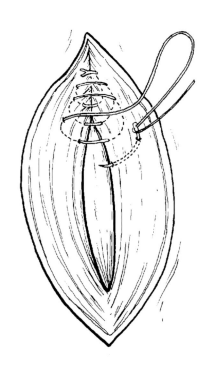

图 2-9-2-6 缝合肌层的内 2/3

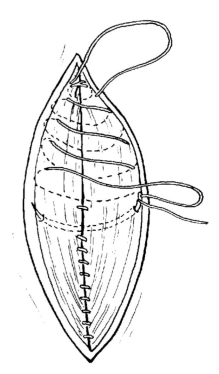

图 2-9-2-7 缝合肌层外 2/3

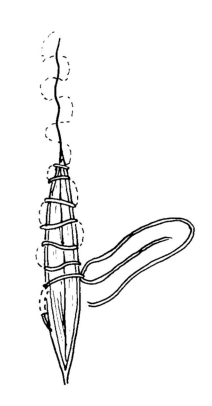

图 2-9-2-8 缝合浆肌层

腹膜外剖宫产

腹膜外剖宫产是将围绕膀胱的腹膜与膀胱分离，不进入腹腔，直接暴露子宫下段，在腹膜外完成子宫下段剖宫产。

适应证	❶ 同"经腹子宫下段剖宫产术"各项。
	❷ 有感染可能或已感染者，如胎膜早破，产程超过24小时等。
	❸ 合并阑尾炎。

禁忌证	❶ 同"经腹子宫下段剖宫产术"各项。
	❷ 曾有过子宫下段剖宫产史者。
	❸ 严重胎儿窘迫或妊娠合并症需迅速娩出胎儿及手术时间不宜过长者。
	❹ 前置胎盘、胎盘早剥者。
	❺ 先兆子宫破裂。
	❻ 需探查附件或腹腔。
	❼ 其他，如巨大胎儿、胎头深嵌、骨盆畸形等。

术前准备、麻醉与体位	同"经腹子宫下段剖宫产术"。

术前准备、
麻醉与体位

手术步骤　❶ 侧入法：从膀胱侧面分离暴露子宫下段，从左右两侧均可，但由于子宫多右旋，左侧膀胱侧窝易暴露，故多从左侧进入（图2-9-3-1）

（1）切开腹壁，进入腹膜外腔：同"经腹子宫下段剖宫产术"。

（2）暴露三角区：助手将左侧腹直肌向外侧拉开，术者向外下扒拉腹膜和膀胱，暴露膀胱左侧缘及其外侧的黄色脂肪堆（图2-9-3-2）。将脂肪堆向外侧推移，即可见其下的三角区。其上界为腹膜反折，内侧为膀胱侧缘，外侧为腹壁下动脉（图2-9-3-3）。

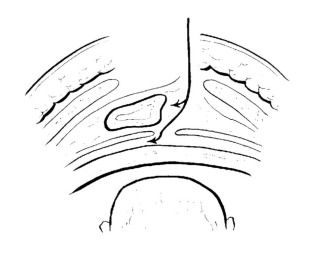

图2-9-3-1　暴露左侧膀胱侧窝

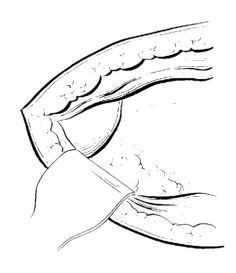

图2-9-3-2　露膀胱左侧缘及其外侧的黄色脂肪堆

（3）暴露子宫下段：三角区界线辨清后，于反折腹膜下1cm处，将宫颈前筋膜剪开（图2-9-3-4），先伸入两指扩大间隙（图2-9-3-5），再以两拇指或示、中指合并作钝性分离，将膀胱与反折腹膜间的组织（主要为腹横筋膜）分开（图2-9-3-6），如遇腹横筋膜质韧，则用锐性分离（图2-9-3-7），如此钝、锐性结合直至充分暴露子宫下段（图2-9-3-8）。

（4）切开子宫，娩出胎儿，缝合子宫切口，方法同"经腹子宫下段剖宫产术"。最后膀胱复位。

❷ 顶入法是从膀胱前面及顶部游离并下推膀胱，以暴露子宫下段（图2-9-3-9）。

（1）切开腹壁，进入腹膜外腔：同侧入法。

（2）切开膀胱筋膜，游离膀胱：提起膀胱前筋膜，用剪刀剪一小口或用弯血管钳分离（图2-9-3-10），术者助手配合，双手向两侧撕拉作钝性分离，视筋膜厚度，一般剪开2～4层即可暴露膀胱轮廓（图2-9-3-11）。仔细摸清膀胱界线。一般在膀胱顶上有片状脂肪覆盖着腹膜，稍加分离后可见腹膜，膀胱覆在其上（图2-9-3-12和图2-9-3-13）。由此开始术者

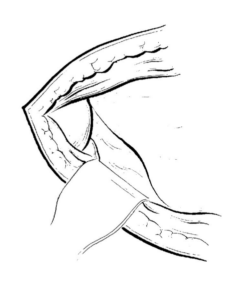

图2-9-3-3　暴露三角区

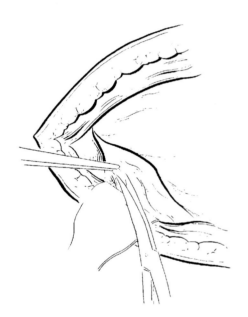

图2-9-3-4　剪开宫颈前筋膜

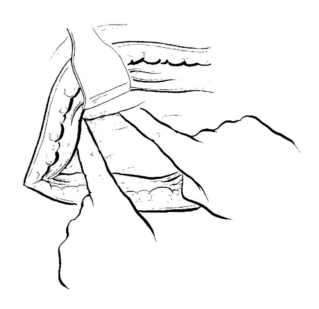

图2-9-3-5　扩大宫颈前筋膜间隙

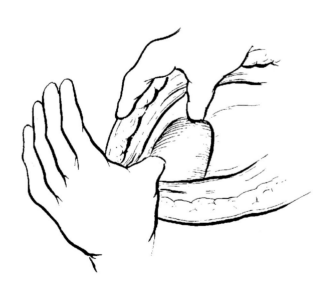

图2-9-3-6　钝性分离膀胱与反折腹膜间的组织

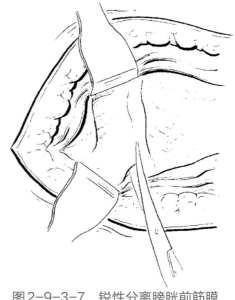

图2-9-3-7　锐性分离膀胱前筋膜

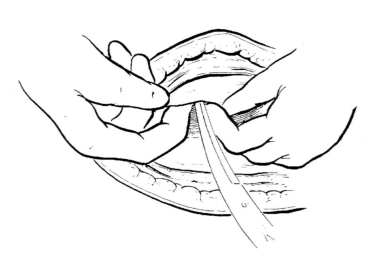

图2-9-3-8　分离至充分暴露子宫下段

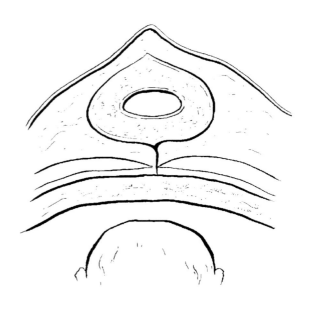

图2-9-3-9　顶入法

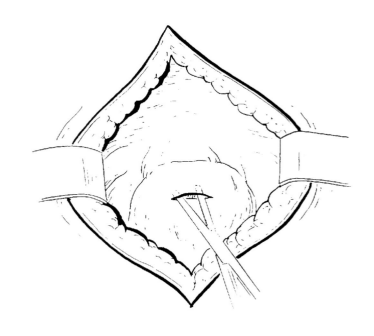

图2-9-3-10　剪开膀胱前筋膜

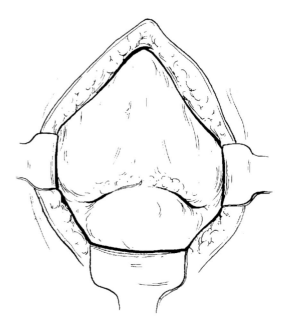

图2-9-3-11　分离筋膜暴露膀胱

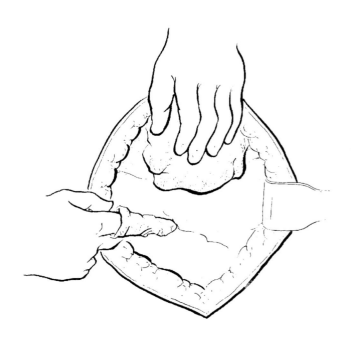

图2-9-3-12　分离膀胱顶上脂肪

与助手配合向上提拉腹膜，向下推拉膀胱（图2-9-3-14），将膀胱推至膀胱后反折腹膜下，直至暴露反折腹膜（图2-9-3-15）。若脐中韧带及脐旁韧带有碍手术操作，予以钳夹、切断、结扎（图2-9-3-16）。

（3）暴露子宫下段：于反折腹膜缘下2cm处，提起子宫前筋膜并剪开（图2-9-3-17），向两侧扩大约10cm，以示指、中指伸入筋膜下，向下钝性分离（图2-9-3-18），膀胱可自行坠入耻骨后间隙，子宫下段暴露出来（图2-9-3-19）。

（4）余下操作同侧入法"腹膜外剖宫产术"。

❸ 膀胱顶-侧入联合法是将顶入和侧入联合操作，即从膀胱顶游离一侧膀胱，然后结合侧入法暴露子宫下段（图2-9-3-20）。

术中特殊处理如下：

（1）从顶入法开始，下推膀胱，侧重左侧（图2-9-3-21）。

（2）转入侧入法后因膀胱已下推，剪开宫颈前筋膜后，钝性撕拉即可暴露子宫下段（图2-9-3-22）。

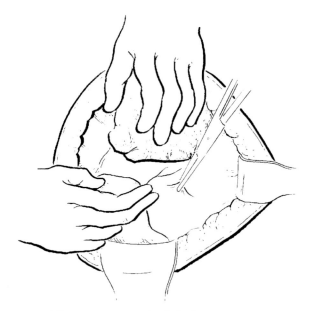

图2-9-3-13　暴露腹膜

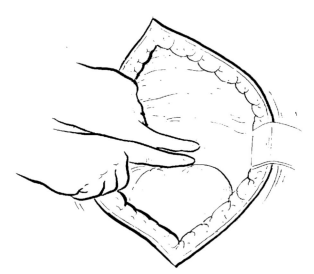

图2-9-3-14　分离膀胱腹膜间隙

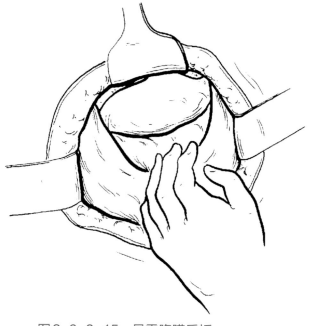

图2-9-3-15　暴露腹膜反折

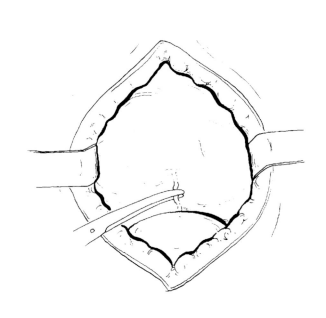

图2-9-3-16　切断脐中韧带及脐旁韧带

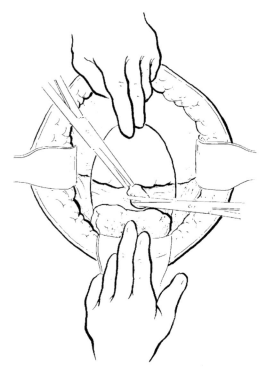

图 2-9-3-17　剪开子宫前筋膜

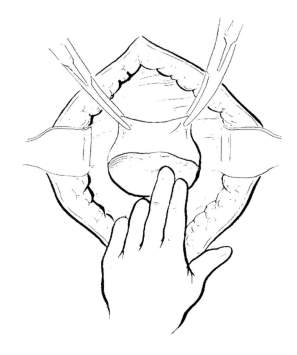

图 2-9-3-18　钝性分离子宫前筋膜

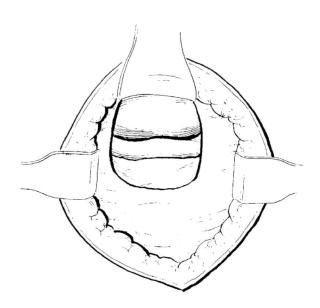

图 2-9-3-19　暴露子宫下段

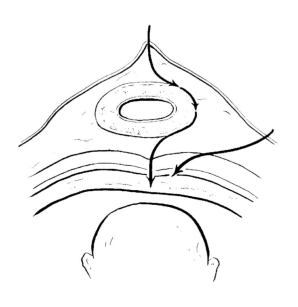

图 2-9-3-20　膀胱顶-侧入联合法

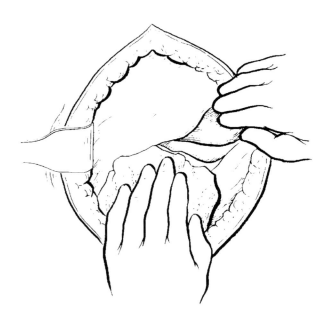

图 2-9-3-21　应用顶入法下推膀胱

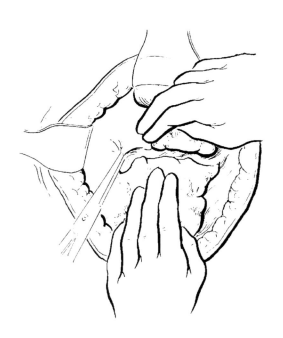

图 2-9-3-22　剪开宫颈前筋膜

279

术中要点	❶	侧入法时下推脂肪堆找三角区困难时，应从脂肪堆中间细致分开脂肪，找出腹膜反折边界后再往下操作。若仍很难找到三角区，最好改开腹手术。
	❷	剥离膀胱与腹膜反折困难时可钝锐性相配合进行，或早期切开子宫颈筋膜。
	❸	顶入式时下推膀胱前，一定分清膀胱界线，切勿"膀胱上推膀胱"。
	❹	寻找三角区时，避免过多地向骨盆侧分离。若有出血，在解剖清楚下结扎血管。若渗血，不要盲目钳夹，可用纱布压迫止血。
术后处理		同"经腹子宫下段剖宫产术"。

第十章

子宫破裂修补术

扫 描 此 二 维
码，观看本书
全部融合视频

适应证	❶ 子宫破裂时间＜24小时。
	❷ 无子宫感染征象者。
	❸ 年轻要求生育者。
	❹ 子宫破口有修补可能者。
禁忌证	❶ 已有感染，子宫保留可能有后患者。
	❷ 子宫破口不整齐，修补后愈合困难者。
术前准备	❶ 一旦确诊为子宫破裂，尽量减少不必要的检查，减少搬动，力争尽快手术。
	❷ 迅速建立静脉通道，备血，输液。
麻醉	以全身麻醉为宜，紧急时可局麻。
体位	仰卧位。
手术步骤	❶ 取下腹纵切口，取出胎儿、胎盘，破裂口止血（图2-10-0-1）。
	❷ 缝合子宫裂口：提起子宫，暴露破裂口，查清裂口部位、大小、形状及是否累及其他器官。根据裂口情况按宫体和子宫下段不同部位同"剖宫产术"予以缝合。如裂口不齐，可适当先进行修剪（图2-10-0-2）。如瘢痕破裂，应先切除瘢痕。
术中要点	❶ 子宫破裂，胎儿尚有一部分在宫腔内时，在娩出胎儿时要避免撕裂破口。必要时在子宫血管较少的部位延长切口。
	❷ 严重的子宫破裂，要仔细检查有无膀胱及输尿管损伤。
	❸ 在缝合、修补子宫下段、子宫侧面破口时，要注意避免误伤膀胱及输尿管。
术后处理	同"剖宫产术"。

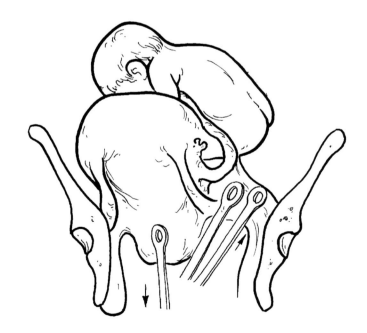

图2-10-0-1　钳夹破裂口止血

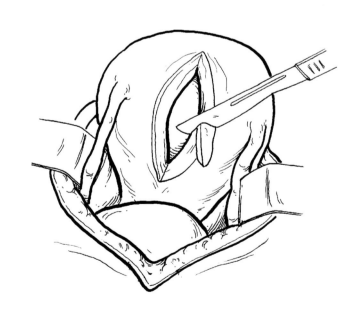

图2-10-0-2　修剪破裂口

第十一章
转胎位术

第一节

外倒转术

第二节

内倒转术

第三节

手转胎头术

扫描此二维码，观看本书全部融合视频

第一节　外倒转术

外倒转术是用手法由腹部将不利于分娩的胎位转为头位。

适应证	32~38周单胎臀位或横位，经改变体势或其他方法纠正无效者。
禁忌证	❶ 头盆不称、前置胎盘、胎膜早破、临产。
	❷ 母亲有妊娠合并症和并发症如心脏病、糖尿病、慢性肾炎及出血倾向等。
	❸ 已知有胎儿宫内窘迫、子宫出血、胎儿宫内发育迟缓等。
	❹ 有羊水过多、羊水过少、子宫畸形等剖宫产指征。
	❺ 瘢痕子宫、前壁胎盘慎用。
术前准备	❶ 全面检查和讨论以除外手术禁忌。
	❷ 确定孕周，术前交代，患者充分知情同意。
	❸ 超声了解臀位分类、方位、胎盘位置、胎儿情况及羊水量。
	❹ 无应激试验为有反应型。
	❺ 排空膀胱，禁食水，开通静脉通路。
	❻ 术前应用宫缩抑制剂。
麻醉	不需。
体位	仰卧位，臀位垫高、双腿屈曲略外展，暴露整个腹部。
手术步骤	❶ 术者站于孕妇右侧，用四步触诊法复查宫高、胎头位置、臀位类型、先露高低、听胎心。骶后位者嘱孕妇向胎儿背部方向侧卧位20分钟，使胎儿自动转为骶横位或骶前位。
	❷ 托起胎臀：术者两手伸直，掌面相对，朝骨盆入口方向以指关节或腕关节的力量托起胎臀（图2-11-1-1）。如胎臀位置较低，上述方法不能托起，可由助手在消毒外阴后，以示中指抵阴道穹隆向上顶起先露部，和术者上下配合托起胎臀（图2-11-1-2）。
	❸ 倒转胎儿：术者一手首先按压胎头枕部，使胎头沿胎儿腹侧向骨盆入口下推，固定胎臀之手将臀部向宫底方向推移（图2-11-1-3）。两个动作交替进行，倒转过程中，应经常用一手固定上一步骤的结果，另一手进行下一动作。当儿头被推至髂窝后应暂停操作，检查胎心，无异常则继续下推胎头完成手术（图2-11-1-4）。当上述前滚翻法未成功时，可改用相反的后滚翻法。
	❹ 固定胎头　完成倒转术后，听胎心，如果正常，扶正胎位（图2-11-1-5），与助手一起用腹部固定带（图2-11-1-6）加以腹部固定（图2-11-1-7）。
术中要点	❶ 手术操作过程中不可用暴力，尤其不可在子宫壁一点上用力，以免发生胎盘早剥。
	❷ 手术操作中，两手要密切配合，手法要轻柔，如遇异常情况需随时听胎心。
术后处理	❶ 术后应平卧休息，胎心监护2小时，待无异常方可活动。
	❷ 每一周复诊一次直至胎头固定。一般胎头半固定即可解除腹部固定带。

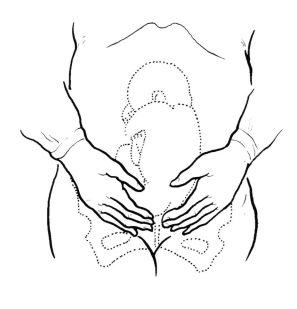

图 2-11-1-1　托起胎臀

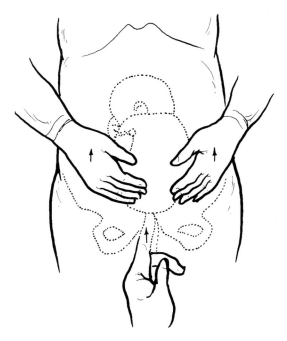

图 2-11-1-2　助手协助上推胎臀

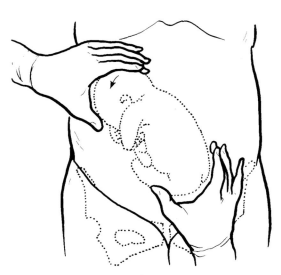

图 2-11-1-3　前翻滚法（1）

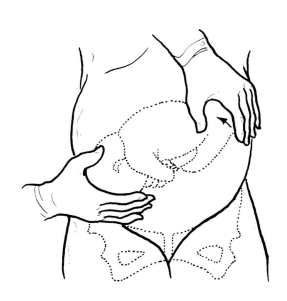

图 2-11-1-4　前翻滚法（2）

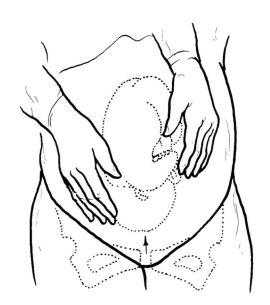

图 2-11-1-5　扶正胎位

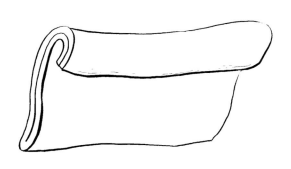

图 2-11-1-6　腹部固定带

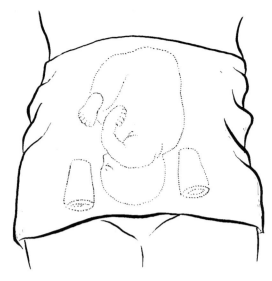

图2-11-1-7　固定胎儿

第二节　内倒转术

用手伸入宫腔牵引胎足，将横位、斜位或头位胎儿转成足先露的一种转胎位术。

适应证
❶ 横位或斜位活胎，宫口已开全，无头盆不称，估计胎儿可经阴道分娩，出现胎儿窘迫，脐带脱垂等，无紧急剖宫产条件者。

❷ 双胎第一胎已娩出，第二胎为横位或斜位，出现胎儿宫内窘迫，脐带脱垂等，来不及剖宫产者。

❸ 胎儿并发严重致死性畸形或严重头颅或中枢神经系统畸形，或胎儿已死亡，宫口接近开全或开全，胎儿横位或斜位者。

禁忌证
❶ 估计头盆不称，不能经阴道分娩的活胎。

❷ 瘢痕子宫、先兆子宫破裂或忽略性横位。

❸ 胎膜已破，宫腔内羊水不多，无回旋余地。

❹ 下生殖道梗阻，如宫颈肌瘤、阴道横隔、双子宫等。

术前准备
❶ 检查宫口已开全或近开全，一手能完全伸入宫腔，了解胎先露和胎方位情况。

❷ 排空膀胱，常规消毒铺巾。

❸ 配血，开通静脉通路，测血压，听胎心，做好新生儿的抢救和紧急剖宫产准备。

麻醉
乙醚吸麻醉，若无条件则肌内注射哌替啶100mg及阿托品1mg。

体位
膀胱截石位。

手术步骤
横位、斜位内倒转术

❶ 手伸内宫腔：术者一手伸入宫腔（胎头在产妇右侧伸右手，在左侧伸左手）。手指伸入宫腔前，涂以润滑剂并捏在一起（图2-11-2-1），伸入阴

道后，再自胎儿腹侧慢慢伸入宫腔。达宫腔后，先查清胎头与胎臀的所在部位，然后沿胎臀移行到下肢捉取胎足。此时应注意鉴别胎头与胎足：手指长能屈曲，足趾短活动范围小；手指尖端连线呈弯形，足趾尖端连线呈斜线形，此外，足有跟（图2-11-2-2、图2-11-2-3）。

❷ 捉取胎足：原则——第一，最好捉取双足，不成功时取单足；第二，横位时如胎背向前取下足（图2-11-2-4）；第三，胎背向后取上足（图2-11-2-5）；胎背向上取前足（图2-11-2-6）；胎背向下取后足（图2-11-2-7）。如果在操作中既不能捉取双足，又不能按上述胎背方向的原则选取单足时，只要能捉取任何一足均可。但在向下牵引过程中，必须随时注意，使胎儿成骶前位。否则，如将胎背转向后方时，另一下肢有可能阻挡在耻骨联合上方（图2-11-2-8），会造成牵引困难。

❸ 倒转胎儿：用一手握住胎足，慢慢向下牵引（图2-11-2-9），同时另一手在腹部协助，先向下压送胎臀，再上推胎头（图2-11-2-10），内外相互配合，最后将胎儿转变成纵产式，完成内倒转术（2-11-2-11）。

术中要点

❶ 宫腔内操作必须稳、准、轻柔，不可用暴力。

❷ 在向下牵引胎足之前，必须与胎手鉴别清楚。

❸ 横位并发上肢脱出的内倒转术成功后，当向下牵引胎足及下肢时，对已脱出的上肢，不必勉强向下牵引，以免影响胎儿转成臀位。

❹ 横位、斜位内倒转时，必须随时注意将胎背转向前，使成骶前位。

术后处理

❶ 继续按臀位完全牵引术牵出胎儿。

❷ 胎盘娩出后，检查软产道有无损伤。

❸ 术后用抗生素及缩宫素。

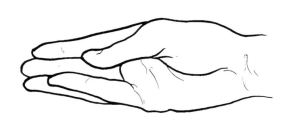

图2-11-2-1　手指捏在一起进入宫腔

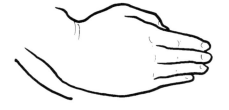

图2-11-2-2　胎儿手的形状

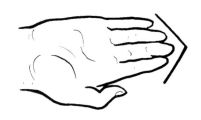

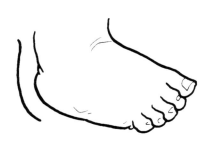

图2-11-2-3　胎儿脚的形状

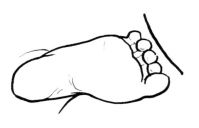

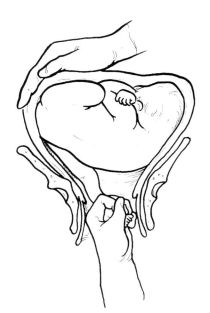

图2-11-2-4　胎背向前取下足

287

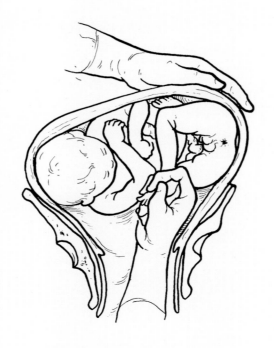

图2-11-2-5 胎背向后取上足

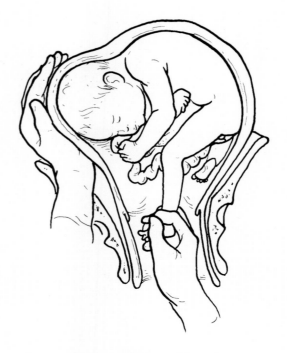

图2-11-2-6 胎背向上取前足

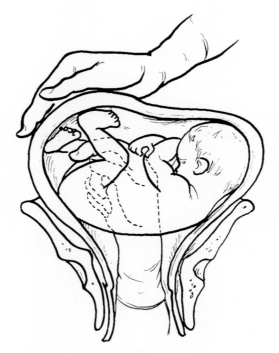

图2-11-2-7 胎背向下取后足

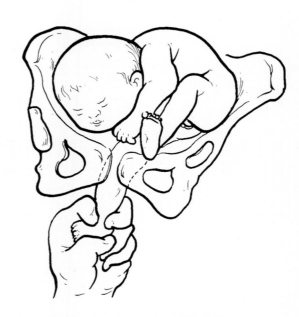

图2-11-2-8 下肢阻挡引起牵引困难

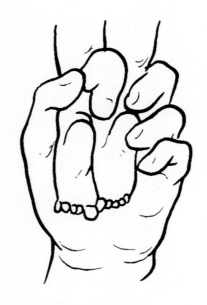

图2-11-2-9 牵引双足

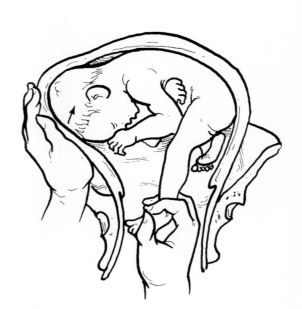

图2-11-2-10 上推胎头

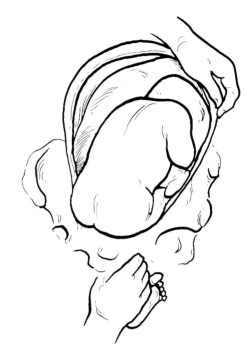

图2-11-2-11　完成内倒转

第三节　手转胎头术

以徒手纠正胎方位，为处理头位异常的常用手术。

适应证	❶ 宫口近开全或开全，经处理仍为枕后位或枕横位，除外骨盆狭窄，明显头盆不称者。
	❷ 产妇合并心脏病如子痫前期重度等，需缩短第二产程，需行产钳或胎头吸引而胎方位为枕后位或枕横位者。
禁忌证	❶ 合并心脏病，心功能Ⅲ、Ⅳ级。
	❷ 前置胎盘、胎盘早剥者。
	❸ 子宫病理性收缩环或子宫先兆破裂者。
	❹ 重度胎儿窘迫者。
术前准备	❶ 监测胎心。
	❷ 消毒外阴、导尿。
麻醉	不需。
体位	膀胱截石位。
手术步骤	❶ 检查胎方位有两种方法

（1）触摸胎头骨缝法：右手伸入阴道，用示指及中指触摸骨缝及囟门，如骨缝呈十字形者为大囟门，呈人字形者为小囟门（图2-11-3-1）。

（2）如胎头水肿，颅缝重叠时则骨缝不易查清，此时可用触摸胎耳法：向胎头两侧高位触摸胎耳轮廓，用手在耳部前后摆动，耳郭边缘所在方向，即枕骨所在侧（图2-11-3-2）。

❷ 旋转胎头

（1）徒手旋转：右手握住胎头两侧，虎口对向枕骨方向（图2-11-3-3）。无论枕横位还是枕后位，均选择胎头枕骨到耻骨联合下最小旋转角度为方向，在宫缩时缓缓旋转胎头，宫缩间歇期，手仍要固定以防胎头回旋（图2-11-3-4），同时左手或助手在腹壁外扶持胎肩，胎背旋转（图2-11-3-5）。

（2）手指旋转：对于左枕横位，右手的示指和中指指尖放置在顶骨上端的边缘（沿着并靠近"人"字缝与后囟相交处），在宫缩时顺着逆时针向下的力旋转胎头，将胎头转至正枕前或左枕前位（图2-11-3-6），宫缩间歇期手仍然需固定住胎头，防止胎头向枕横位旋转。对于右枕横位，应用左手向相反方向旋转。

❸ 固定胎头

经几次宫缩转位成功后，应加强宫缩，促进胎头下降以固定，即完成手转胎头术。

术中要点　　❶ 旋转前要确定胎方位。

❷ 在宫缩时旋转胎头，宫缩间歇期要固定胎头。

❸ 有胎心率异常时，必须先纠正后再转头。

❹ 手转胎头失败两次以上，则停止操作，改用剖宫产或枕后位产钳助产，一般不宜用胎头吸引器再进行旋转。

❺ 手法一定要轻柔，舒缓有力，减少损伤。

术后处理　　❶ 新生儿娩出后立即肌内注射维生素 K_1 10mg。

❷ 如有胎儿宫内窘迫，妊娠合并心脏病等需缩短第二产程者，需立即予以产钳或胎吸术助产。

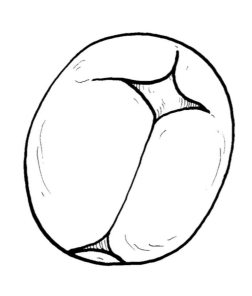

图2-11-3-1　胎儿颅骨骨缝

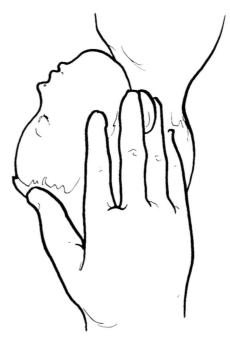

图2-11-3-2　触摸耳郭法判断胎位

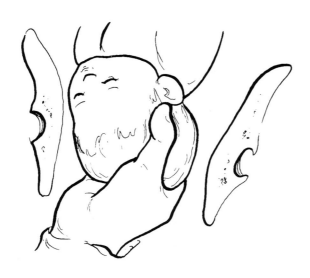

图2-11-3-3　徒手旋转时手的位置

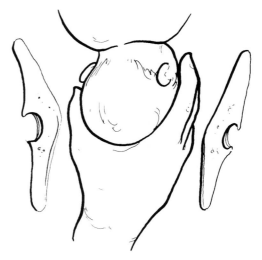

图2-11-3-4　旋转成功后仍需固定，防止回旋

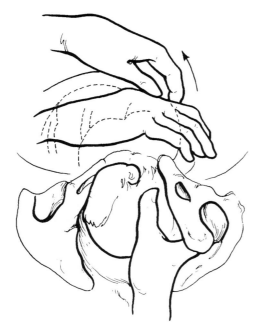

图2-11-3-5　胎背旋转

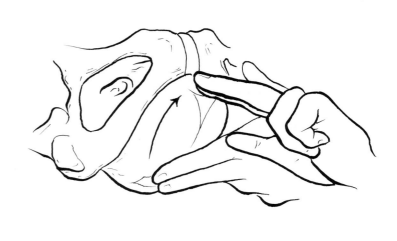

图2-11-3-6　手指旋转法

第十二章
毁胎术

扫描此二维
码，观看本书
全部融合视频

第一节　　穿颅术

适应证　　❶ 胎儿脑积水。

❷ 各种死胎，经阴道分娩困难或需缩短产程。

❸ 臀位分娩、内倒转后、胎儿死亡后出头困难者。

❹ 各种严重胎儿畸形。

禁忌证　　❶ 骨盆入口前后径＜5.5cm，虽经穿颅亦不能从阴道分娩者。

❷ 有先兆子宫破裂征象者。

术前准备　　❶ 准备好穿颅器械。

❷ 做好阴道检查确定宫口开全或近开全。

❸ 消毒、导尿。

麻醉　　一般不需麻醉，必要时全麻。

体位　　膀胱截石位。

手术步骤　　❶ 常规消毒，铺巾，导尿。

❷ 阴道检查：确定胎头囟门及矢状缝的位置，先露部高低等情况，胎膜未破者先破膜。

❸ 固定胎头：助手可于耻骨联合向下推，压胎头并固定。

❹ 剪开头皮：置单叶宽阴道拉钩，一手持宫颈钳或长组织钳钳夹头皮下拉固定胎头，另一手持长柄剪刀剪开头皮2～3cm（图2-12-1-1）。

❺ 穿刺胎头：左手指引下，右手持闭合穿颅器在头皮切口内刺入囟门或颅缝（图2-12-1-2）。若为其他异常先露，则穿刺部位不同：面先露额后位时自眼眶刺入（图2-12-1-3）、颏位时自口腔上颚刺入（图2-12-1-4）、臀位后出头自枕骨大孔刺入（图2-12-1-5）。

❻ 扩大穿孔：穿颅器尖端进入颅腔后松开钳扣，张开穿颅器，反复旋转开闭以扩大穿孔（图2-12-1-6）。

❼ 破坏和排出脑组织：随着穿颅器转动，脑组织可自切口流出，也可用负

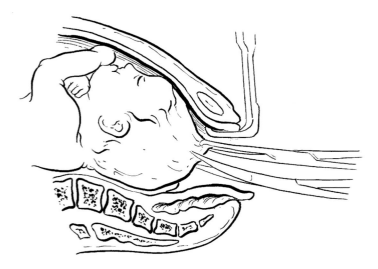

图2-12-1-1　剪开头皮

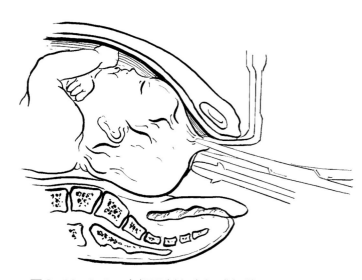

图2-12-1-2　穿颅器刺入囟门或颅缝

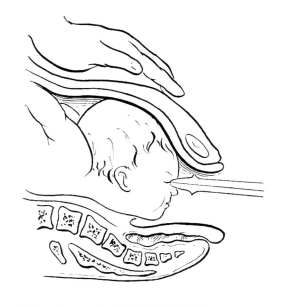

图2-12-1-3　穿颅器刺入眼眶

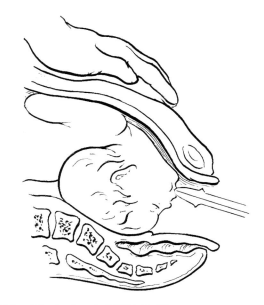

图2-12-1-4　穿颅器刺入腭

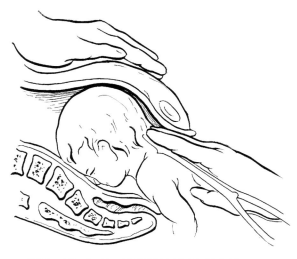

图2-12-1-5　穿颅器刺入枕骨大孔

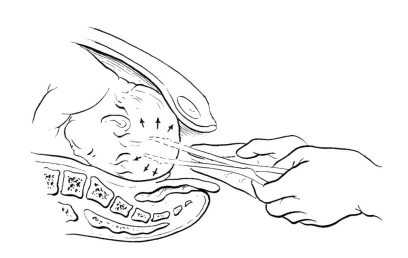

图2-12-1-6　穿颅器扩大穿孔

压吸引器吸出毁碎的脑组织（图2-12-1-7）。此时胎头已缩小。

❽ 碎颅：右手手持碎颅器内叶在左手指引下从穿颅孔达颅底，钳匙凸面朝向面部（图2-12-1-8），由助手固定。再将外叶置于胎儿颜面部与阴道壁之间，凹面向胎儿面部（图2-12-1-9）。

❾ 牵引：再次阴道检查无宫颈及阴道壁夹入碎颅器内，将碎颅器两叶扣合，拧紧螺旋（图2-12-1-10），按低位产钳术向下牵引娩出胎儿（图2-12-1-11）。

术中要点	❶ 置器械时必须避免软组织损伤。
	❷ 碎颅器必须在颅底，避免滑脱。
	❸ 如无穿颅器，可用长剪刀代替，再用数把有齿钳钳夹颅骨牵引。
	❹ 术后必须检查软产道有无裂伤。
术后处理	❶ 应用宫缩剂促进宫缩。
	❷ 给予抗生素预防感染。
	❸ 退奶。

295

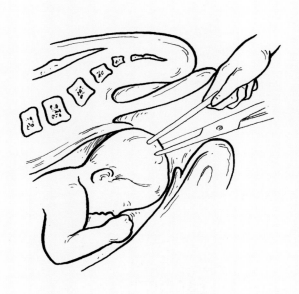

图2-12-1-7 负压吸引器吸出脑组织

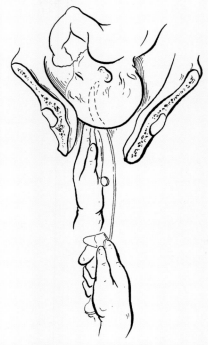

图2-12-1-8 上碎颅器内叶

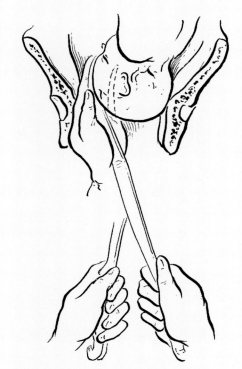

图2-12-1-9 上碎颅器外叶

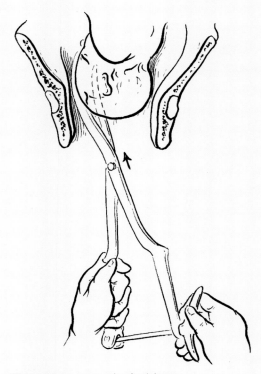

图2-12-1-10 扣合碎颅器

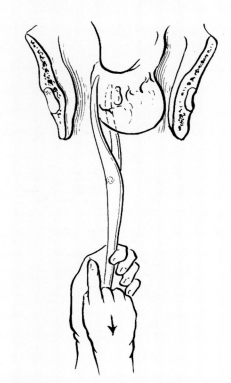

图2-12-1-11 牵引娩出胎儿

第二节　断头术

适应证　❶ 横位死胎、宫口开全、无先兆子宫破裂者。

❷ 双头畸形。

❸ 双胎双头绞索，第一胎已死。

禁忌证　❶ 横位活胎。

❷ 有先兆子宫破裂征象。

术前准备　❶ 备好断头器具。

❷ 阴道检查确定宫口开全或近开全。

❸ 导尿、消毒外阴。

麻醉　一般不需麻醉，忽略性横位或宫缩强时可全麻。

体位　膀胱截石位。

手术步骤　❶ 断头

（1）线锯断头法：

1）纱布条系住胎儿脱出的腕部，由助手将其拉向臀侧，充分暴露胎颈（图2-12-2-1）。

2）置线锯：线锯一端缚以纱布球，术者手掌向上（胎头在右侧用左手，在左侧用右手），用示、中指夹住（图2-12-2-2），沿阴道后壁送入宫腔，直达胎颈后方。再向上推送，绕过胎颈，使纱布球达胎颈前方（图2-12-2-3）。用另一只手或借助长弯钳将纱布球自胎颈前面拉出（图2-12-2-4）。随术者方便，也可由胎颈前面送入，后面拉出（图2-12-2-5）。

3）仔细检查线锯位置，证实放置准确，于线锯两端套塑料管，装线锯拉柄，以防损伤阴道壁（图2-12-2-6）。

4）断头：线锯两端前后交叉、拉紧、来回拉动，锯断胎颈（图2-12-2-7）。一般不锯断胎颈下面皮肤，便于以后牵出胎头。

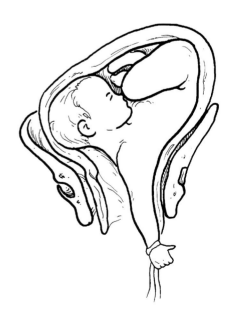

图2-12-2-1　拉住胎儿腕部，暴露胎儿颈部

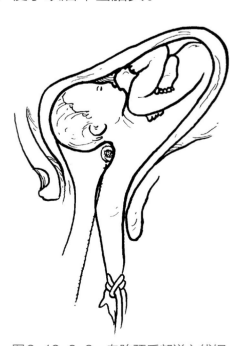

图2-12-2-2　自胎颈后部送入线锯一端

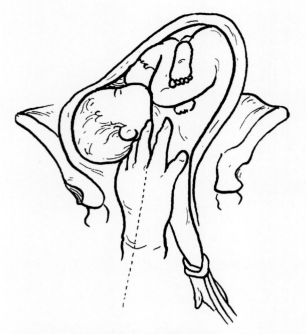

图 2-12-2-3 将线锯送到胎颈前部

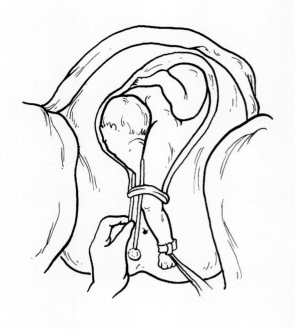

图 2-12-2-4 自胎颈前部拉出线锯

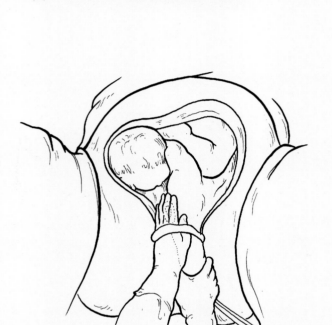

图 2-12-2-5 自胎颈前部送入线锯一端

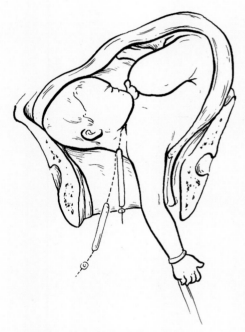

图 2-12-2-6 检查线锯位置

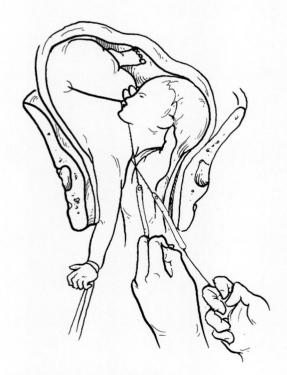

图 2-12-2-7 拉动线锯

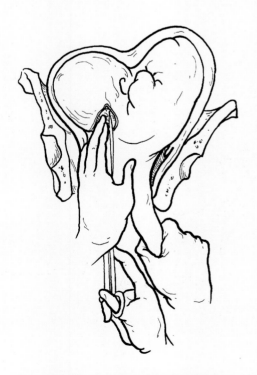

图 2-12-2-8 剪开胎儿颈部的皮肤

（2）长剪刀断头法：

1）牵出胎儿上肢同线锯法。

2）术者左手伸入宫腔钩住胎颈，右手持长剪刀在左手保护下剪开胎颈下面的皮肤（图2-12-2-8）。再逐步剪断肌肉和颈椎。

（3）钩断法：

1）助手同线锯法牵拉脱出的上肢。

2）同长剪刀断头法剪开皮肤及肌肉。

3）在左手保护下，先用长弯钳围绕颈椎前方分离椎旁组织（图2-12-2-9），然后将断头钩顺椎体送入，将其钩住（图2-12-2-10）。

在左手保护下，下牵断头钩并辅以左右旋转，使颈椎脱节（图2-12-2-11），再用长剪刀剪断剩下的未离断组织。

❷ 牵出胎体　用手护盖胎颈断端，右手牵拉已脱出之手臂，娩出胎体。

❸ 牵出胎头　右手伸入宫腔，中指放出胎儿口内，使颜面向下，按分娩机转牵引胎头（图2-12-2-12）。

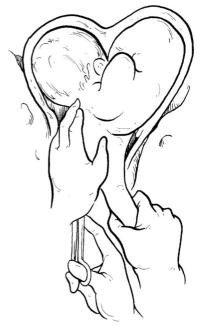

图2-12-2-9　分离椎旁组织

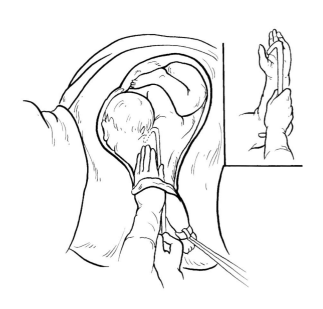

图2-12-2-10　断头钩钩住颈椎

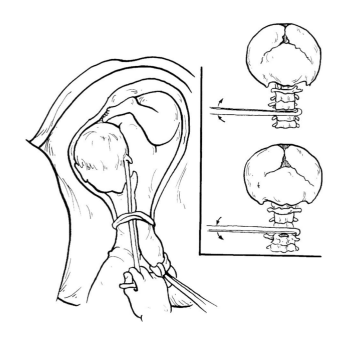

图2-12-2-11　旋转断头钩，使颈椎脱节

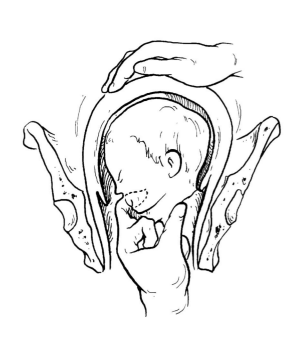

图2-12-2-12　娩出胎头

术中要点	❶ 放器械时用手保护，避免软组织损伤。
	❷ 拉线锯时保护好周围组织。
	❸ 术后必须探查宫腔，检查软产道有无损伤。
术后处理	同"穿颅术"。

第三节　除脏术

适应证	❶ 忽略性横位，胎儿死亡，胎颈位置较高，胸、腹部深嵌于盆腔，甚至挤入阴道内，不易行断头术者。
	❷ 胎儿胸或腹腔畸形或有肿瘤等阻碍分娩者。
	❸ 联体胎儿畸形。
禁忌证	❶ 骨盆明显狭窄或畸形。
	❷ 有先兆子宫破裂征象者。
术前准备、麻醉与体位	同"断头术"。
手术步骤	❶ 剪开胸腔　由助手向头侧牵引已脱出的上肢，暴露胎儿腋下部（图2-12-3-1），术者右手持剪刀，在左手指引下入宫腔剪开腋下皮肤、肋间肌肉，必要时剪断1～2根肋骨（图2-12-3-2）。
	❷ 剜出内脏　用胎盘钳或卵圆钳从切口入胸腔夹出胸腔器官，再穿透膈肌入腹腔，夹出腹腔器官（图2-12-3-3）
	❸ 牵出胎儿　用手自腋下切口钩住腹部向下牵拉，使处于低位的下肢脱出，按臀牵引娩出胎儿（图2-12-3-4）。
术中要点	❶ 注意避免软组织损伤。
	❷ 必须准确找到腋下部。
术后处理	同"断头术"。

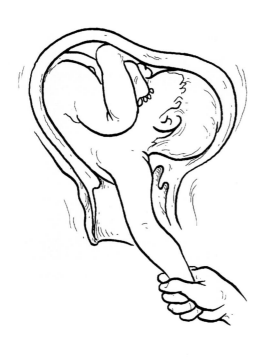

图2-12-3-1 暴露胎儿腋下部

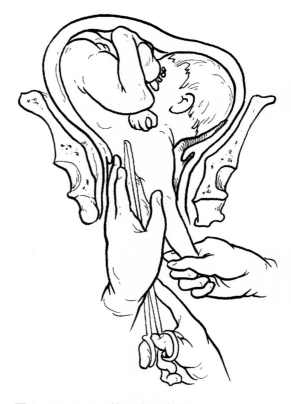

图2-12-3-2 剪开腋下皮肤

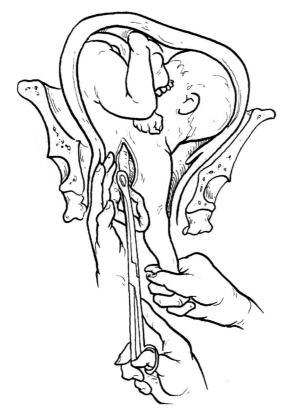

图2-12-3-3 剜出内脏

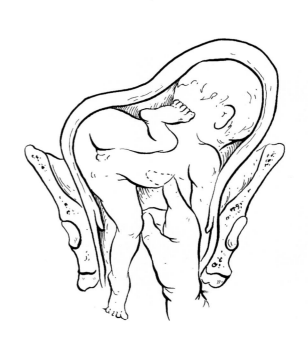

图2-12-3-4 娩出胎儿

第十三章
子宫翻出复位术

扫描此二维
码，观看本书
全部融合视频

经阴道徒手复位术

适应证	急性子宫翻出，子宫尚未收缩者。
禁忌证	宫颈形成的狭窄环紧缩不能扩张。

术前准备

❶ 应用哌替啶或吗啡肌内注射止痛镇静。

❷ 补液输血防治休克。如已发生休克，应在积极纠治的同时，用无菌温盐水纱布垫覆盖翻出的子宫，待一般情况好转后再施行手术。

❸ 宫颈较紧可在复位前肌内注射阿托品0.5～1mg。

麻醉 一般需麻醉，必要时全身麻醉。

体位 膀胱截石位。

手术步骤

❶ 子宫复位 消毒导尿后，术者以一手用手掌托住已翻出的子宫，指端置于宫体四周。沿产轴方向缓慢地、轻轻地向上推送（图2-13-1-1）。

当宫体推入宫颈口后，将手指进入颈管与最后翻出的宫体部分之间，从四周慢慢地向上推送（图2-13-1-2）。

使内翻的宫体伴随上升，另一手在下腹部进行协助。当宫体向上推过宫颈，进入宫腔之手渐渐改握拳式向上沿骨盆轴方向推顶宫底，使子宫复位（图2-13-1-3）。

❷ 防止再次内翻 复位成功后，进入宫腔的手呈握拳式推压宫底，与腹部之手配合按摩子宫（图2-13-1-3），并立即注射宫缩剂，促子宫收缩。如子宫收缩不良，可用纱布条填塞宫腔。

术中要点

❶ 复位时以后翻出的部分先推入为原则。在未将宫体推过宫颈前，不可首先用手指向上推压宫底中心，以免将宫底推成陷窝，与宫颈间另形成一缩窄环，反而阻碍复位（图2-13-1-4）。

❷ 子宫复位前胎盘尚未剥离者，可先复位而后剥离胎盘；如复位困难或胎盘部分剥离有大量出血时，则迅速剥离胎盘后再行复位术。

术后处理

❶ 臀高位卧床，留置尿管3天。第4天开始予以轻泻药，以防便秘，术后1

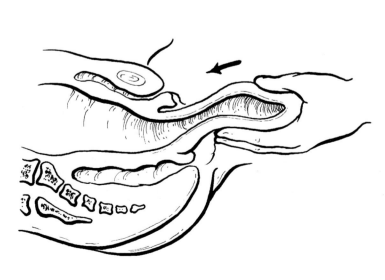

图2-13-1-1 用手掌托住子宫

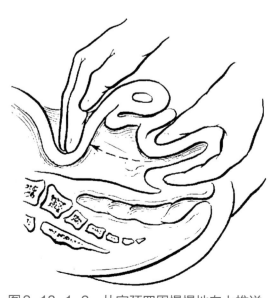

图2-13-1-2 从宫颈四周慢慢地向上推送

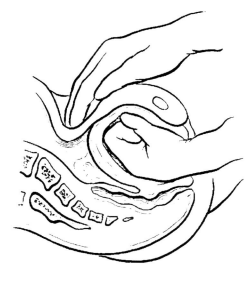

图 2-13-1-3　宫腔内的手握拳推顶宫底

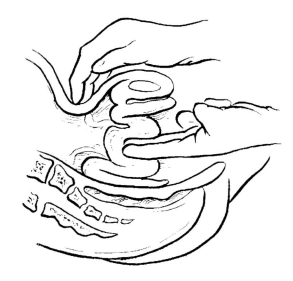

图 2-13-1-4　不可用手指向上推压宫底中心

周内要少下地活动。予以宫缩剂，防止再次内翻。

❷ 如有宫腔内纱布填塞，术后 24 小时取出。

❸ 给予抗生素预防感染。

第二节　经腹组织钳牵拉子宫复位术

适应证	经阴道徒手复位失败。
禁忌证	宫颈形成狭窄环缩紧不能扩张。
术前准备	同"经阴道徒手复位术"。
麻醉	硬膜外麻醉或全麻。
体位	仰卧位。

手术步骤　❶ 扩张宫颈狭窄环：脐下正中切口，进腹腔后，可见子宫内翻形成狭窄环。以两手示、中指向外扩张此环（图 2-13-2-1）。

❷ 子宫复位：用两把组织钳夹住子宫狭窄环内侧宫壁，按后翻出先复位原则，交替逐步向子宫底移位（图 2-13-2-2），最后使宫底复位（图 2-13-2-3）。亦可采用腹部阴道双合还纳术，即上述操作与助手向阴道徒手复位协同手术（图 2-13-2-4）。

❸ 促进子宫收缩：子宫复位后，立即应用宫缩剂促进子宫收缩，以防再次内翻。如子宫收缩不良，恐术后再次翻出，可在缝合腹壁后，向阴道行宫腔纱布填塞。

❹ 逐层缝合腹壁。

术后处理　同"经阴道徒手复位术"。

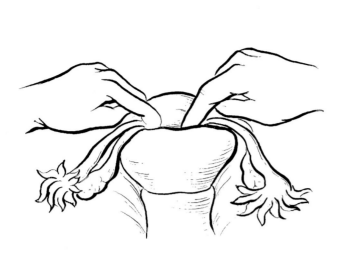

图 2-13-2-1 扩张宫底的狭窄环

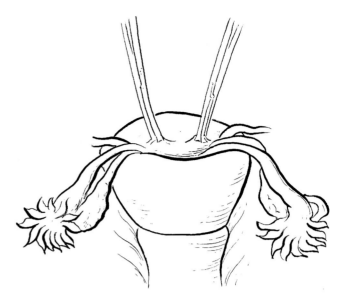

图 2-13-2-2 先复位后翻出部位

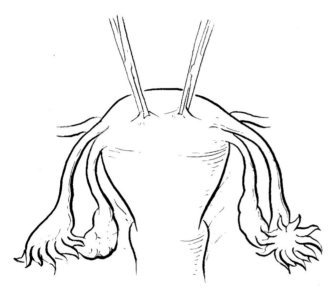

图 2-13-2-3 宫底复位

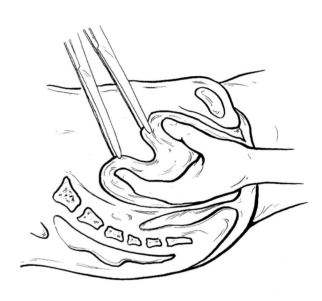

图 2-13-2-4 腹部阴道双合还纳术

第三节　经腹子宫壁切开复位术

适应证	❶ 以上两种术式失败。
	❷ 慢性子宫内翻无感染、组织坏死，一般情况较好者。
禁忌证	子宫翻出伴有严重感染和组织坏死。
术前准备、麻醉与体位	同"经腹组织钳牵拉子宫复位术"。
手术步骤	经腹子宫壁切开复位术，有子宫前壁和子宫后壁切开两种操作，均为切

开狭窄环。前壁切开需分离，下推膀胱。但切口缝合后可用膀胱反折腹膜覆盖，不易发生粘连。而后壁切开操作比较简单，但易发生粘连，再次妊娠发生子宫破裂时不易发现。因此各有利弊，应根据临床具体情况选用。

❶ 子宫前壁切开复位术

（1）推开膀胱：脐下正中切口，横行切开膀胱反折腹膜，下推膀胱，暴露子宫前壁（图2-13-3-1）。

（2）切开狭窄环及子宫前壁：用两把组织钳钳夹子宫颈环前缘两侧，正中纵切开狭窄环及子宫前壁（图2-13-3-2）。

（3）子宫复位：术者一手向上钳提内翻宫底，一手加戴手套，将示指、中指从切口伸入阴道上挑宫体及宫底，上下协同使子宫复位（图2-13-3-3），然后脱去加戴手套。

（4）缝合子宫切口：用1-0可吸收线间断缝合子宫切口内2/3肌层（图2-13-3-4），然后连续褥式缝合浆肌层（图2-13-3-5）。

（5）缝合反折腹膜：用1-0可吸收线连续或间断缝合子宫膀胱反折腹膜

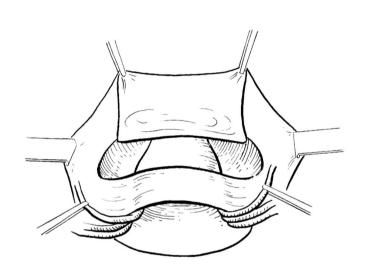

图2-13-3-1 暴露子宫前壁

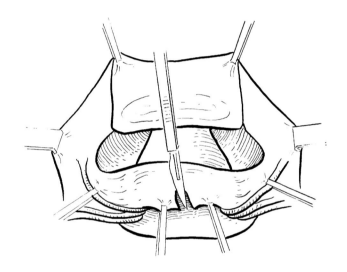

图2-13-3-2 切开狭窄环及子宫前壁

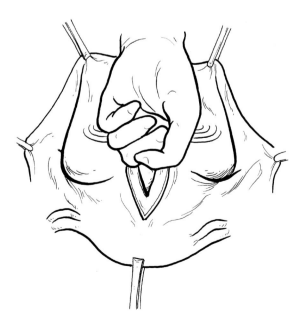

图2-13-3-3 双手配合使子宫复位

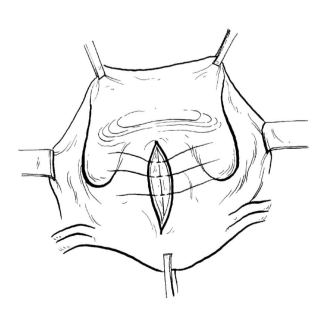

图2-13-3-4 缝合切口肌层

307

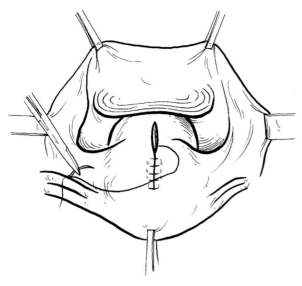

图2-13-3-5 缝合切口浆肌层

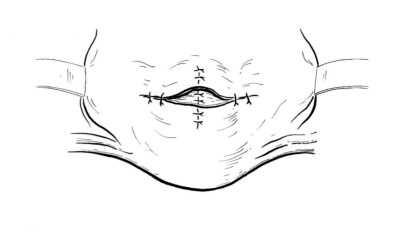

图2-13-3-6 缝合反折腹膜

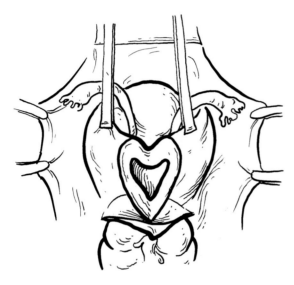

图2-13-3-7 切开狭窄环后缘及子宫后壁

（图2-13-3-6）。

❷ 子宫后壁切开复位术

（1）切开子宫狭窄环后缘及子宫后壁：用组织钳钳夹宫颈环后缘两侧，正中纵向切开狭窄环后缘及子宫后壁（图2-13-3-7）。

（2）子宫复位：缝合子宫切口均同"子宫前壁切开复位术"。

术中要点、术后处理　　同"经阴道徒手复位术"。

第四节　经阴道子宫壁切开复位术

适应证	慢性子宫内翻，宫体已复旧者。
禁忌证	同"经腹子宫壁切开复位术"。
术前准备	子宫有感染已控制。
麻醉	硬膜外阻滞或全麻。
体位	膀胱截石位。

手术步骤　❶　子宫前壁切开复位术

（1）切开膀胱反折腹膜：用组织钳钳夹宫颈前唇向下牵拉，暴露阴道前穹隆，在阴道前穹隆作横切口，切开阴道壁，暴露膀胱宫颈附着部（图2-13-4-1）。上推膀胱，横行剪开膀胱反折腹膜（图2-13-4-2）。

（2）切开子宫颈环及子宫前壁：以子宫底两输卵管口凹陷为标记，正中纵向切开子宫颈环及子宫前壁（图2-13-4-3）。

（3）子宫复位：用两手握住子宫体切口两侧缘，将子宫浆膜面翻出（图2-13-4-4），向上牵拉子宫体使子宫复位（图2-13-4-5）。

（4）缝合子宫切口：同"经腹子宫壁切开复位术"。

（5）缝合膀胱反折腹膜：将子宫从前穹隆切口送入腹腔，用4号丝线连续缝合膀胱反折腹膜（图2-13-4-6）。

（6）缝合阴道壁：用1-0可吸收线缝合前穹隆阴道壁（图2-13-4-7）。

❷　子宫后壁切开术

（1）切开子宫后壁：用湿纱布包住子宫向耻骨联合方向牵拉，露出阴道后穹隆及阴道后壁，以两输卵管口凹陷处为标记，在宫体中线纵向切开子宫后壁（图2-13-4-8）。

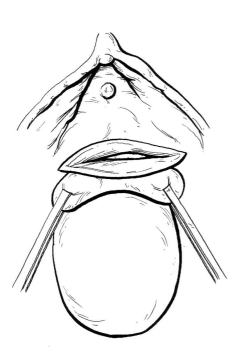

图2-13-4-1　暴露膀胱宫颈附着部

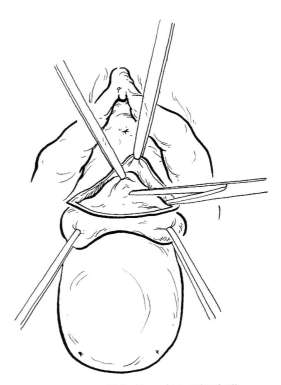

图2-13-4-2　横行剪开膀胱反折腹膜

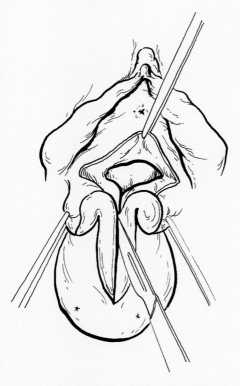

图2-13-4-3 正中纵向切开子宫颈环及子宫前壁

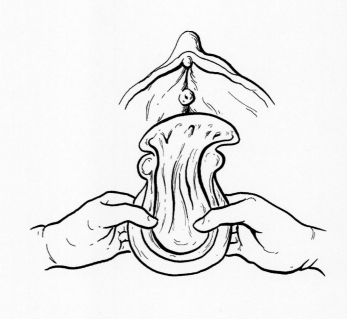

图2-13-4-4 翻出子宫浆膜面

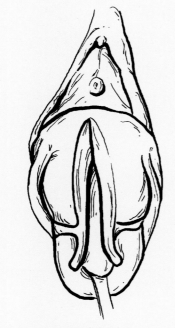

图2-13-4-5 子宫复位

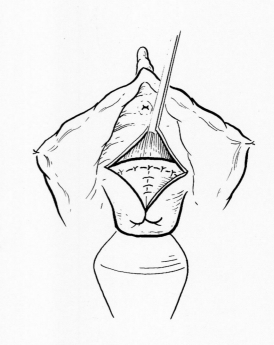

图2-13-4-6 缝合膀胱反折腹膜

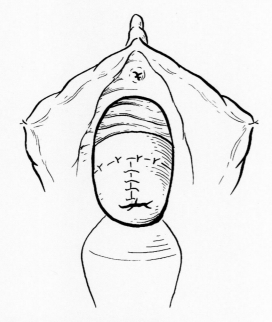

图2-13-4-7 缝合阴道壁

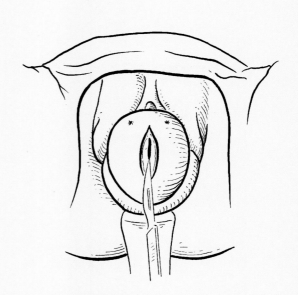

图2-13-4-8 纵向切开子宫后壁

（2）切开宫颈环：以左手插入切口为引导，向下切开宫颈环（图2-13-4-9）。

（3）切开后穹隆：沿宫颈环切口横行切开后穹隆，进入腹腔（图2-13-4-10）。

（4）子宫复位：用两手握住宫体切口两侧缘，将子宫浆膜面翻出，使宫体复位（图2-13-4-11）。

（5）缝合子宫壁：同"子宫前壁切开复位术"。

（6）送还子宫：自后穹隆将子宫送还盆腔（图2-13-4-12）。

（7）缝合后穹隆切口：同"子宫前壁切开复位术"。

术中要点、
术后处理

同"经腹子宫壁切开复位术"。

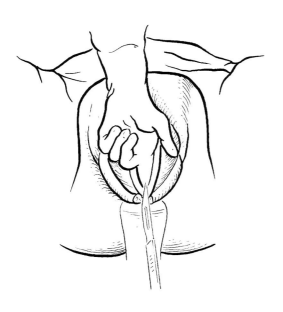

图2-13-4-9　切开宫颈环

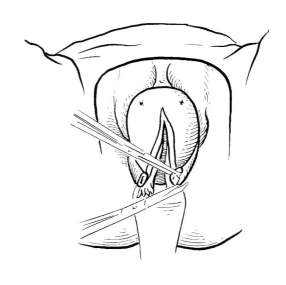

图2-13-4-10　切开后穹隆

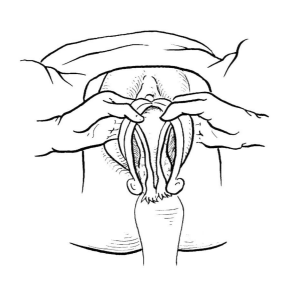

图2-13-4-11　翻出子宫浆膜面

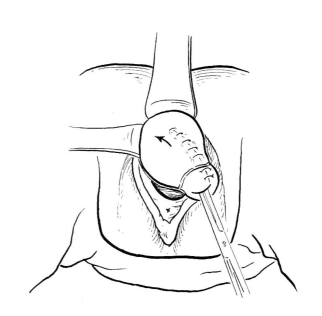

图2-13-4-12　自后穹隆将子宫送还盆腔

第十四章

人工胎盘剥离术

扫描此二维码，观看本书全部融合视频

适应证	❶ 胎儿经阴道娩出30分钟；剖宫产时，胎儿娩出5～10分钟，胎盘仍未娩出。
	❷ 虽未达到上述时间，但阴道流血已达200ml以上。
	❸ 既往有胎盘粘连史，胎儿娩出后立即应用胎盘剥离术。
术前准备	❶ 重新外阴消毒，铺无菌巾，换无菌衣。
	❷ 排空膀胱。
	❸ 给予促宫缩剂。
麻醉	宫颈内口较紧时，可肌内注射哌替啶100mg及阿托品0.5mg，或全麻。
体位	膀胱截石位。
手术步骤	❶ 术者一手牵脐带，另一手涂润滑剂，五指合拢成圆锥形，沿脐带进入宫腔（图2-14-0-1），摸清胎盘附着部位。
	❷ 剥离胎盘：术者外手在腹壁下压宫体，宫腔之手找到胎盘边缘，手掌展开，四指合拢，掌面向胎盘母面，以手掌桡侧缘和指尖向上左右划动，将胎盘剥离（图2-14-0-2）。
	❸ 如胎盘附着于前壁，则手掌朝向子宫前壁，贴宫壁剥离胎盘（图2-14-0-3）。
	❹ 取出胎盘：当胎盘全部剥离后，将胎盘握于手中，边旋转边向下牵引而出（图2-14-0-4）。
	❺ 检查胎盘是否完整，如有残留则再伸手入宫腔寻找并剥出残留部分（图2-14-0-5），也可用卵圆钳或大刮匙在宫腔内手引导下进行钳取或刮除（图2-14-0-6）。
术中要点	❶ 动作轻柔，切忌暴力强行剥离，界限不清、粘连牢固时，可能为胎盘植入。
	❷ 取出胎盘后需检查胎盘是否完整。
术后处理	❶ 应用宫缩剂促宫缩。
	❷ 应用抗生素预防感染。

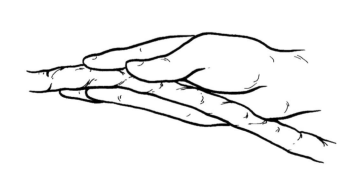

图2-14-0-1 手进入宫腔

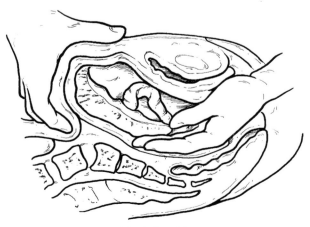

图2-14-0-2 剥离胎盘手法

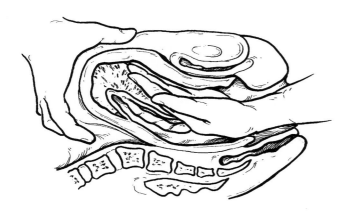

图2-14-0-3　胎盘位于子宫前壁是剥离胎盘手法

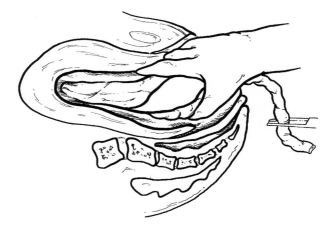

图2-14-0-4　取出胎盘手法

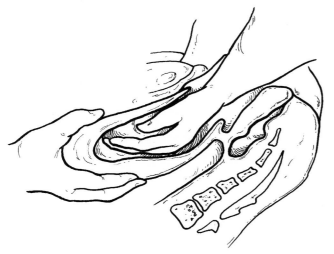

图2-14-0-5　徒手剥除残留胎盘

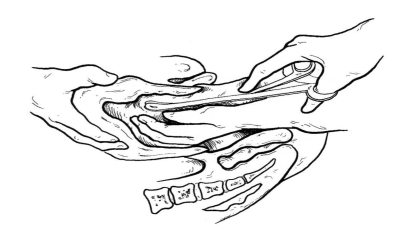

图2-14-0-6　器械刮出残留胎盘

315

第十五章

子宫按摩与压迫术

扫描此二维
码，观看本书
全部融合视频

适应证	产后子宫收缩乏力或前置胎盘子宫下段不收缩导致的产后出血。
术前准备	建立静脉通路，应用宫缩剂，备血。
麻醉	无。
体位	仰卧位。
手术步骤	❶ 经腹宫底按摩　一手在耻骨联合上方上推子宫，另一手拇指在子宫底前方，其余四指在子宫底部后方，均匀有力地按摩刺激宫缩，并压迫宫底促进积血排出（图2-15-0-1）。 ❷ 经腹子宫下段按摩　一手固定子宫，另一手拇指和四指放在子宫下段两侧，抓住子宫下段进行按摩，适合子宫下段收缩乏力导致的产后出血（图2-15-0-2）。 ❸ 经腹经阴联合压迫按摩 方法一：消毒外阴阴道后，一手戴消毒手套伸进阴道清理出阴道和子宫下段的积血和凝血块，后紧握宫颈，另一手在腹壁将宫底向下推压，使宫颈和宫体重叠压紧。对子宫下段的压迫明显（图2-15-0-3）。 方法二：一手握拳置于前穹隆顶住子宫前壁，另一手自腹壁推压宫体后壁使宫底前屈，该法着力点在宫体，对子宫收缩乏力有效（图2-15-0-4）。
术中要点	❶ 如果一个人操作困难，可两人一组。 ❷ 按摩力道要持续有力。 ❸ 压迫配合宫缩剂。
术后处理	❶ 会阴护理。 ❷ 应用抗生素。 ❸ 继续缩宫止血治疗。

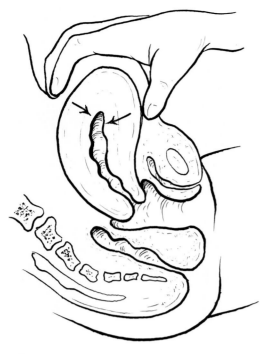

图2-15-0-1　经腹按摩宫底

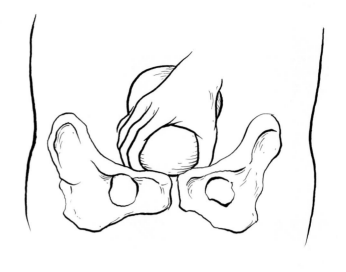

图2-15-0-2　经腹按摩子宫下段

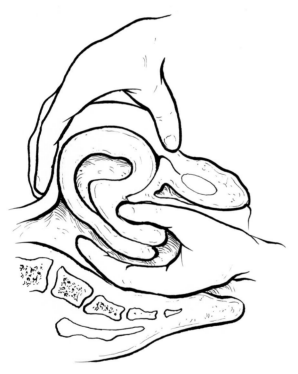

图2-15-0-3　经腹经阴联合压迫按摩子宫（方法一）

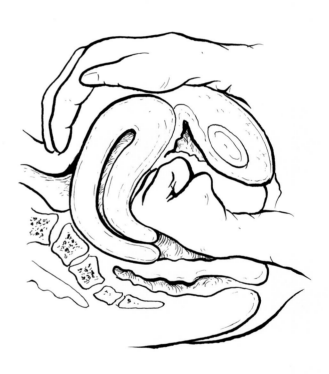

图2-15-0-4　经腹经阴联合压迫按摩子宫（方法二）

第十六章
宫腔填塞术

扫描此二维码，观看本书全部融合视频

宫腔纱条填塞术

适应证	❶ 宫缩乏力或前置胎盘引起的产后出血，各种处理无效者。
	❷ 产后出血的产妇因当地条件有限需转送前。
禁忌证	❶ 有先兆子宫破裂者。
	❷ 有宫颈裂伤者。
	❸ 有宫腔感染者。
术前准备	❶ 输血输液纠正休克。
	❷ 肌内注射哌替啶或吗啡以镇静止痛。
	❸ 准备宫腔填塞纱条，宽4～6cm、长5～10m、四层、边缘光整，高压灭菌备用。
	❹ 应用宫缩剂加强宫缩。
麻醉	无须麻醉。
体位	膀胱截石位。
手术步骤	取灭菌宫腔填塞纱条，用碘伏浸透并拧干，从宫底开始自一侧填至另一侧，即"之"字形有序填塞，务必填紧，不留空隙。阴道分娩与剖宫产手术时发生产后出血均可行宫腔纱条填塞术，填塞方法稍有不同。

❶ 经阴道填塞法　应重新消毒外阴阴道并重新铺巾，术者更换手术衣及手套，严格无菌操作，可分以下两种手法：

（1）经手填塞法：术者一手放于产妇腹壁上固定宫底并下压，另一手掌心向上，伸入宫腔内，以示指和中指夹住纱布条一端伸入宫腔内，自左侧宫角开始，自左向右折回，呈"之"字形来回填塞，并用除拇指外的四指指尖将纱布压紧（图2-16-1-1）。应警惕内松外紧，造成宫腔上部积血而无阴道流血的假象（图2-16-1-2）。应自上而下均匀而坚实地填满整个子宫腔，不留死腔（图2-16-1-3）。同样方法填满宫颈及阴道（图2-16-1-4）。

（2）器械填塞法：助手从腹壁上固定宫底，术者一手入宫腔作引导，另一手持卵圆钳夹纱布一端进入宫腔，按同样原则填塞（图2-16-1-5）。

❷ 经剖宫产切口填塞术

（1）对宫缩乏力以子宫体为主的出血，填塞从宫底部开始，注意宫角部位，用力填实不留死腔。到切口附近时，要根据子宫下段的长度估计剩余部分所需的纱布长度，先用卵圆钳把纱布的断端从宫颈口塞到阴道内2～3cm，更换卵圆钳再从子宫下段往上填塞纱布，在切口部位汇合。

（2）对前置胎盘以子宫下段为主的出血，先用卵圆钳把纱布的断端从宫颈口塞到阴道内2～3cm，更换卵圆钳迅速从子宫下段往上填塞纱布至宫底，注意不留死腔。

（3）填塞后观察无活动性出血，用可吸收线缝合子宫切口，可以分别从

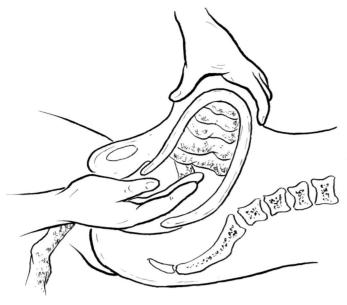

图 16-1-1-1　经手填塞法（宫腔）

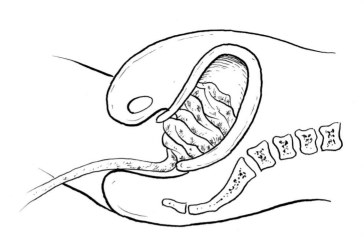

图 16-1-1-2　宫腔上部积血

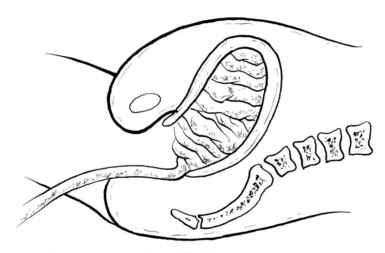

图 16-1-1-3　注意不留死腔

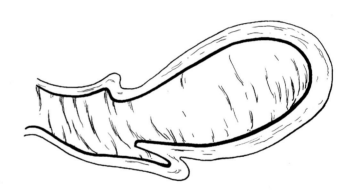

图 16-1-1-4　填满宫颈及阴道

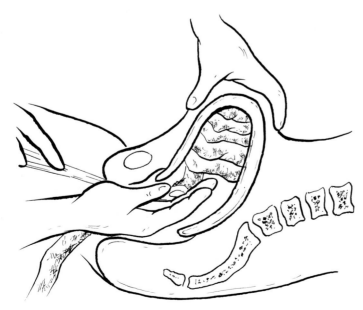

图 2-16-1-5　器械填塞法

323

切口两端向中间缝合，直视每次进针和出针，避开纱布；缝到中间，当剩下容一指的缝隙时，用手指进宫腔探查已缝合的切口，确定缝线未带到纱条后关闭宫腔。

术中要点	❶ 术前保持静脉通路通畅，监测生命体征，做好输血准备。
	❷ 填塞前先确定宫腔内无胎盘胎膜残留和无产道裂伤。
	❸ 剖宫产术中填塞纱条，缝合子宫切口时需严密注意，避免缝到纱条。
	❹ 因纱布有很强的吸血作用，可能发生隐匿性积血，因此纱条填塞速度要快，且紧实均匀，不留死腔，但勿用力过猛，并记录纱布数目。
	❺ 术中严格无菌操作。
术后处理	❶ 应用宫缩剂促进子宫收缩。
	❷ 监测生命体征，密切观察宫底高度和阴道流血量，定期观察尿量。宫腔内填塞纱布后，若仍存在宫腔内出血，往往表现为实际出血量与阴道流血量不一致；需要根据阴道出血量、宫底高度改变、低血容量表现等情况综合分析，必要时行超声检查以观察有无宫腔内隐匿性积血；一旦确定出血继续存在，需要再次手术或其他处理产后出血的措施。
	❸ 应用广谱抗生素预防感染。
	❹ 术后留尿管，同纱布一齐取出。
	❺ 术后纱布一般在24～48小时取出，在手术室进行，动作缓慢轻柔，同时静滴缩宫素。

第二节　宫腔球囊填塞术

适应证	❶ 宫缩乏力或前置胎盘引起的产后出血，各种处理无效者。
	❷ 产后出血的产妇因当地条件有限需转送前。
禁忌证	❶ 有先兆子宫破裂者。
	❷ 有宫颈裂伤者。
	❸ 有宫腔感染者。
术前准备	❶ 输血输液纠正休克。
	❷ 肌内注射哌替啶或吗啡以镇静止痛。
	❸ 应用宫缩剂加强宫缩。
麻醉	不需麻醉。
体位	膀胱截石位。
手术步骤	❶ 经阴道填塞法　先留置导尿管，在超声引导下将导管的球囊部分插入子

宫腔，确保整个球囊通过了宫颈管内口后，注入250～300ml生理盐水，当观察到导管的排血孔出血减少或停止时，表明治疗有效。必要时注入500～1000ml生理盐水，阴道内填塞无菌纱布或宫颈环扎以防止球囊脱落（图2-16-2-1）。

❷ 经剖宫产切口填塞术　术者将球囊通过剖宫产切口放入宫腔，尾端塞入宫颈，助手经阴道端边注入生理盐水边牵拉末端，使球囊压迫子宫下段，观察排血孔出血明显减少时，用可吸收线缝合子宫切口，注意一定不要刺破球囊。

术中要点　❶ 术前保持静脉通路通畅，监测生命体征，做好输血准备。

❷ 填塞前需注意没有胎盘残留和大的动脉出血，没有产道损伤。

❸ 边填塞边观察，如效果不理想及时更改其他止血方案。

术后处理　❶ 应用宫缩剂促进子宫收缩。

❷ 注意阴道流血情况及生命体征。

❸ 应用抗生素。

❹ 在术后24～48小时取出球囊，取出时要备血和静脉输液，在手术室进行，先放出100ml液体，此后每观察15分钟放出100ml，依此操作，待放空后缓慢牵拉取出球囊，切忌粗暴操作。

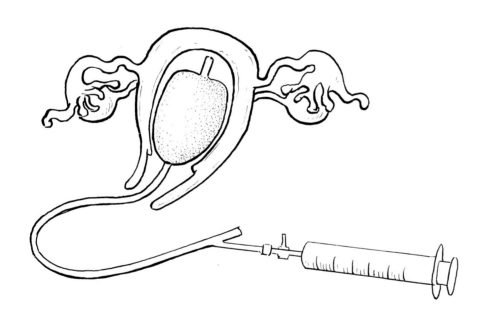

图2-16-2-1　宫腔球囊填塞（经阴道填塞法）

第十七章

子宫肌层缝合止血术

扫描此二维码，观看本书全部融合视频

第一节　子宫全肌层局部缝扎术

适应证	剖宫产时，胎盘剥离面因子宫收缩乏力、前置胎盘或胎盘植入出血。
禁忌证	羊水栓塞、弥散性血管内凝血等造成子宫创面广泛出血。
术前准备、麻醉	同"剖宫产术"。
体位	仰卧位。
手术步骤	根据胎盘剥离部位，一般分为子宫黏肌层全层缝合和子宫浆肌层全层缝合两种方法。

❶ 子宫黏肌层全层缝合术：应用于子宫下段胎盘剥离面出血，如前置胎盘。暴露出血部位，用1号可吸收线在出血部位"8"字缝合。其要点为：从黏膜面进出针，穿透全肌层，缝合的针距和跨度不超过2厘米（图2-17-1-1）。缝合针数根据出血面积而定，排列方向与子宫纵轴一致（图2-17-1-2）。

❷ 子宫浆肌层全层缝合术：应用于胎盘附着于宫体，出血部位在子宫切口以上。在胎盘附着的子宫壁上缝合，从浆膜面进针，穿透全肌层，包括黏膜层，再由浆膜面出针（图2-17-1-3），排列方向缝合原则同"子宫黏肌层全层缝合术"（图2-17-1-4）。

术中要点	❶ 子宫黏肌层全层缝合时，不要穿透子宫浆膜层，以免缝到子宫外组织。
	❷ 子宫浆肌层全层缝合时，则要穿透黏膜达到止血目的，缝合时先回忆胎盘附着部位。另外，全层缝合时注意不要缝到对侧宫壁。
	❸ 缝合后若止血效果不满意应采取其他方法。
术后处理	❶ 应用宫缩剂促宫缩。
	❷ 应用抗生素抗感染。
	❸ 必要时应用止血剂。

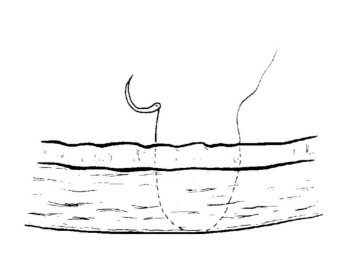

图2-17-1-1　子宫黏肌层全层缝合

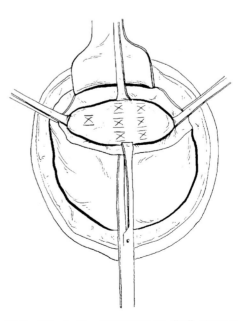

图2-17-1-2　子宫黏肌层"8"字缝合

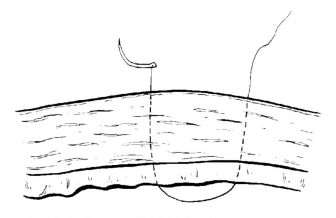

图2-17-1-3 子宫浆肌层全层缝合

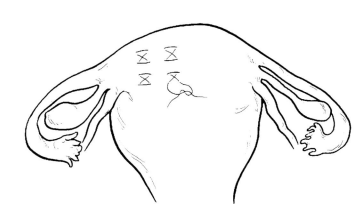

图2-17-1-4 子宫浆肌层"8"字缝合

第二节 B-Lynch缝合术

适应证	剖宫产时，胎盘剥离面因子宫收缩乏力、前置胎盘或胎盘植入出血。
禁忌证	羊水栓塞、弥散性血管内凝血等造成子宫创面广泛出血。
术前准备、麻醉	同"剖宫产术"。
体位	仰卧位。

手术步骤

❶ 压迫试验：将子宫托出腹腔，行子宫压迫试验，加压后出血基本停止，则成功的可能性大，下推膀胱腹膜反折，进一步暴露子宫下段。

❷ 缝合：先从右侧子宫切口下缘2～3cm，子宫内侧3cm进针，经宫腔至距切口上缘2～3cm，子宫内侧4cm出针，然后经距宫角3～4cm宫底将缝线垂直绕向子宫后壁，与前壁相应位置进针进入宫腔横行至左侧后壁与右侧相应位置进针，出针后将缝线垂直同座宫底至子宫前壁，与右侧相应位置分别于左侧子宫切口上、下缘缝合。助手双手加压子宫底，同时收紧两根缝线，检查无出血即打结。整个缝合过程中助手一直压迫子宫以减少出血（图2-17-2-1）。

❸ 改良式B-Lynch缝合：如为避免子宫收缩后缝线松脱，可在子宫底穿行2针固定缝线。

术中要点

❶ 术前要做压迫试验评估可能效果。

❷ 一边缝一边拉紧缝线。

❸ 打结要松紧适合。

❹ 术前签字交代。

术后处理

❶ 应用宫缩剂促宫缩。

❷ 应用抗生素抗感染。

❸ 必要时应用止血剂。

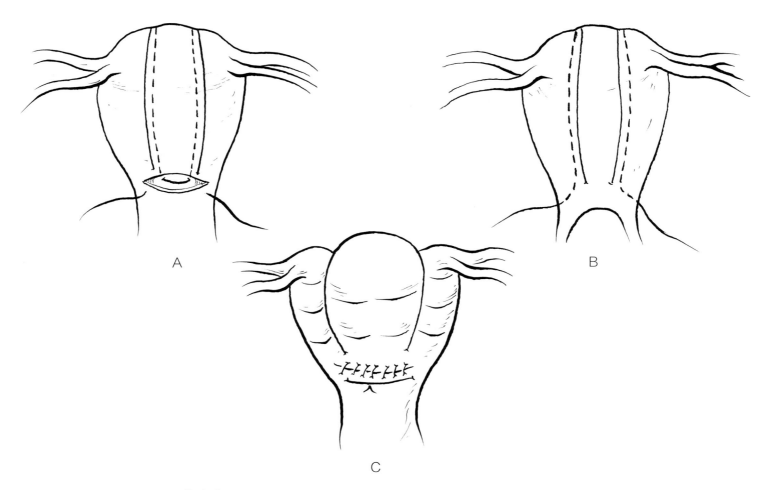

图2-17-2-1　B-Lynch缝合术

A. B-Lynch术正面观；B. B-Lynch术背面观；C. B-Lynch术缝合后效果

第三节　　Hayman缝合术

适应证	剖宫产时，胎盘剥离面因子宫收缩乏力或胎盘植入出血。
禁忌证	羊水栓塞、弥散性血管内凝血等造成子宫创面广泛出血。
术前准备、麻醉	同"剖宫产术"。
体位	仰卧位。
手术步骤	❶ 压迫试验：将子宫托出腹腔，行子宫压迫试验，加压后出血基本停止，则成功的可能性大，下推膀胱腹膜反折，进一步暴露子宫下段。
	❷ 缝合：先从右侧子宫切口下缘2～3cm，子宫内侧3cm，从子宫前壁进针，从子宫后壁出针，绕道宫底，拉紧缝线打结；左侧同法操作（图2-17-3-1）。
术中要点	❶ 术前要做压迫试验评估可能效果。
	❷ 一边缝一边拉紧缝线。
	❸ 打结要松紧适合。
	❹ 术前签字交代。

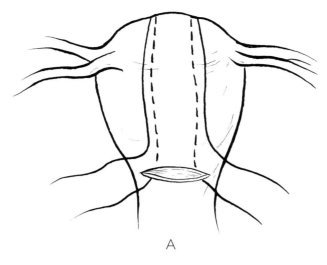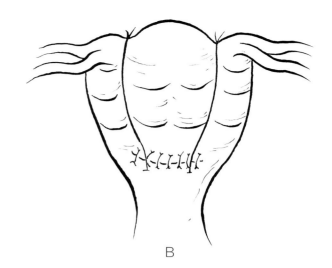

图2-17-3-1　Hayman缝合术

A. Hayman缝合术缝合手法；B. Hayman缝合术缝合后效果

术后处理	❶　应用宫缩剂促宫缩。
	❷　应用抗生素抗感染。
	❸　必要时应用止血剂。

第四节　　CHO缝合术

适应证	剖宫产时，胎盘剥离面因子宫收缩乏力或前置胎盘、胎盘植入出血。
禁忌证	羊水栓塞、弥散性血管内凝血等造成子宫创面广泛出血。
术前准备、麻醉	同"剖宫产术"。
体位	仰卧位。
手术步骤	❶　压迫试验：将子宫托出腹腔，在欲缝合处双手加压，如出血减少，可缝合。
	❷　缝合：在子宫出血严重处任选第一个进针点，从子宫前壁到后壁贯穿缝合；在第一个进针点一侧2~3cm，从子宫后壁到前壁贯穿缝合；然后在第二进针点一侧2~3cm，从子宫前壁到后壁贯穿缝合，在第三进针点一侧2~3cm，从子宫后壁到前壁贯穿缝合；组成一个方形，然后打结（图2-17-4-1）。
	❸　若为宫缩乏力则从宫底到子宫下段行4~5个缝合；若胎盘粘连则需在胎盘剥离面进行2~3个缝合；若系前置胎盘剥离面的出血，在缝合之前需下推膀胱。
	❹　放回腹腔，观察无出血，关腹。
术中要点	❶　术前要做压迫试验评估可能效果。

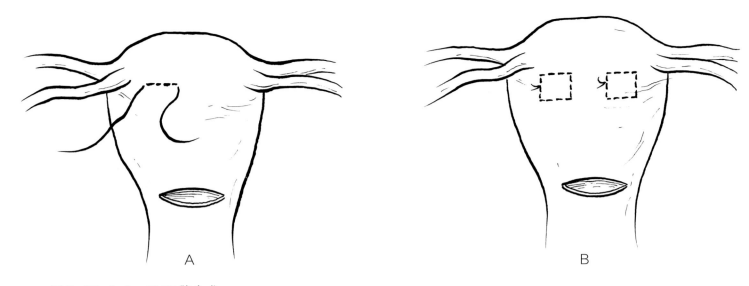

图 2-17-4-1　CHO 缝合术
A. CHO 缝合术需从子宫前壁到后壁贯穿缝合；B. CHO 缝合术缝合后效果

	❷	一边缝一边拉紧缝线。
	❸	打结要松紧适合。
	❹	术前签字交代。
术后处理	❶	应用宫缩剂促宫缩。
	❷	应用抗生素抗感染。
	❸	必要时应用止血剂。

第五节　　子宫下段横行环状压迫缝合术

适应证	剖宫产时，胎盘剥离面因子宫收缩乏力或前置胎盘、胎盘植入出血。
禁忌证	羊水栓塞、弥散性血管内凝血等造成子宫创面广泛出血。
术前准备、 麻醉	同"剖宫产术"。
体位	仰卧位。

术前准备、麻醉　　同"剖宫产术"。

体位　　仰卧位。

手术步骤
❶ 压迫试验：将子宫托出腹腔，在欲缝合处双手加压，如出血减少，可缝合。
❷ 缝合：先从右侧子宫切口下缘 2～4cm，子宫内侧 0.5～1cm 处进针从前壁到后壁，然后缝合线拉至左侧，在与右侧相对应处由后壁到前壁贯穿缝合；助手加压子宫下段，同时收紧缝线，检查无出血即打结（图2-17-5-1）。
❸ 放回腹腔，观察无出血，关腹。

术中要点
❶ 术前要做压迫试验评估可能效果。
❷ 一边缝一边拉紧缝线。

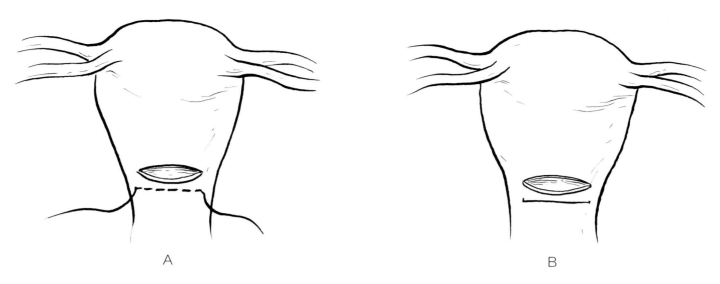

图2-17-5-1 子宫下段横行环状压迫缝合术
A.子宫下段横行环状压迫缝合术缝合手法；B.子宫下段横行环状压迫缝合术缝合后效果

❸ 打结要松紧适合。

❹ 术前签字交代。

术后处理　　❶ 应用宫缩剂促宫缩。

❷ 应用抗生素抗感染。

❸ 必要时应用止血剂。

第十八章

产时及产后子宫出血相关血管结扎术

第一节

子宫动脉上行支结扎术

第二节

髂内动脉结扎术

扫描此二维码，观看本书全部融合视频

第一节 子宫动脉上行支结扎术

适应证	❶ 腹膜内剖宫产时，胎盘娩出后子宫收缩乏力性出血，经用宫缩药及按摩子宫等处理无效者。
	❷ 前置胎盘、胎盘植入、子宫切口撕裂或子宫破裂局部止血困难。
术前准备、麻醉	同"剖宫产术"。
体位	仰卧位。
手术步骤	将子宫向要缝扎的子宫动脉上行支的对侧牵拉，子宫动脉上行支在剖宫产切口稍下方（2～3cm），用1号可吸收线，由子宫动脉上行支内侧从前方进针穿过子宫肌层由后方出针（手垫在子宫后方，以免损伤肠管），最后在阔韧带内无出血管区打结（图2-18-1-1）。同法处理对侧。
术中要点	❶ 缝扎时要尽可能多的缝合子宫肌层，但不要穿透子宫内膜（图2-18-1-2）。
	❷ 必要时可缝合、结扎第二道（图2-18-1-3），但不能作"8"字缝合（图2-18-1-4），以免血管扭曲发生动静脉瘘。
	❸ 缝合后一定要检查局部有无血肿。
术后处理	缝合后若达到止血效果即继续手术，如仍出血，可采取其他方法。

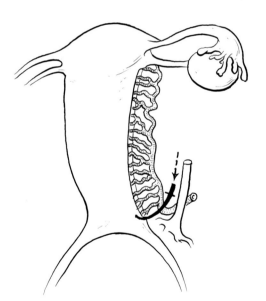

图2-18-1-1 子宫动脉上行支结扎术

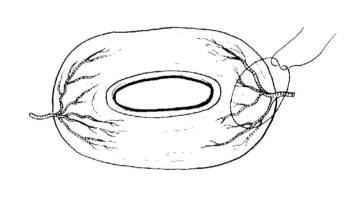

图2-18-1-2 缝合深度不要超过子宫内膜

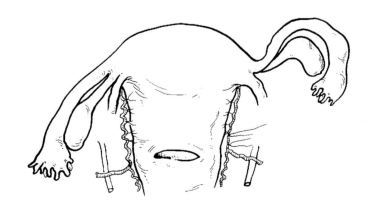

图2-18-1-3 第二道结扎子宫动脉

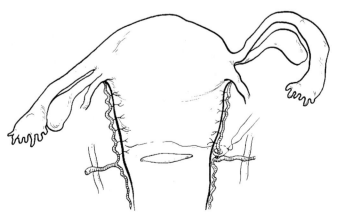

图2-18-1-4 不能作"8"字缝合

髂内动脉结扎术

适应证	❶ 腹膜内剖宫产时，胎盘娩出后子宫收缩乏力性出血，经用宫缩药及按摩子宫等处理无效者。
	❷ 前置胎盘、胎盘植入的其他止血措施失效。
术前准备、麻醉	同"剖宫产术"。
体位	仰卧位。
手术步骤	❶ 在骶骨岬水平，髂总动脉分叉处，以与输尿管平行的方向切开侧腹膜8～10cm，打开腹膜后间隙。
	❷ 将输尿管和腹膜瓣拉向内侧。
	❸ 切开髂内动脉鞘，向远端游离该动脉直至其后支分叉处。
	❹ 在髂内外动脉分叉以下2cm出游直角钳从髂内动脉后侧穿过结扎线，间隔1.5～2.0cm进行双道结扎。
	❺ 触诊髂外动脉波动确认髂外动脉血供未阻断。
	❻ 同法处理对侧髂内动脉（图2-18-2-1）。
术中要点	❶ 分离动脉务必轻柔，避免损伤髂内或髂外动脉。
	❷ 结扎前一定要确认没有误伤髂外动脉。
术后处理	若达到止血效果即继续手术，如仍出血，可采取其他方法或行"子宫切除术"。

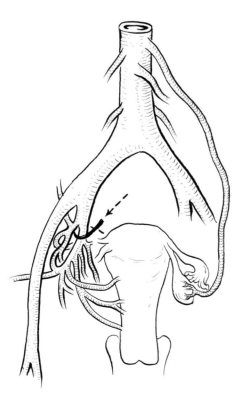

图2-18-2-1 髂内动脉结扎术

第十九章
剖宫产子宫切除术

扫描此二维
码，观看本书
全部融合视频

第一节　剖宫产子宫次全切除术

适应证

❶ 各种原因产后出血，用保守方法不能控制，导致凝血功能障碍。

❷ 无法控制的宫腔感染。

❸ 凶险性前置胎盘。

❹ 子宫破裂、穿孔或宫颈裂伤无法修补，或者修补后很有可能再次发生产后出血。

❺ 早期子宫恶性肿瘤合并妊娠。

禁忌证

❶ 严重弥散性血管内凝血、休克等患者不能耐受手术。

❷ 希望保留生育功能，可以应用其他保守治疗有效者。

❸ 妊娠合并晚期子宫或宫颈恶性肿瘤不宜单纯行子宫切除术者。

术前准备

❶ 纠正产妇全身情况，积极治疗休克、离子紊乱、酸碱平衡紊乱、弥散性血管内凝血。

❷ 备皮。

❸ 备血。

❹ 留置尿管。

❺ 做好抢救新生儿准备。

麻醉

❶ 首选双阻滞麻醉。

❷ 特殊情况下可全麻。

体位

仰卧位。

手术步骤

❶ 切口选择：常用下腹正中纵切口、中线旁切口和横切口。

❷ 打开腹腔，切开子宫，取出胎儿　同"经腹子宫下段剖宫产术"。

❸ 如胎盘剥离后，需应用可吸收线或丝线缝合子宫切口。如胎盘粘连或植入无法剥离，可将胎盘保留原处，缝合子宫切口。

❹ 用两把长弯血管钳沿子宫角的两侧钳夹两侧输卵管根部及卵巢固有韧带，用力向上提拉子宫（图2-19-1-1）。

❺ 两把中弯血管钳距离子宫3～4cm处钳夹并提前圆韧带，于两把血管钳之间切断圆韧带，用7号丝线缝合远端（图2-19-1-2）。

❻ 自圆韧带断端向内、下方弧形剪开膀胱腹膜反折，下推膀胱（图2-19-1-3）。如粘连严重或穿透性胎盘，无法下推膀胱，可以将子宫向前方拉，暴露子宫后壁下段，近骶韧带处打开子宫后壁下段浆膜（图2-19-1-4），在下段浆膜内用手顺着子宫侧壁绕到子宫前壁，分离子宫前壁下段和膀胱，暴露出子宫下段（图2-19-1-5）。

❼ 将子宫拉向对侧，用血管钳有阔韧带后叶无血管区向前顶起并穿透，用两把中弯血管钳由外向内钳夹输卵管峡部及卵巢固有韧带，在中弯血管钳内侧切断输卵管及卵巢固有韧带，用10号丝线缝合其远端（图2-19-1-6）。

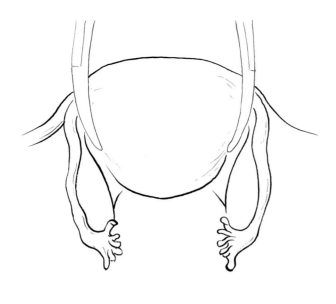

图2-19-1-1　钳夹两侧输卵管根部及卵巢固有韧带

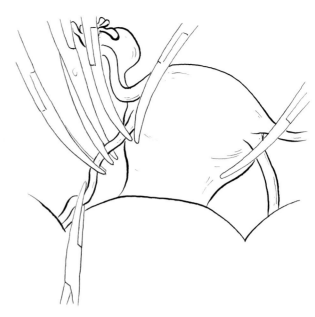

图2-19-1-2　切断结扎圆韧带

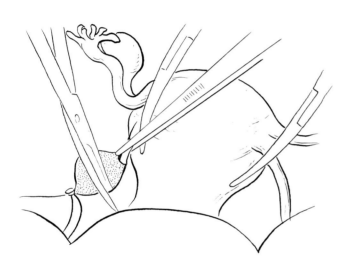

图2-19-1-3　剪开膀胱腹膜反折

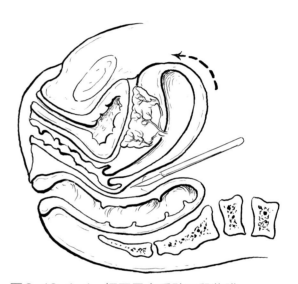

图2-19-1-4　切开子宫后壁下段浆膜

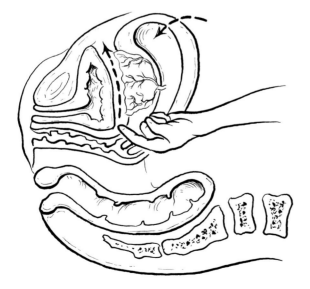

图2-19-1-5　从子宫侧壁绕到子宫前壁，分离子宫前壁下段和膀胱

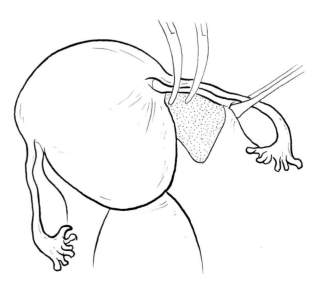

图2-19-1-6　钳夹切断输卵管及卵巢固有韧带

⑧ 将子宫拉向前方，用示指下推子宫旁组织或贴近子宫剪开阔韧带后叶，达到子宫骶骨韧带附近，剪开子宫旁疏松结缔组织，达到子宫峡部或子宫内口处，暴露子宫血管，钳夹、切断，用7号丝线双重缝合（图2-19-1-7）。

⑨ 明确子宫动脉搏动的位置，在子宫颈内口水平或稍高处，钳夹并切断子宫动脉，用10号丝线缝合其远端（图2-19-1-8）。

⑩ 判断子宫出血源已切除，感染灶已能完全清除，达到治疗目的时，自子宫颈内口水平或其稍高处楔形切除子宫体，使宫颈残端切面与子宫血管断面处于同一水平面。如果子宫切口为横切口，沿着前壁切口向两侧及后方切除子宫体。如果横切口位置较高，可根据需要在稍下方楔形切除，然后缝合宫颈残端（图2-19-1-9）。检查无活动性出血，关腹（可留置腹腔引流管）。

术中要点

① 操作要轻柔，分清解剖结构，避免副损伤。

② 尽量快，在补血补液前提下，尽早切除子宫，减少失血量。

术后处理

① 抗炎。

② 继续纠正休克和弥散性血管内凝血。

③ 必要时送重症监护室。

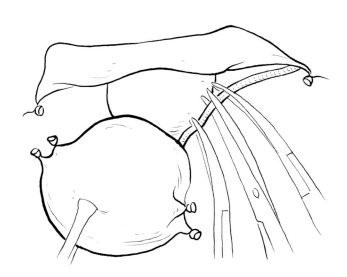

图2-19-1-7 钳夹切断子宫血管

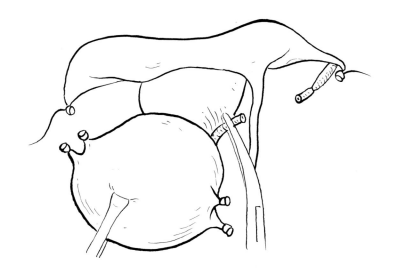

图2-19-1-8 钳夹并切断子宫动脉

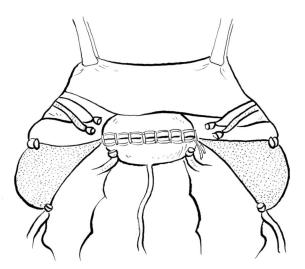

图2-19-1-9 缝合宫颈残端

第二节　剖宫产全子宫切除术

适应证　　　❶ 同"剖宫产子宫次全切除术"。

❷ 子宫下段出血，次全切除术不能达到止血的目的。

禁忌证　　　同"剖宫产子宫次全切除术"。

术前准备　　同"剖宫产子宫次全切除术"。

麻醉　　　　同"剖宫产子宫次全切除术"。

体位　　　　仰卧位。

手术步骤　　❶ 处理子宫血管及以前步骤与"剖宫产子宫次全切除术"相同。

❷ 钳夹子宫骶骨韧带的宫颈端，在宫颈侧切断并缝扎其远端（图2-19-2-1）。

❸ 切开子宫骶骨韧带间的腹膜，对已行经后路分离子宫后壁下段浆膜者可直接下推直肠。用中弯止血钳钳夹子宫血管与子宫骶骨韧带内侧，紧靠宫颈侧壁分次切断，缝扎子宫主韧带，直达阴道侧穹隆顶（图2-19-2-2）。

❹ 由于妊娠期间子宫变软，用双手示指触摸前穹隆、后穹隆有一定困难，可以再子宫下段稍低处纵向切开子宫前壁。手指伸入切口内，触阴道切口下缘及宫颈，环形剪开阴道侧壁及后壁，切除整个子宫（图2-19-2-3）。

❺ 用四把组织钳分别钳夹宫颈残端两侧及前后缘，用碘酒、酒精棉球消毒残端切面，间断缝合前后缘（不缝合黏膜层）以止血。再将子宫圆韧带的残端固定缝合于子宫残端的两侧角部。两侧附件需保留者，将其断端高位固定于后腹膜切口边缘顶端处（图2-19-2-4）。

❻ 用0号可吸收线连续缝合术中切口的阔韧带前后叶腹膜，并贯穿圆韧带、输卵管及卵巢固有韧带残端，包埋宫颈残端。对于宫腔感染者，宫颈残端行连续锁边缝合，便于引流，缝合时应仔细检查手术创面止血情况。

❼ 关腹　同"剖宫产子宫次全切除术"。

术中要点　　同"剖宫产子宫次全切除术"。

术后处理　　同"剖宫产子宫次全切除术"。

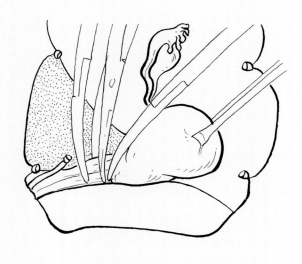

图2-19-2-1　钳夹切断子宫骶骨韧带

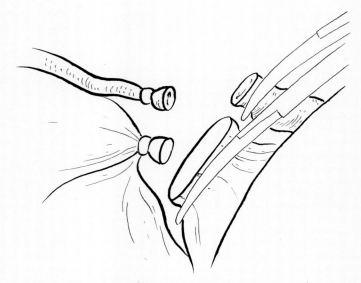

图2-19-2-2　钳夹切断子宫主韧带

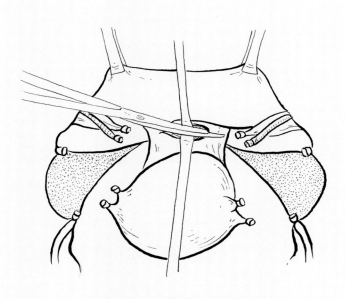

图2-19-2-3　环形剪开阴道侧壁及后壁，切除整个子宫

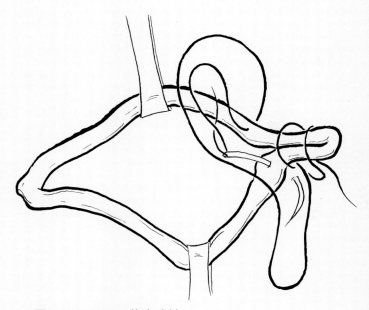

图2-19-2-4　缝合残端

第二十章
有创产前诊断

第一节
绒毛活检术

第二节
诊断性羊膜腔穿刺术

第三节
脐带血管穿刺术

扫描此二维
码，观看本书
全部融合视频

第一节　绒毛活检术

经腹绒毛活检的最佳孕周在10—12周。

适应证
❶ 年龄超过35周岁的高龄产妇。
❷ 不良孕产史包括：畸胎史、染色体异常儿妊娠或生育史、死胎、新生儿死亡、复发性流产史。
❸ 夫妇一方有染色体异常。
❹ 孕早期接触过可能导致胎儿先天缺陷的物质。
❺ 血清学或超声筛查异常。
❻ 遗传病家族史。

禁忌证
❶ 体温超过37.5℃。
❷ 穿刺局部皮肤急性期感染。
❸ 急性期疾病。
❹ 有较频繁宫缩或其他先兆流产或早产迹象。

术前准备
❶ 术前常规观察胚胎发育、胎心搏动情况，测量头臀长度以核对孕周，定位胎盘叶状绒毛部位，彩色多普勒了解胎盘、脐带附着位置及子宫壁血流情况。
❷ 术前交代，患者充分知情同意。
❸ 排空膀胱，禁食水，开通静脉通路。

麻醉　局部麻醉。

体位　仰卧位。

手术步骤
❶ 常规腹部消毒，采用线阵或凸阵探头，选好穿刺点及角度，在穿刺点用利多卡因进行局部麻醉，深度达宫壁肌层。
❷ 采用双套管针技术穿刺活检　活检针包括由17～18号引导套针及19～20号活检针组成。超声引导下，先将引导套针经腹壁及子宫刺入胎盘绒毛边缘，穿透蜕膜板进入叶状绒毛膜，拔出针芯，然后将活检针经引导套针送入绒毛组织（一般活检针比套管针长2cm），连接含1～2ml生理盐水（含少许肝素）的20ml注射器，以10ml的负压上下移动活检针吸取绒毛组织（图2-20-1-1）。
❸ 将抽吸的组织注入盛有生理盐水（含少许肝素）的无菌平皿或试管中，仔细检查标本以确定是否有绒毛组织，必要时重复抽吸取样，肉眼检查出典型的绒毛组织后方拔针，随后立即观察胎盘部位有无出血及胎心搏动情况。

术中要点
❶ 术前定位是穿刺取材成功的关键，取拟穿刺入路周围无大血管，取叶状绒毛分布范围较宽广的部位为穿刺点。
❷ 穿刺针进入子宫浆膜层时速度要快，助手可适当帮助固定子宫，避免穿

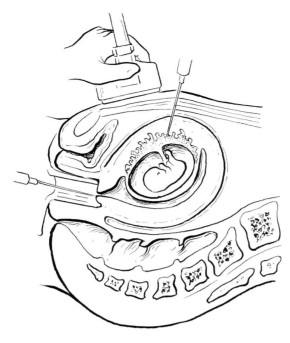

图 2-20-1-1　绒毛活检术

刺偏离。

术后处理　　❶　术后应平卧休息，按压穿刺点 1 小时以上，注意有无宫缩及阴道流血流液。

❷　次日复查超声。

第二节　诊断性羊膜腔穿刺术

羊膜腔穿刺术的最佳孕周在 16—22 周。

适应证　　❶　年龄超过 35 周岁的高龄产妇。

❷　不良孕产史包括：畸胎史、染色体异常儿妊娠或生育史、死胎、新生儿死亡、复发性流产史。

❸　夫妇一方有染色体异常。

❹　孕早期接触过可能导致胎儿先天缺陷的物质。

❺　血清学或超声筛查异常。

❻　遗传病家族史。

❼　母胎血型不合，怀疑溶血者。

❽　血清学或超声筛查异常。

❾　胎儿生长受限。

❿　胎儿先天畸形。

⓫　羊水量异常。

⓬　宫内感染。

⓭　亲子鉴定。

禁忌证	同"绒毛活检术"。
术前准备	❶ 术前常规超声检查，选择最佳的穿刺部位，观察胎儿发育情况、羊水量及胎盘位置，注意胎心正常与否，确定胎儿是否成活。
	❷ 术前交代，患者充分知情同意。
	❸ 排空膀胱，禁食水，开通静脉通路。
麻醉	局部麻醉。
体位	仰卧位。
手术步骤	❶ 常规消毒皮肤、铺巾。若采用穿刺探头引导，换已消毒的穿刺探头，调整探头上穿刺角度。通过监视器显示，确定穿刺部位是否位于穿刺引导线上，测量穿刺深度。若采用超声引导下徒手穿刺，无菌薄膜包裹探头。
	❷ 术者将穿刺针沿着探头穿刺导向槽插入，进行穿刺。穿刺点的选择：避开胎儿及脐带，尽量避开胎盘，若无法避开胎盘，则尽量避免穿过胎盘血窦，以避免胎盘出血造成羊水被母血污染而影响检测结果的准确性，并可减少胎母输血的机会（图2-20-2-1）。
	❸ 取出针芯，用注射器抽取羊水。按诊断要求抽取10～30ml作产前诊断，弃去开始的1～2ml羊水。
	❹ 需羊膜腔给药者，将事先用注射器抽吸准备好的备用药物，通过穿刺针注入羊膜腔。
	❺ 术中超声观察，观察穿刺点有无出血，注意胎心、胎动情况。
术中要点	❶ 穿刺点尽量避开胎盘。
	❷ 诊断性羊水穿刺，应除去前面抽吸的2ml羊水，以避免母亲细胞污染。
	❸ 对于双胎的产前诊断，应分别对两个羊膜腔进行定位穿刺抽吸羊水。
	❹ 为避免仰卧位低血压综合征，可侧仰卧位羊膜腔穿刺。
	❺ 羊水过少病例可先注入生理盐水。
术后处理	术后按压穿刺点1小时以上，注意有无宫缩及阴道流血、流液。

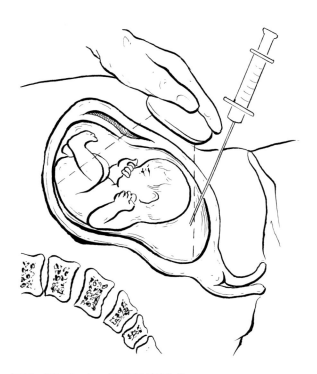

图2-20-2-1　羊膜腔穿刺术

脐带血管穿刺术

脐带血管穿刺术的最佳孕周在23周以后。

适应证	❶ 同"诊断性羊膜腔穿刺术"，错过了羊水穿刺的时机。
	❷ 可以采用血液能检的所有项目，如诊断母胎血型不合，对怀疑有溶血症的可直接检测胎儿血型、血色素、血细胞比容以及作库姆斯试验；诊断宫内TORCH感染查脐血IgM。
禁忌证	同"诊断性羊膜腔穿刺术"。
术前准备	同"诊断性羊膜腔穿刺术"。
麻醉	局部麻醉。
体位	仰卧位。
手术步骤	❶ 术前检查及腹部消毒同羊水穿刺。
	❷ 选择穿刺部位：一般选择脐带较平直段，超声可见平行的双等号强回声，或选择脐血管的横断面，尽量选择穿刺脐静脉。
	❸ 用消毒的穿刺探头，调整穿刺角度，测量穿刺深度。
	❹ 将穿刺针沿探头的穿刺导向槽插入，按预先测量的深度快速进针穿刺，通过屏幕监视穿刺针穿入羊膜腔以及穿中脐带的情况（图2-20-3-1）。
	❺ 若刺中脐带，取出针芯，用5ml注射器按诊断要求抽取脐血1～3ml。
	❻ 拔针后，再行超声检查，密切观察胎心搏动情况，注意脐带及胎盘渗血、有无脐带血肿形成。
术中要点	❶ 选好穿刺点：尽量避开胎盘、胎体。
	❷ 当B超下看到针尖在脐带内但回抽不到血和无羊水时，往往是在华通胶内，可一边缓慢退针一边回抽，至抽到脐血为止。
	❸ 尽量避免刺中脐动脉。
	❹ 穿刺时进针要快，最好一次到位地刺中脐静脉，否则胎动将使脐带移位。
术后处理	术后按压穿刺点1小时以上，注意有无宫缩及阴道流血、流液。

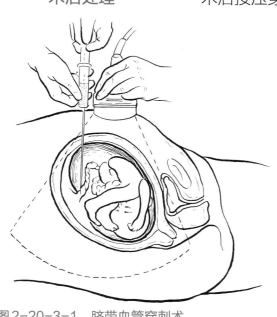

图2-20-3-1 脐带血管穿刺术

第三篇

计划生育手术

第一章

宫内节育器放置与取出术

扫描此二维
码，观看本书
全部融合视频

第一节　宫内节育器放置术

宫内节育器是我国育龄妇女最常用的避孕方法之一，有很多不同的种类（图3-1-1-1）以及放置器械（图3-1-1-2）。

适应证　　　　　　育龄妇女自愿要求放置而无禁忌证者。

禁忌证　　　　　　❶ 妊娠或可疑妊娠者。

❷ 生殖器及全身炎症急性期或全身严重疾病。

❸ 宫腔深度超过10cm者。

❹ 生殖道肿瘤。

❺ 月经过多或阴道不规则流血者。

❻ 生殖器畸形，如双角子宫、子宫颈松弛、陈旧性子宫颈裂伤。

❼ 放置活性宫内节育器时需排除相关药物禁忌证。

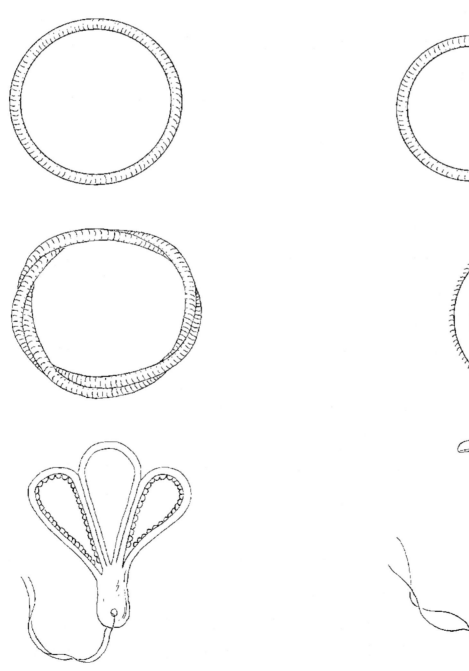
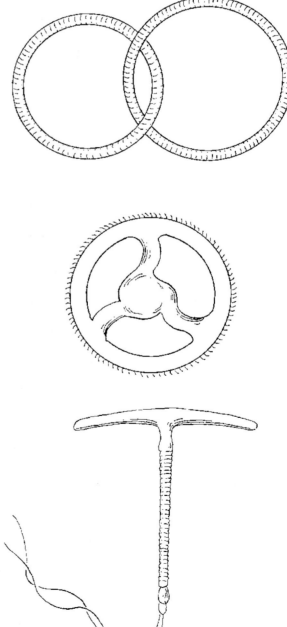

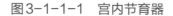
图3-1-1-1　宫内节育器

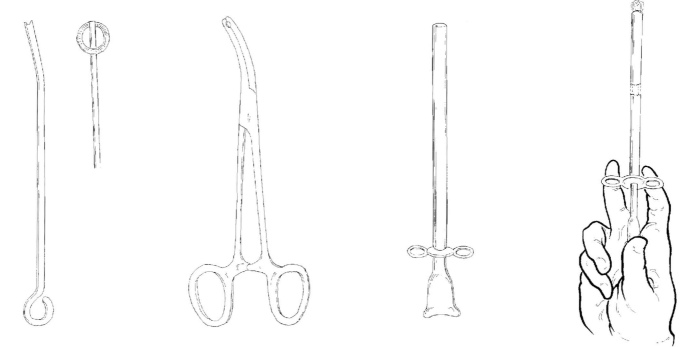

图3-1-1-2 放置器械

放置时间　❶ 非孕时在月经干净后3～7日。

❷ 人工流产术后同时放置。

❸ 足月产及中期引产后3个月以上，剖宫产术后6个月以上。

❹ 自然流产后，待来过一次正常月经干净后3～7日。

❺ 无防护性交后5天之内。

❻ 曼月乐（左炔诺孕酮宫内节育系统）为月经来潮第4～5天。

术前准备　❶ 全面检查，排除禁忌证。

❷ 排空膀胱。

❸ 碘伏冲洗外阴阴道。

❹ 双合诊查清子宫大小、位置、形状、质地。

麻醉　一般无须麻醉，必要时可用静脉麻醉或宫颈管浸润麻醉。

手术步骤　❶ 取膀胱截石位，消毒外阴及阴道，铺无菌孔巾。再次双合诊检查，明确子宫大小及位置（图3-1-1-3）。

❷ 上窥器，暴露宫颈，消毒阴道及宫颈，宫颈钳钳夹子宫颈前唇（图3-1-1-4）。

❸ 持探针沿子宫倾屈方向探测宫腔长度（图3-1-1-5）。

❹ 放置节育器：一般节育环放置如（图3-1-1-6～图3-1-1-8）。目前应用较多的TCu环有专门的放置器，均有详细的说明（图3-1-1-9～图3-1-1-12）。吉尼环和曼月乐放置时应详细阅读说明书，吉尼环放置过程为（图3-1-1-13、图3-1-1-14、图3-1-1-15和图3-1-1-16）。曼月乐放置过程主要为（图3-1-1-17～图3-1-1-23）。

术中要点　❶ 操作轻柔，哺乳期、剖宫产术后、多次人工流产史及子宫倾屈角度过大者，易发生子宫穿孔。

❷ 子宫倾屈角度过大时，应尽量拉直宫体和宫颈的角度，也可由助手经腹部按压子宫协助。放置节育器时应顺宫腔角度放入宫底，在遇有阻力时应退出，探明宫腔后再进入。

355

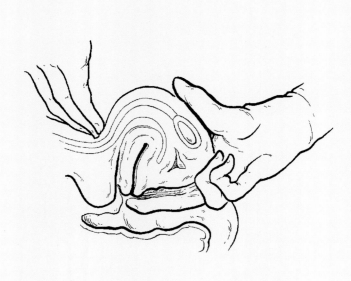

图 3-1-1-3 双合诊检查明确子宫大小及位置

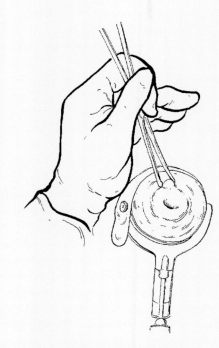

图 3-1-1-4 宫颈钳钳夹子宫颈前唇

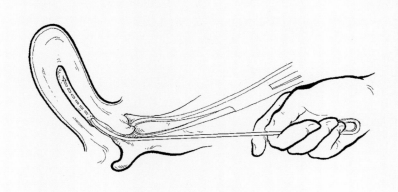

图 3-1-1-5 探针探测宫腔长度

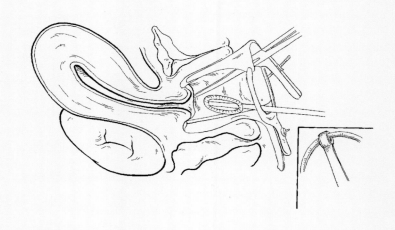

图 3-1-1-6

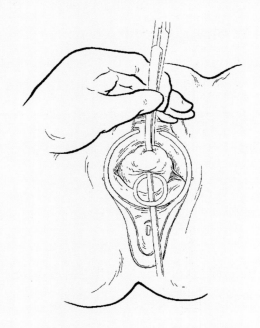

图 3-1-1-7

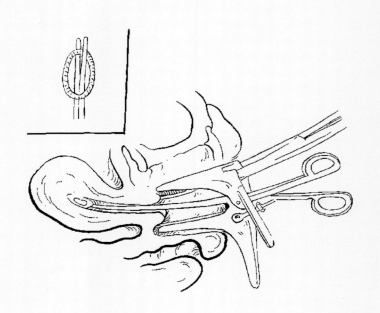

图 3-1-1-8

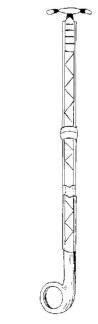

图 3-1-1-9

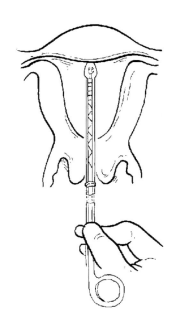

图 3-1-1-10

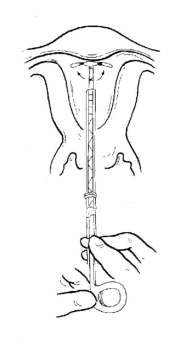

图 3-1-1-11

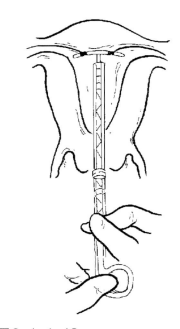

图 3-1-1-12

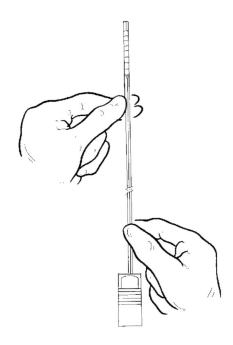

图 3-1-1-13

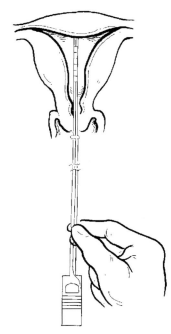

图 3-1-1-14

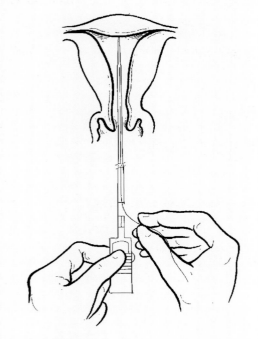

图 3-1-1-15

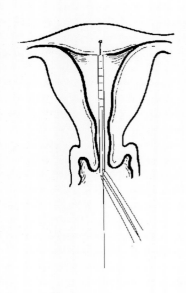

图 3-1-1-16

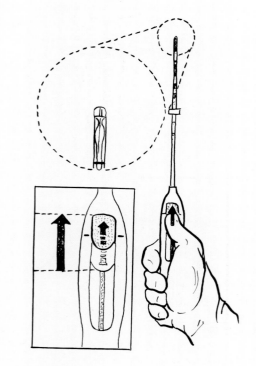

图 3-1-1-17

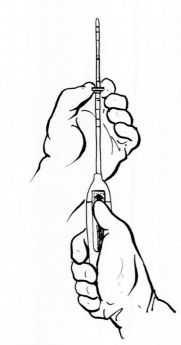

图 3-1-1-18

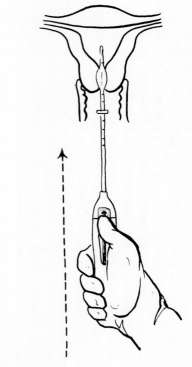

图 3-1-1-19

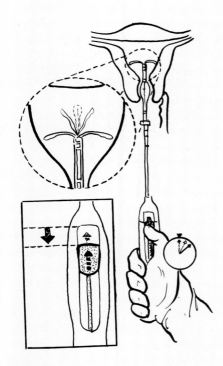

图 3-1-1-20

③ 子宫颈管狭窄者应用颈管扩张器扩张至 5～6 号。放置过程中不宜拧动或扭转（图 3-1-1-24）。

④ 节育器应放置在宫腔底部才能起到避孕作用，因此，必须按已探知宫腔深度将节育器放于子宫底。

⑤ 严格无菌操作，防止引起感染。

术后处理

① 术后适当休息，两周内避免剧烈活动及重体力劳动。

② 禁止性生活及盆浴两周。

③ 放置节育器后 1 个月、3 个月及 6 个月各行超声检查 1 次，以后每年 1 次，观察节育器位置。

④ 按节育器规定年限及时更换节育器。

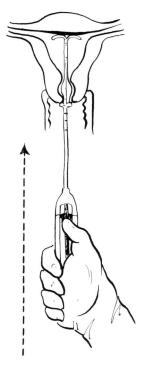

图 3-1-1-21

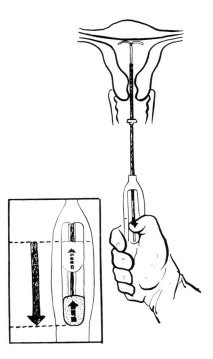

图 3-1-1-22

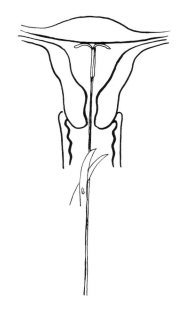

图 3-1-1-23

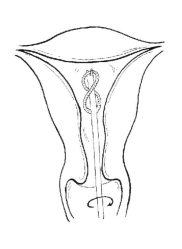

图 3-1-1-24　放置过程中不宜拧动或扭转

第二节　　**宫内节育器取出术**

以无尾丝宫内节育器为例。

适应证　　❶ 节育器放置期已到，需更换者。

❷ 有生育要求者。

❸ 绝经一年以上者。

❹ 置器后出现副作用及并发症、治疗无效者。

❺ 节育器位置异常或变形者。

❻ 带器妊娠者，须在行人工流产术时同时取出。

❼ 其他情况，如需作磁共振检查者（曼月乐无须取出）。

禁忌证　　急性生殖器炎症。

取器时间　　❶ 月经干净后 3～7 日内为宜。

❷ 因并发症或其他原因也可随时取出。

麻醉、体位　　同"宫内节育器放置术"。

术前准备　　❶ 常规 B 超或 X 线检查了解节育器情况。

❷ 化验白带常规，有感染者应先治疗后再操作。有尾丝节育器可适当放宽指征。

❸ 同"宫内节育器放置术"1～4。

手术步骤　　❶～❸同"宫内节育器放置术"步骤 1～3。

❹ 用探针探查宫腔，有特殊摩擦感为触到节育器。换用取环钩按探针方向伸入宫腔（图 3-1-2-1），轻轻转动并上下移动，钩到节育器后轻轻向外牵拉直至取出（图 3-1-2-2）。

❺ 如为带尾丝节育器可暴露宫颈后用血管钳钳夹尾丝将其取出。若尾丝断裂，则需采用无尾丝宫内节育器的取器法取出。

术中要点　　❶ 同"宫内节育器放置术"步骤 1。

❷ 子宫颈外口狭窄者可适当扩张宫口。绝经期妇女宫口扩张困难者（除外禁忌证）可局部用雌激素软膏 1～2 周后再操作。

❸ 使用取环钩钩取节育器时，操作要轻柔，防止损伤子宫内膜。子宫倾屈明显者应将取环钩的弯度调整成与子宫倾屈度一致，防止损伤子宫壁（图 3-1-2-3）。

❹ 遇到阻力时不可暴力牵拉，应改变牵引方向。如反复取器失败，需作宫腔镜检查，行宫腔镜下节育器取出术，必要时开腹手术取出。

❺ 对嵌入子宫壁内的节育器，可将其部分牵出（图 3-1-2-4），剪断后再用血管钳钳夹出宫腔（图 3-1-2-5）。

术后处理　　❶ 取器后对其形态、质量进行检查。

❷ 禁性生活及盆浴 2 周。

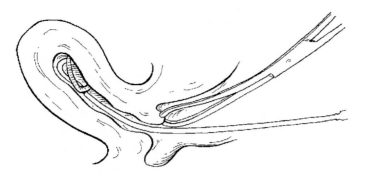

图 3-1-2-1　取环钩按探针方向伸入宫腔

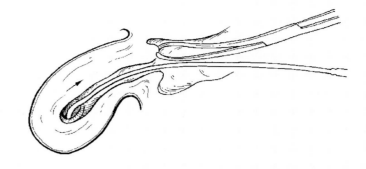

图 3-1-2-2　取环钩钩到节育器后轻轻向外牵拉

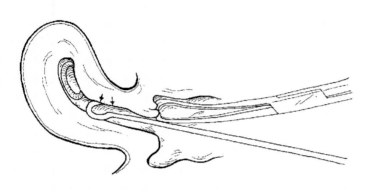

图 3-1-2-3　取环钩的弯度应与子宫倾屈度一致

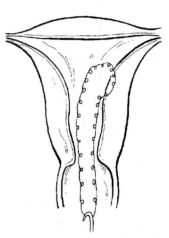

图 3-1-2-4　对嵌入子宫壁内的节育器，可将其部分牵出

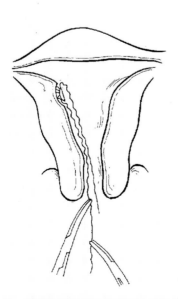

图 3-1-2-5　剪断后再用血管钳钳夹出宫腔

第二章
早期妊娠终止术

第一节

人工流产术

第二节

钳刮术

扫描此二维码，观看本书全部融合视频

第一节　人工流产术

适应证	妊娠10周内因各种原因要求终止妊娠者。
禁忌证	❶ 生殖道炎症及各种炎症急性期。
	❷ 全身状况差不能耐受手术。
	❸ 体温超过37.5℃。
术前准备	❶ 详细询问病史。
	❷ 行妇科检查，了解子宫、子宫颈情况。
	❸ 血常规、凝血功能、尿妊娠试验、白带常规、超声。
	❹ 术前排空膀胱，碘伏冲洗外阴阴道。
手术步骤	❶ 宫旁阻滞麻醉或静脉麻醉，取膀胱截石位。消毒外阴及阴道，铺无菌孔巾。再次双合诊检查，明确子宫大小及位置。上窥器，暴露子宫颈，消毒阴道及子宫颈，用宫颈钳钳夹子宫颈前唇。
	❷ 探针探查宫腔，了解宫腔深度，并寻找胚胎着床位置（图3-2-1-1）。
	❸ 根据子宫颈口情况，用扩宫器扩张子宫颈，一般由4号开始，每次增加半号直至超过吸管半号为止（图3-2-1-2）。
	❹ 负压吸引：根据妊娠周数及宫腔大小选择不同型号的吸管。先连接好负压吸引装置，测试无误后，将吸管沿宫腔方向放入宫底部后退出1～2cm，吸管开孔对准胚胎着床侧。开动负压吸引，将压力控制在53.0～66.0kPa（400～500mmHg），将吸管向四周旋转，并上下活动进行吸引（图3-2-1-3）。当握吸管的手有震动感时，证明胚胎已被吸出，继续吸引宫腔，直至子宫逐渐收缩，感觉到宫壁包绕吸管且子宫壁变粗糙时（图3-2-1-4），表示已基本吸净，可停止吸引，取出吸管。
	❺ 妊娠周数较大（大于8周）或疑有绒毛、蜕膜未吸净时，可用小号刮匙搔刮宫腔一周。吸净后再用探针测量一次宫腔深度（图3-2-1-5），与术前对照以了解子宫收缩情况。取下宫颈钳，再次消毒宫颈及阴道，取下阴道窥器。

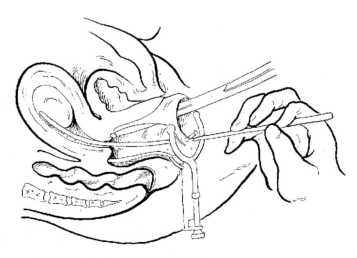

图3-2-1-1　探针探查宫腔

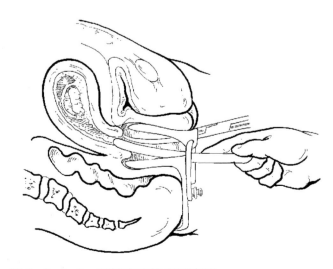

图3-2-1-2　用扩宫器扩张子宫颈

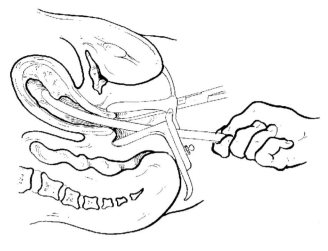

图3-2-1-3 负压吸引胚胎

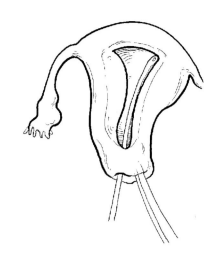

图3-2-1-4 吸引宫腔

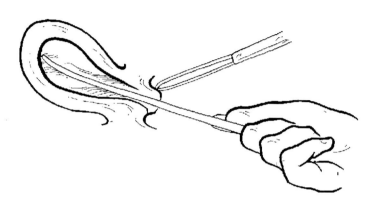

图3-2-1-5 小号刮匙搔刮宫腔

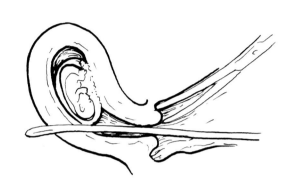

图3-2-1-6 子宫穿孔

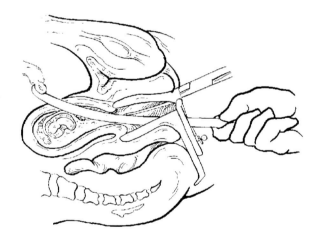

图3-2-1-7 吸管穿孔

术中要点

❶ 操作轻柔，尤其注意哺乳期、剖宫产术后、多次人工流产史及子宫倾屈角度过大者，易发生子宫穿孔（图3-2-1-6）。如所用器械超过原来测量宫腔长度时，则可能出现子宫穿孔现象，探针穿孔常无明显自觉症状，吸管穿孔则可能吸出部分大网膜或肠系膜等，从而产生腹膜刺激症状，甚至休克（图3-2-1-7）。

❷ 吸引管进出子宫颈内口时，要避免带负压，可用血管钳或手指夹住胶管。

❸ 扩张子宫颈时操作应轻柔，避免子宫颈裂伤。吸引时负压不宜过高（一般不应超过600mmHg），以免引起人工流产综合征。

❹ 吸刮宫腔时要特别注意双侧子宫角，尤其是左侧子宫角，右手操作者不易吸净。

⑤ 术后一定要仔细检查吸出物，避免出现漏吸及残留，并注意异位妊娠。

术后处理　❶ 术后留院观察至少1小时后方可离开。

❷ 两周内禁止盆浴，1个月内禁止性生活。

❸ 术后两周复查，注意阴道流血及子宫恢复情况，复查超声及尿妊娠试验。

第二节　钳刮术

适应证　妊娠10—14周需终止妊娠者。

禁忌证　同"人工流产术"。

术前准备　❶～❹同"人工流产术"步骤1～4。

❺ 如术前检查发现子宫颈外口小、子宫颈硬，估计扩张困难者，可于术前应用软化子宫颈药物或于宫颈管内放置扩张物扩张子宫颈（图3-2-2-1）。

麻醉及体位　同"人工流产术"。

手术步骤　❶～❹同"人工流产术"

❺ 子宫颈外口未开者，可用扩宫器适当扩张。用8号吸管或卵圆钳伸入子宫腔，破膜，吸净羊水（图3-2-2-2）。

❻ 卵圆钳伸入子宫腔，探查胎盘附着位置（图3-2-2-3），尽可能多地钳夹胎盘组织并轻轻牵拉，使其从子宫壁上剥离并钳出子宫腔（图3-2-2-4）。

❼ 大部分胎盘组织钳刮出子宫腔后，胎儿可能由宫缩排出，未排出者可用卵圆钳钳夹各部位取出（图3-2-2-5）。

❽ 用8号吸管，负压40.0～53.0kPa（300～400mmHg），吸引宫腔一周，或用刮匙搔刮子宫腔一周（图3-2-2-6）。感觉子宫腔缩小，子宫壁紧缩、粗糙时，表示已刮净。取下宫颈钳，再次消毒子宫颈及阴道，取下阴道窥器。

❾ 检查刮出物，估计与妊娠周数是否相符。将刮出胎儿各部分拼成完整胎儿，如有缺失，须再次刮宫寻找，必要时行宫腔镜检查。

术中要点　❶ 同"人工流产术"。

❷ 术中操作轻柔，避免宫颈裂伤，勿使胎儿骨组织刺破子宫壁。

❸ 术中出血多、子宫收缩不良者可予缩宫素10U子宫壁注射，给药前应吸净羊水，预防羊水栓塞。

❹ 术中牢记子宫位置，避免造成副损伤如子宫穿孔。

术后处理　同"人工流产术"。

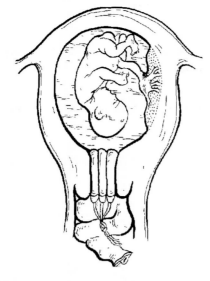

图 3-2-2-1　扩张子宫颈

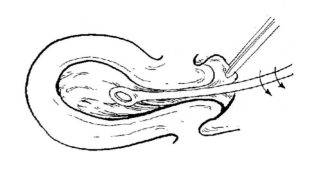

图 3-2-2-2　卵圆钳伸入子宫腔破膜

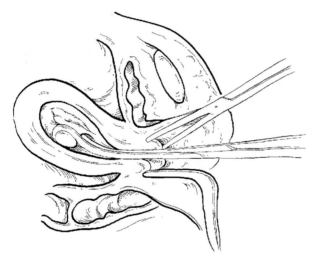

图 3-2-2-3　卵圆钳探查胎盘附着位置

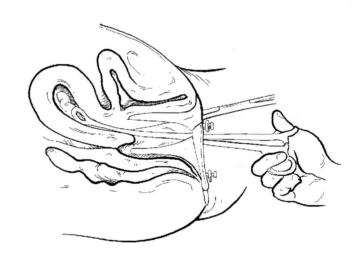

图 3-2-2-4　钳夹胎盘组织并轻轻牵拉

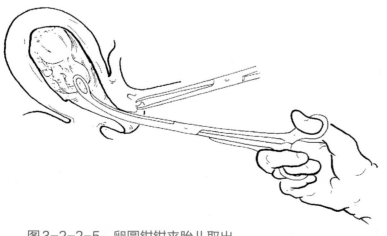

图 3-2-2-5　卵圆钳钳夹胎儿取出

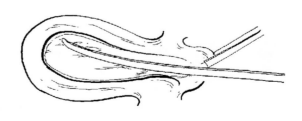

图 3-2-2-6　刮匙搔刮子宫腔

第三章

中期妊娠引产手术

扫描此二维
码，观看本书
全部融合视频

第一节　依沙吖啶羊膜腔内注射引产术

适合的孕周是14—28周

适应证	❶ 严重或致死性胎儿畸形。
	❷ 胎儿染色体异常。
	❸ 羊水过少或过多，高度怀疑胎儿畸形且预后不良。
	❹ 死胎。
	❺ 部分性葡萄胎合并活胎要求引产。
	❻ 严重双胎合并症要求引产。
	❼ 计划外妊娠要求引产。
	❽ 同时作诊断性羊膜腔穿刺和引产。
禁忌证	❶ 体温超过37.5℃。
	❷ 穿刺局部皮肤急性期感染。
	❸ 急性期疾病。
	❹ 肝肾功能受损。
	❺ 心肺功能衰竭或凝血功能异常不能耐受手术。
术前准备	❶ 同"诊断性羊膜腔穿刺术"。
	❷ 术前完善血尿常规、肝肾功能、凝血功能、胸片、心电图等化验。
	❸ 准备依沙吖啶50~100mg。
手术步骤	❶ 局部麻醉，取仰卧位。超声定位，或手触腹部柔软膨隆处为穿刺点。
	❷ 常规腹部消毒，铺无菌巾。
	❸ 用9号带针芯的穿刺针垂直腹壁进针至第3次落空感，回抽见到羊水，表示刺入羊膜腔。
	❹ 固定针头，拔出针芯，换上装有药液的注射器，回抽发现针管内有白色絮状物，再次确认针头在羊膜腔内，之后将药液缓慢注入羊膜腔内（图3-3-1-1）。
	❺ 拔出针头，穿刺点再次消毒，加盖无菌敷料。
术中要点	❶ 如回抽注射器有血时，表示针头可能在胎盘内，应根据情况继续向深部进针，或改变穿刺点。但穿刺次数不能多于3次，如1次不成功后可请上级医师会诊或应用超声重新定位。
	❷ 术中密切观察孕妇有无发绀或呼吸困难的情况，及早发现羊水栓塞。
	❸ 为增加引产成功率，减少宫缩过强导致的宫颈撕裂，子宫破裂的情况，术前可应用米非司酮、地诺前列酮或宫颈扩张棒等软化宫颈。
	❹ 如为完全性前置胎盘或凶险性前置胎盘，可引产前给予氯化钾胎儿心腔注射使胎心停止搏动和行子宫动脉栓塞术。
术后处理	❶ 术后观察宫缩情况及产程进展，宫口开大后行死胎接生、穿颅引产术、臀围助产术等。

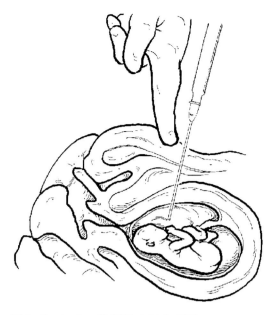

图3-3-1-1　羊膜腔内注入药物

❷ 依沙吖啶引产的平均流产时间是24～48小时，如超过48小时仍无规律宫缩，判定引产失败，可加用其他方法或再次给药。

❸ 胎盘娩出后要常规检查是否完整，注意出血及感染情况，给予预防感染及缩宫治疗。如有胎盘胎膜残留，需行清宫术。

❹ 注意回奶：芒硝外敷，生麦芽当茶饮，维生素 B_6 口服，或应用溴隐亭口服。

第二节　　单腔水囊引产术

适应证	❶ 同"依沙吖啶羊膜腔内注射引产术"。
	❷ 肝肾功能受损不适合药物引产。
禁忌证	❶ 同"依沙吖啶羊膜腔内注射引产术"。
	❷ 前置胎盘。
术前准备	❶ 同"依沙吖啶羊膜腔内注射引产术"。
	❷ 制备水囊：可用两个避孕套套在一起，排出两层间的空气后，插入14～16号胶皮导尿管一根，顶端要接近内套底部，外口结扎，防止漏气，灭菌处理（图3-3-2-1）。也可应用质量好的小气球代替。
	❸ 术前3天避免性生活，术前行分泌物检查，如有阴道炎，需治好后再引产。
	❹ 检查水囊是否漏气。
手术步骤	❶ 取截石位，常规外阴消毒，铺无菌巾。
	❷ 上阴道窥器暴露宫颈，消毒后用宫颈钳钳夹宫颈前唇，一般无须扩张宫口。
	❸ 用大镊子或卵圆钳钳夹水囊顶端将其缓慢送入宫口，将整个水囊放置于

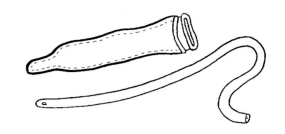

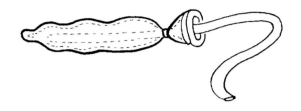

图 3-3-2-1　制备水囊

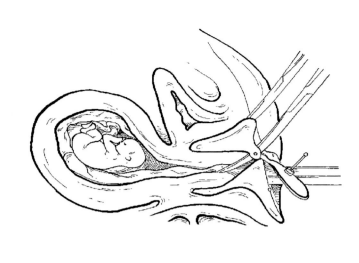

图 3-3-2-2　钳夹水囊顶端将其置于胎囊与宫壁之间

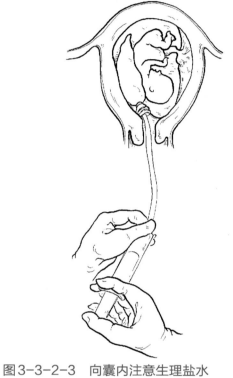

图 3-3-2-3　向囊内注意生理盐水

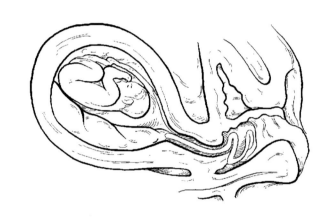

图 3-3-2-4　将导尿管末端结扎置于阴道内

胎囊与宫壁之间，注意避开胎盘与子宫壁附着位置（图 3-3-2-2 ）。

❹ 向囊内注意生理盐水 400 ～ 500ml（每一孕月注入 100ml），至患者有轻微腹胀感，注液速度不宜太快，可根据孕周酌情增减注入量，但不应超多 600ml。将导尿管末端结扎，用浸有庆大霉素的纱布包裹末端后置于阴道内（图 3-3-2-3 和图 3-3-2-4 ）。

❺ 上导尿管。

术中要点　　　水囊引产易发生逆行感染，必须严格掌握适应证、禁忌证，并严格无菌操作。

术后处理　　❶ 放置水囊后应有专人观察情况，每天外阴消毒 2 次，一般 12 ～ 24 小时内可出现宫缩。如 24 小时后仍无宫缩或宫缩轻微，可给催产素静脉滴注并继续观察，调整输液速度。

❷ 如 24 小时后仍未排出，应取出水囊。取出时注意先放出液体。如宫缩过强，可疑感染或阴道流血较多时应随时取出。

❸ 胎儿胎盘娩出后应检查是否完整，并注意出血即感染情况。

❹ 引产失败者可于24～48小时后再行引产。如再次失败，需采取其他方法引产。

❺ 其他同"依沙吖啶羊膜腔内注射引产术"。

第三节　双腔水囊引产术

适应证	❶ 同"依沙吖啶羊膜腔内注射引产术"。
	❷ 肝肾功能受损不适合药物引产。
	❸ 可应用于晚期妊娠引产。
禁忌证	❶ 同"依沙吖啶羊膜腔内注射引产术"。
	❷ 前置胎盘。
术前准备	❶ 同"依沙吖啶羊膜腔内注射引产术"引产术。
	❷ 术前3天避免性生活，术前行分泌物检查，如有阴道炎，需治好后再引产。
	❸ 准备球囊，检查水囊是否漏气（图3-3-3-1）。
手术步骤	❶ 取截石位，常规外阴消毒，铺无菌巾。
	❷ 上阴道窥器暴露宫颈，消毒后用宫颈钳钳夹宫颈前唇，一般无须扩张宫口。
	❸ 用大镊子或卵圆钳钳夹水囊顶端将其缓慢送入宫口，将两个水囊均送入宫颈内口，放置于胎囊与宫壁之间，注意避开胎盘与子宫壁附着位置（图3-3-3-2）。
	❹ 向宫腔内水囊（红色活塞标记有"U"字母）注入生理盐水40ml（图3-3-3-3），一旦子宫球囊被充盈后，将球囊往后拉直至子宫球囊贴住宫颈内口处（图3-3-3-4）。向阴道内水囊（绿色活塞标记有"V"字母）注入生理盐水20ml（图3-3-3-5），依次增加球囊内的液体量（每次20ml），直至每个球囊内的液体增加到最大80ml（图3-3-3-5）。
	❺ 将尾端固定后送回病房，行胎心监护。
术中要点	水囊引产易发生逆行感染，必须严格掌握适应证、禁忌证，并严格无菌操作。
术后处理	❶ 放置水囊后应有专人观察情况，每天外阴消毒2次，一般12～24小时内可出现宫缩。如24小时后仍无宫缩或宫缩轻微，可给催产素静脉滴注并继续观察，调整输液速度。
	❷ 如24小时后仍未排出，应取出水囊。取出时注意先放出液体。如宫缩过强，可疑感染或阴道流血较多时应随时取出。

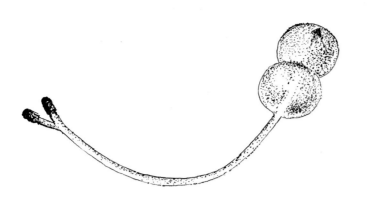

图 3-3-3-1　双腔水囊

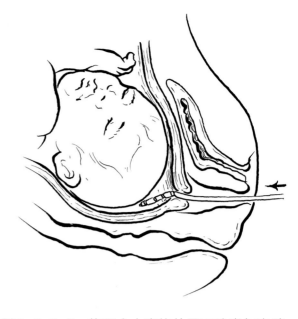

图 3-3-3-2　将两个水囊均放置于胎囊与宫壁之间

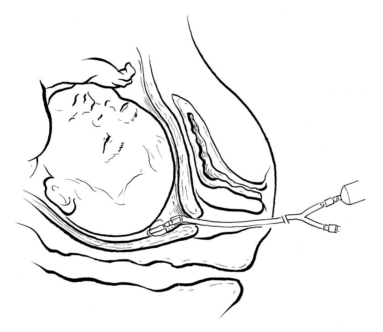

图 3-3-3-3　向宫腔内水囊注入生理盐水

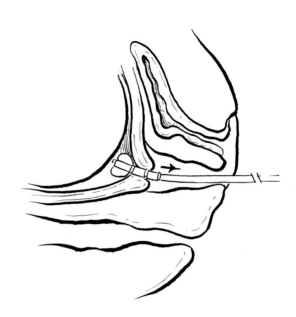

图 3-3-3-4　将球囊往后拉直至子宫球囊贴住宫颈内口

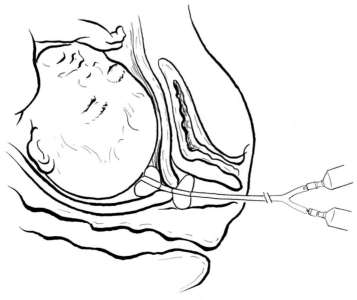

图 3-3-3-5　向阴道内水囊注入生理盐水

胎儿胎盘娩出后应检查是否完整，并注意出血即感染情况。

引产失败者可与24～48小时后再行引产。如再次失败，需采取其他方法引产。

其他同"依沙吖啶羊膜腔内注射引产术"。

第四节　剖宫取胎术

适应证	❶ 中期妊娠亟须终止妊娠而其他方法不合适，如合并全身疾病或宫颈条件不适合经阴道流产。
	❷ 其他方法引产失败而必须终止妊娠者。
	❸ 妊娠中期有产科并发症如胎盘早剥或前置胎盘需尽快终止妊娠者。
	❹ 瘢痕子宫，有子宫破裂危险者。
	❺ 妊娠中期合并宫颈癌，需手术治疗或放疗、化疗者。
禁忌证	❶ 全身情况极度衰竭或弥散性血管内凝血，不能耐受手术者。
	❷ 切口部位有感染病灶或严重皮肤病者。
	❸ 24小时内体温有两次在37.5℃以上者。
术前准备	同"经腹子宫下段剖宫产术"
麻醉、体位	常用硬膜外麻醉或联合双阻滞麻醉，也可全身麻醉或局部麻醉。仰卧位。
手术步骤	❶ 切口：多采用下腹正中纵切口，自耻骨联合上2～3cm起向上切开约4～7cm，逐层切开腹壁各层。亦可取下腹部横切口，平耻骨联合上4～6cm切开，长约8～10cm（图3-3-4-1）。
	❷ 切开子宫：护肠巾垫开肠管，保护周围组织，扶正子宫，于体部正中纵向切开子宫全层，长约4～6cm，注意勿切破胎膜（图3-3-4-2）。
	❸ 取出胎儿及胎盘：用组织钳钳夹子宫切口边缘，沿胎膜与宫壁间隙用手指分离（图3-3-4-3），至胎囊完整剥离取出（图3-3-4-4）。胎儿较大者，按足月剖宫产处理，取头困难者，可行穿颅术。
	❹ 胎儿及胎盘取出后，应立即拭净宫腔，避免残留。如果胎盘、胎膜剥离不全，用大刮匙刮宫腔残留物。
	❺ 缝合子宫：同"古典式剖宫产"。
	❻ 逐层关腹。
术中要点	❶ 操作时注意勿让脱落的子宫内膜接触宫腔外其他部位，以免将来形成子宫内膜异位病灶。如发现已有污染，应反复冲洗。
	❷ 缝合子宫前，应用器械或手指扩张宫颈口，以防术后宫腔恶露潴留。

❸ 在羊水较多时，应注意缩宫素的使用，在吸净羊水后再给药，预防羊水栓塞发生。

❹ 如有绝育要求者，可行双侧输卵管结扎术。

术后处理　❶ 同"剖宫产术"。

❷ 回奶治疗。

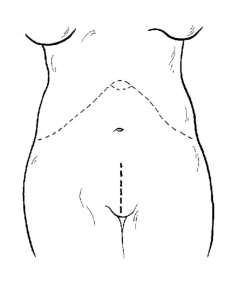

图3-3-4-1　采用下腹正中纵切口

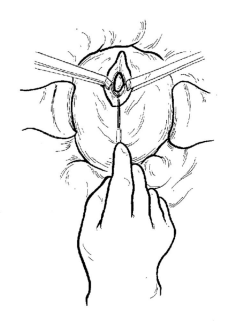

图3-3-4-2　切开子宫

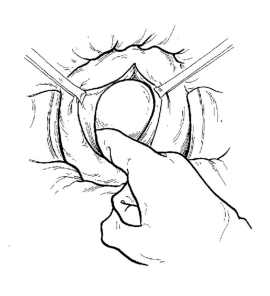

图3-3-4-3　手指分离胎膜与宫壁间隙

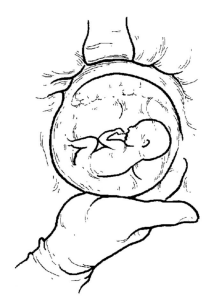

图3-3-4-4　胎囊完整剥离取出

第四章

输卵管绝育手术

扫描此二维
码，观看本书
全部融合视频

第一节　输卵管结扎术

适应证	❶ 已婚妇女要求绝育者。
	❷ 因各种疾病不宜生育者。
禁忌证	❶ 全身情况差不能耐受手术者。
	❷ 急性盆腔炎症。
	❸ 切口附近有急性感染或皮肤病者。
	❹ 24小时内连续2次测体温在37.5℃以上者。

手术时间及时机

❶ 一般选择在月经干净后3~7天，如月经干净后时间较长，应排除早孕。

❷ 正常产后7天以内。

❸ 剖宫产同时。

❹ 人工流产手术同时。

❺ 中期引产后1~2天。

❻ 自然流产后，待来一次正常月经后为宜。

术前准备

❶ 详细询问病史，完善全身检查、妇科检查及必要的辅助检查。

❷ 术前可给地西泮类药物口服镇静。

❸ 术前排空膀胱。

手术步骤

❶ 局麻或硬膜外麻醉，取仰卧位。切口：在下腹正中，耻骨联合上约2~3cm，沿腹白线作长约2~3cm纵或横切口。正常产后应选在子宫底下3cm处。逐层开腹进入腹腔（图3-4-1-1）。

❷ 纠正子宫位置：为了便于取输卵管，需把子宫纠正为前倾或水平位。常用的方法有手法复位及器械复位。

（1）手法复位：将一手示指进入腹腔探及子宫体，将子宫拨向前方（图3-4-1-2）。

（2）器械复位：将卵圆钳或腹壁小拉钩伸入腹腔达子宫后方，将子宫向上拨动撬起（图3-4-1-3），拨成前位（图3-4-1-4）。

❸ 提起输卵管：可用以下几种方法提取输卵管。

（1）卵圆钳提取法：将闭合的无齿卵圆钳沿宫底滑向宫角，向子宫角后下方钳取输卵管，向切口方向提拉，将输卵管提出（图3-4-1-5）。

（2）指压板提取法：将示指伸入腹腔，沿宫底滑向输卵管并置于输卵管峡部后方，利用指压板将输卵管峡部置于手指与指压板间，向切口方向提拉输卵管，助手协助将输卵管提出（图3-4-1-6和图3-4-1-7）。

（3）输卵管钩提取法：将输卵管拉钩沿子宫后壁向侧方滑动并将其外展上提，即可钩住输卵管并将其提起（图3-4-1-8）。

（4）输卵管钩及举宫器共同提取法：受术者取膀胱截石位，开腹前放举宫器（图3-4-1-9）。开腹后助手将举宫器向腹壁方向举起，术者利用输卵管钩将输卵管提起。

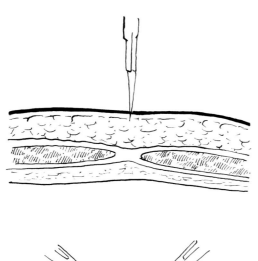

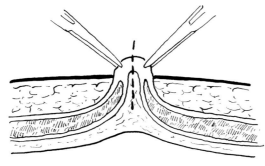

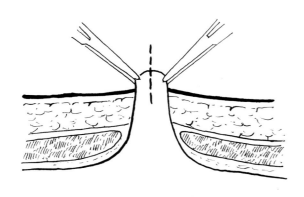

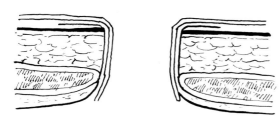

图3-4-1-1　逐层开腹进入腹腔

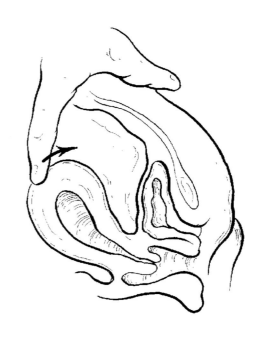

图3-4-1-2　手法复位子宫

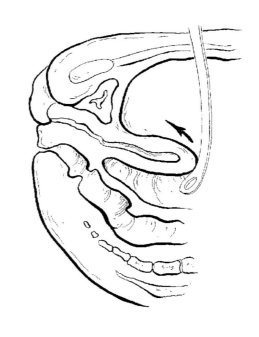

图3-4-1-3　卵圆钳将子宫向上拨动撬起

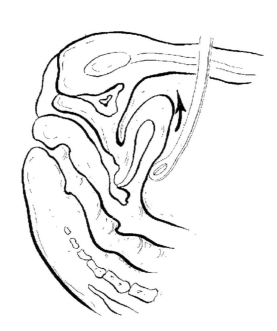

图3-4-1-4　将子宫拨成前位

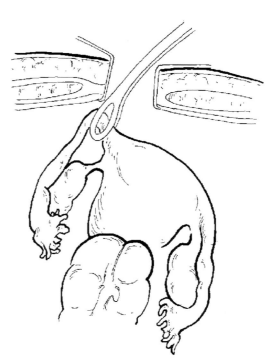

图3-4-1-5　卵圆钳提取输卵管

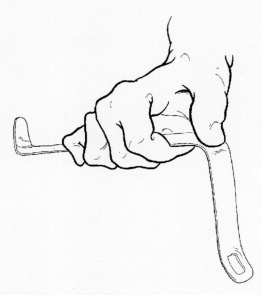

图3-4-1-6 指压板

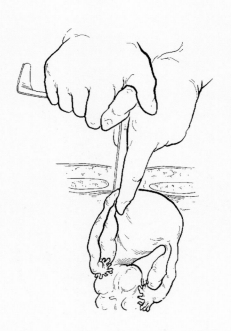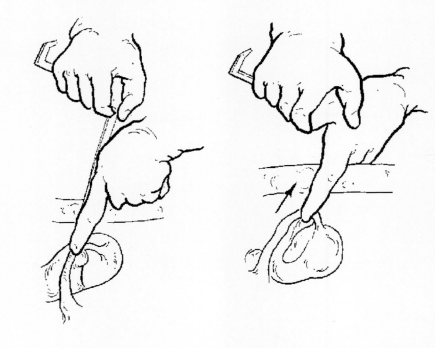

图3-4-1-7 指压板提取输卵管

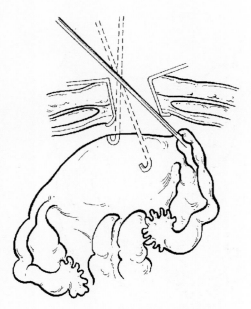

图3-4-1-8 输卵管钩提取输卵管

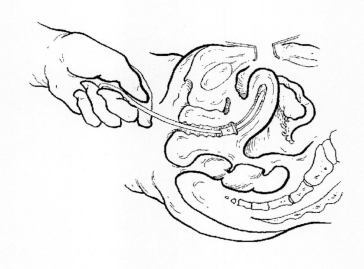

图3-4-1-9 输卵管钩及举宫器共同提取
输卵管

❹ 结扎输卵管：

（1）抽心近端包埋法（Irving法）：用两把组织钳将输卵管峡部两端提起，相距约2.0~2.5cm，浆膜下注射生理盐水或1%普鲁卡因使其与输卵管壁分离（图3-4-1-10）。沿输卵管背部纵向切开浆膜层（图3-4-1-11），用蚊式止血钳分离出输卵管（图3-4-1-12），于相距2.5cm处分别钳夹、于中间剪除1.0~2.0cm，用4号丝线结扎输卵管两断端（图3-4-1-13），并用该线连续缝合输卵管浆膜层，将输卵管近端包埋，远端留在浆膜外（图3-4-1-14）。最后再用此线结扎远端将其固定在浆膜外（图3-4-1-15）。同法处理对侧。

（2）袖套结扎法（Uehida法）：与抽心近端包埋法基本相同，但操作复杂。

（3）输卵管双折切断结扎术（Pomeroy法）：此法简单、安全，但较前两种方法失败率高。用组织钳于输卵管峡部提起输卵管，使之折叠，在距钳夹顶端约1.5cm处夹挫输卵管（图3-4-1-16），取下血管钳，于输卵管系膜处无血管区以4号丝线缝扎，分别结扎夹挫处（图3-4-1-17），在结扎线以上切除输卵管（图3-4-1-18）。

❺ 缝合切口：常规逐层缝合。

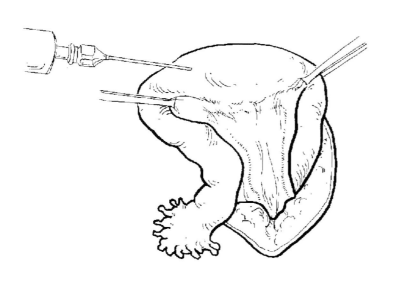

图3-4-1-10　输卵管浆膜下注射生理盐水或1%普鲁卡因使其与输管壁分离

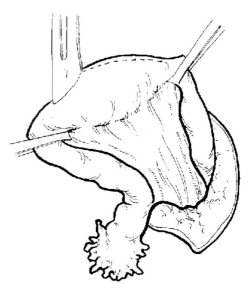

图3-4-1-11　沿输卵管背部纵向切开浆膜层

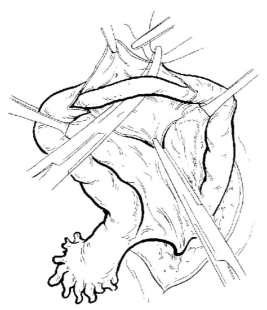

图3-4-1-12　用蚊式止血钳分离出输卵管

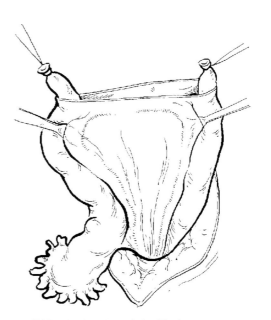

图3-4-1-13　中间剪除1.0~2.0cm，4号丝线结扎输卵管两断端

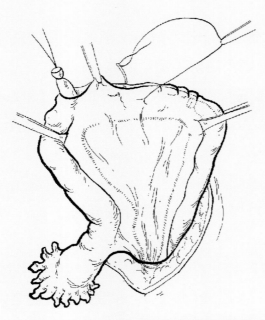

图3-4-1-14　缝合输卵管浆膜层，将输卵管近端包埋，远端留在浆膜外

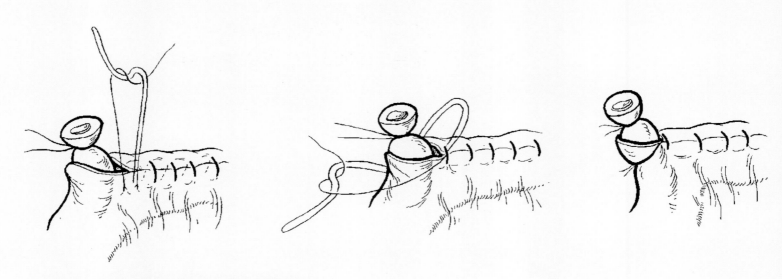

图3-4-1-15　结扎远端将其固定在浆膜外

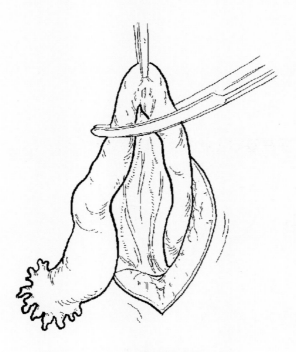

图3-4-1-16　夹挫输卵管

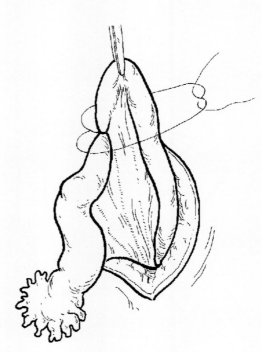

图3-4-1-17　分别结扎夹挫处

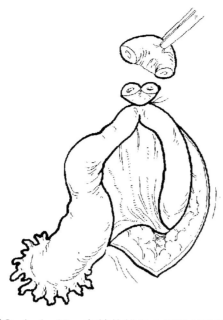

图3-4-1-18 在结扎线以上切除输卵管

术中要点	❶	无论采取何种方法，均需将输卵管提出切口外，并找到输卵管伞端，以确证输卵管。
	❷	操作时注意勿损伤大网膜及肠管。
	❸	术中确切止血，结扎时勿损伤输卵管系膜。
	❹	输卵管切除至少在1cm以上，预防输卵管再通。
术后处理	❶	适当休息。
	❷	早期离床活动，预防腹腔粘连。
	❸	腹部切口7天拆线。
	❹	禁性生活及盆浴1个月。
	❺	注意随访。

第二节 腹腔镜下输卵管结扎术

由于腹腔镜在妇科的使用，过去传统的结扎手术现在基本上被腹腔镜所取代。

适应证、禁忌证、术前准备同"输卵管结扎术"。

麻醉、体位	全身麻醉。仰卧位、头低位。
手术步骤	❶ 输卵管环套法
	（1）准备套环并安装（图3-4-2-1）。
	（2）夹取输卵管峡部（图3-4-2-2）。
	（3）抽回外套筒（图3-4-2-3）。
	（4）松解输卵管钩，环套输卵管（图3-4-2-4）。

②　输卵管双极电凝切除法

（1）提起输卵管峡部，电凝拟切除的输卵管约2～3cm（图3-4-2-5）。

（2）切除输卵管2cm（图3-4-2-6）。

术中要点　　　检查无内出血及脏器损伤，排出腹腔内气体后拔除套管，确切缝合腹部切口。

术后处理
①　适当休息。

②　早期离床活动，预防腹腔粘连。

③　禁性生活及盆浴1个月。

④　注意随访。

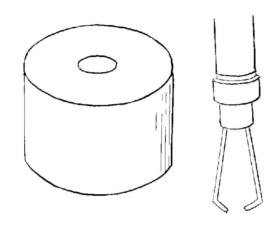

图3-4-2-1　准备套环并安装

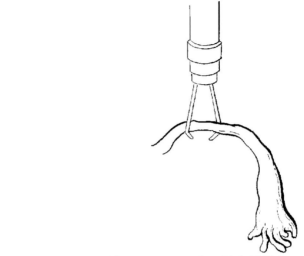

图3-4-2-2　夹取输卵管峡部

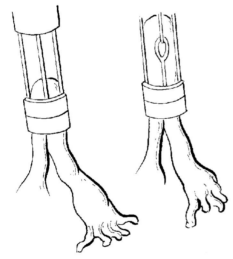

图3-4-2-3　抽回外套筒

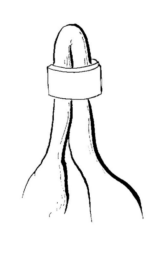

图3-4-2-4　松解输卵管钩，环套输卵管

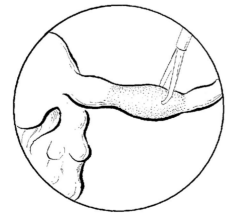

图3-4-2-5　电凝拟切除的输卵管

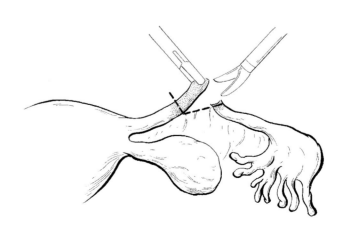

图3-4-2-6　切除输卵管2cm

参考文献

1. 夏志军，宋悦.女性泌尿盆底疾病临床诊治[M].北京：人民卫生出版社，2016
2. 朱兰，郎景和.女性盆底手术精要与并发症[M].北京：北京大学医学出版社，2012
3. 刘兴会，徐先明，段涛，等.实用产科手术学[M].北京：人民卫生出版社，2014
4. 徐国成，韩秋生，孟祥凯，等.妇产科手术要点图解[M].北京：中国医药科技出版社，2013
5. 谢幸，孔北华，段涛.妇产科学[M].9版.北京：人民卫生出版社，2018
6. 曹泽毅，乔杰.妇产科学[M].2版.北京：人民卫生出版社，2016
7. 王建六.妇科泌尿学与盆底重建外科[M].北京：人民卫生出版社，2017
8. Gibbs RS, Karlan BY, Haney AF, et al.Danforth's Obstetrics and Gynecology[M].9th ed.Philadelphia: Danforth By Lippincott Williams & Wilkins Publishers, 2003

正文中融合的手术视频

ER1-3-3-1 子宫颈（冷刀）锥形切除术

ER1-3-6-1 宫腔镜下子宫颈肌瘤切除术

ER1-4-2-1 腹腔镜下筋膜内全子宫及双侧卵巢输卵管切除

ER1-4-6-1 子宫体部肌瘤核除术

ER1-4-8-1 宫腔镜下子宫黏膜下肌瘤摘除术

ER1-4-12-1 广泛性全子宫切除术（上）

ER1-4-12-2 广泛性全子宫切除术（下）

ER1-4-13-1 腹膜内盆腔淋巴结清扫术

ER1-4-14-1 腹主动脉旁淋巴结清扫术

ER1-5-2-1 异位妊娠手术

ER1-6-1-1	腹腔镜下卵巢肿瘤核除术	
ER1-6-2-1	腹腔镜下输卵管卵巢切除术	
ER1-6-6-1	卵巢冠囊肿手术	
ER1-6-7-1	腹腔镜下卵巢移位术	
ER1-6-8-1	早期卵巢癌分期手术（上）	
ER1-6-8-2	早期卵巢癌分期手术（下）	
ER2-4-1-1	头位自然分娩	
ER2-6-1-1	会阴裂伤缝合	
ER2-9-1-1	子宫下段剖宫产术	

登录中华临床影像库步骤

公众号登录　　扫描二维码
关注"临床影像库"公众号

点击"影像库"菜单
进入中华临床影像库首页

 临床影像及病
理库　　　　　　　发消息

人民卫生出版社有限公司

内容涵盖 200 多家大型三甲医院临床影像诊断和病理
诊断中曾诊断的所有病种。每个病例在介绍病…

168 篇原创内容
IP属地：北京
84个朋友关注

影像库

服务支持

内容支持　　技术支持　　我要投稿

网站登录　　输入网址 medbooks.ipmph.com/yx
进入中华临床影像库首页

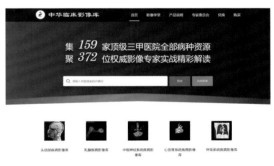

进入中华临床
影像库首页
注册或登录　　PC 端点击首页"兑换"按钮
移动端在首页菜单中选择"兑换"按钮

输入兑换码，点击"激活"按钮
开通中华临床影像库的使用权限

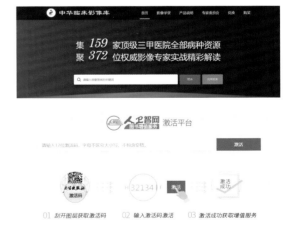

版权所有，侵权必究！

图书在版编目（CIP）数据

妇产科手绘手术图谱：精准手绘＋操作视频＋要点注释 / 徐国成，孟祥凯，孟涛主编 . —北京：人民卫生出版社，2023.5

ISBN 978-7-117-33446-4

Ⅰ. ①妇…　Ⅱ. ①徐…　②孟…　③孟…　Ⅲ. ①妇科外科手术－图谱 ②产科外科手术－图谱　Ⅳ. ①R71-64

中国版本图书馆 CIP 数据核字（2022）第 144076 号

妇产科手绘手术图谱——精准手绘 + 操作视频 + 要点注释
Fuchanke Shouhui Shoushu Tupu——Jingzhun Shouhui + Caozuo Shipin + Yaodian Zhushi

主　　编	徐国成　孟祥凯　孟　涛
出版发行	人民卫生出版社（中继线 010-59780011）
地　　址	北京市朝阳区潘家园南里 19 号
邮　　编	100021
E - mail	pmph @ pmph.com
购书热线	010-59787592　010-59787584　010-65264830
印　　刷	北京盛通印刷股份有限公司
经　　销	新华书店
开　　本	787×1092　1/8　印张：52
字　　数	795 千字
版　　次	2023 年 5 月第 1 版
印　　次	2023 年 5 月第 1 次印刷
标准书号	ISBN 978-7-117-33446-4
定　　价	298.00 元

打击盗版举报电话	010-59787491	E-mail	WQ @ pmph.com
质量问题联系电话	010-59787234	E-mail	zhiliang @ pmph.com
数字融合服务电话	4001118166	E-mail	zengzhi @ pmph.com